アメリカ医療制度の政治史

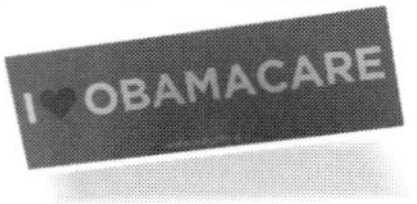

20世紀の経験とオバマケア

Takakazu Yamagishi
山岸敬和…………【著】

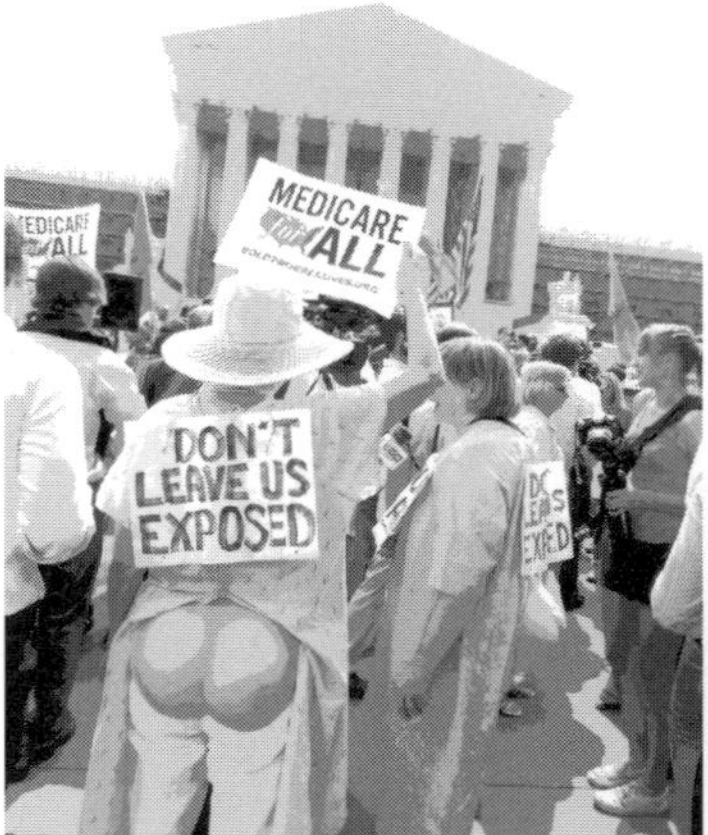

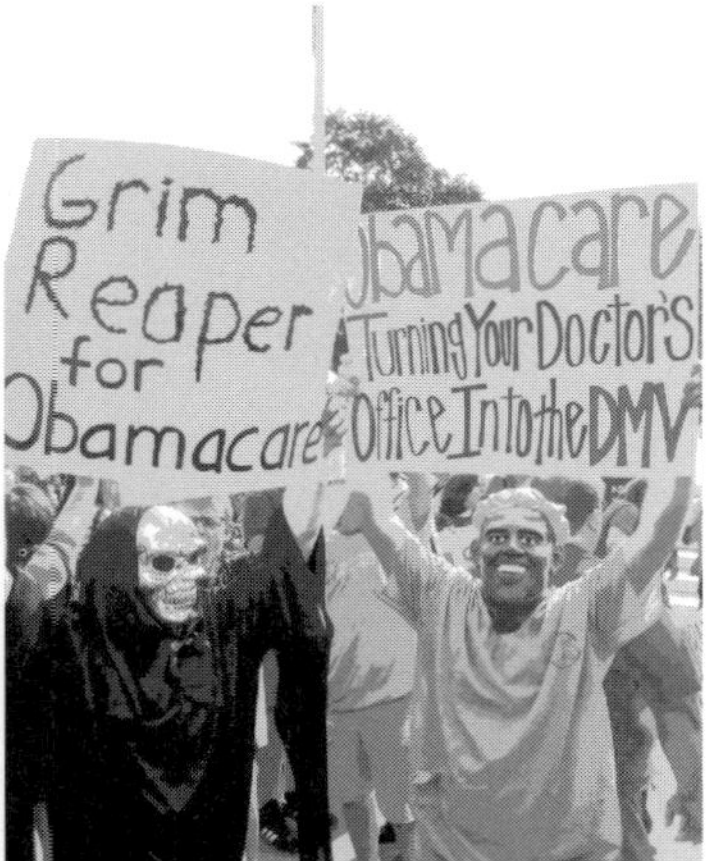

名古屋大学出版会

アメリカ医療制度の政治史　目　次

はじめに

二〇一二年六月二八日、私はアメリカ合衆国最高裁判所の前に立っていた。その日は、オバマ政権第一期の最大の成果といってもよい二〇一〇年三月に成立した医療制度改革法(1)——通称「オバマケア(2)」——に対して起こされた違憲訴訟に判決が下される日だった。

午前一〇時頃に判決が下されると予想されていたため、私は九時頃に最高裁前に到着した。周辺には、自らの主張を書いたプラカードを持ってじっとたたずむ者、列を作って大声で叫びながら行進する者、歌を歌ったりダンスをしたりしながら主張を訴える者、そしてそれらを取材する世界各国からの取材陣があふれ、騒然とした雰囲気だった。多くの警察官が出動し、車道にはみ出てしまう人々を大声で制止していた。

一〇時を過ぎても第一報は入らなかった。集まった人々はスマートフォンをチェックしながら、今か今かと「その時」を待っていた。そして一〇時二〇分頃、改革反対派から歓声が上がった。CNNとフォックス・ニュースが速報で「オバマケア違憲」と報道したのである。しかし、すぐにそれは誤報であることが分かり、今度は改革賛成派から大歓声が上がった。

判決は、改革法の一部を違憲とはしたが、改革法の「心臓部」であり最も論議を呼んだ、個人に対する民間医療保険加入の義務化条項については合憲の判断が下された。そして改革法に含まれるその他多くのプログラムも有効であるとされた。

私は二〇一一年八月から一三年三月まで、ワシントンDCにあるジョージタウン大学に客員研究員として滞在する機会を得て、改革法への違憲訴訟をめぐる議論、最高裁の判決、そして大統領選挙までを現場で見ることができる。

た。そこで感じたのは、日本人の私にとっては異常に映るほどの、人々の医療制度改革を論じる時の「熱さ」である。

アメリカ人は何事も大げさに議論するといわれればそうなのかもしれないが、私にはそれ以上のものがこの医療制度改革をめぐる「大騒ぎ」にはあるのではないかと感じられた。そして私は、医療制度がアメリカという国の在り方をめぐる議論と深く結びついているのではないかと考えた。他方、日本では現在の社会保障制度改革が議論される上で、それがあるべき国家像と並行して語られることは、より少ないと思われる。

二〇〇八年一一月、バラク・オバマは「変革（change）」を訴えることで大統領に当選した。彼の当選自体、アメリカにとって明確な変革を起こすものだった。一つは、国内を分断し国外でも失策を繰り返したジョージ・W・ブッシュ大統領にとって代わることであった。もう一つは、黒人がアメリカ史上初めて大統領になるという、アメリカの歴史の中で起こした変革である。ただし、オバマ新大統領が具体的にどのような政策転換を行なうのかについては不明確なままであった。

オバマ新大統領の試練は、政策という具体的な形で新しいアメリカの将来像を示すことであり、そしてそれを分権化された――大統領個人ではできることが限定されている――法案決定過程を経て実現しなければならないということであった。そのような文脈の中で、オバマは医療制度改革を最優先事項として位置づけ、彼自身、多くの時間とエネルギーを投入して二〇一〇年三月に法案を成立させた。そして、これがオバマの第一期の国内政策においての目玉商品、いわば「変革」の象徴的存在になったのである。

しかし、具体的に政策としてオバマの国家像が示されると、それに対する反動が広がった。右派では、ティーパーティ運動がその勢力を拡大し、できるだけ政府の権力を排除しようとするリバタリアン的な主張を行なった。(3) また左派からは、巨大企業を擁護し経済的弱者を放置しようとする政治に反発する形で、いわゆる「占拠運動」という動きが起こった。

大きな政策転換が起こった時に、それに対する反動が出て、またその反動に対抗すべく新たな運動が現れる。これは民主主義国家では一般的に見られる現象であるが、アメリカでは特にその傾向が顕著であるといえる。そしてオバマの医療制度改革について注目されるのは、その政治的争いがどこに「着地」するかである。

今回の医療制度改革の着地点がどこになるのかは、改革についての議論がなぜ医療分野だけにとどまらず、国家像にまで発展するのかその背景を踏まえて考えなければならない。オバマ改革は、経済問題、雇用問題、財政問題、宗教問題、文化問題、女性の権利問題、労働者の権利問題、移民問題など、アメリカ政治における多くの重要な問題と関係する。そして特に医療産業はアメリカ経済の約六分の一を占めているということもあって、改革がアメリカ経済に与える影響は大きい。

このような諸問題に加えて重要なのは、オバマ改革をめぐる議論が、アメリカ政治の長期的なイデオロギー的変化とそれに伴う政治システム内の権力バランスをめぐる争いとも密接に関連しているという点である。権力バランスとは、連邦政府と州政府のバランス関係、そして連邦政府内における行政府、立法府、司法府のバランス関係である。オバマが大統領に当選した二〇〇八年前後というのは、既存の権力バランスの見直しとそれに伴う政策転換が迫られている時期であった。

このバランス関係を考える上で、二〇世紀に入って以降、一九三二年と一九六八年の大統領選挙という二つの分岐点があった（ただし、ここで述べるのは国内政策であり、対外政策ではこれとは異なった動きを見せる）。そしてこの権力バランスの変化は、民主党と共和党の勢力図にも大きく影響を及ぼした。

まず一九三二年には、大恐慌を受けて民主党からフランクリン・ローズヴェルトが大統領に当選し、一連のニューディール政策を実施することで、連邦政府の経済や社会への介入を拡大させた。それまでは、高齢者年金保険や失業保険などのような市民の福祉に関係する政策は、主に州政府の管轄になると考えられていた。しかし、ローズヴェルトは社会保障分野における連邦政府の役割を拡大し、そして特に大統領が強いリーダーシップを発揮することの重要性を説いた。ハリー・トルーマン、ジョン・F・ケネディ、リンドン・ジョンソンなどの民主党大統領は、いわばローズヴェルトが行なおうとした政策を継続し発展させることを目標としたといえる。そして一九六四年の大統領選挙までは、共和党ではあるが中道路線をとったドワイト・アイゼンハワーを除いて、民主党の候補者がホワイトハウスの住人となった（表1参照）。議会もほとんどの時期において民主党が多数党であった。かくして連邦政府の州政府に対する権力は拡大し、連邦政府の中では行政府、すなわち大統領の権力が増大していった。

しかし一九六八年に、その民主党優勢の流れに変化が起こった。この年は共和党のリチャード・ニクソンが大統領選挙で当選した年である。議会ではその後もしばらく民主党が多数を制し続けるが、これはニューディール政策の限界が明確に意識され始める時期である。連邦政府は万能ではない、大統領に権力を集中させるのは危険である、そのような考え方が広まったのがこの時期である。「政府は問題の解決者ではない。政府は問題そのものである」[4]と言った、一九八〇年の大統領選挙に当選した共和党のロナルド・レーガンは、ニクソンの考えをさらに進めたといえる。このアメリカ国内政策の保守化は続き、それは、一九四六年の議会選挙以降初めて共和党が上下両院において多数派となる一九九四年の議会選挙、すなわち「一九九四年保守革命」につながった。そして、共和党議会では、拡大した連邦政府の権限の大幅な見直しがなされ、福祉プログラムをはじめ州政府への権限の移譲が進められた。

このように連邦政府内で行政府と立法府の権限がより制約される一方で、社会改革のためのアクターとして司法府の存在感が強まったのもこの時期である。一九五四年に下されたブラウン対教育委員会判決は、その先駆け的な出来事であった。この裁判で最高裁は、公教育における人種隔離政策は違憲であると判断し、その後の人種統合に向けての運動を大きく後押しすることになった。また一九七三年には、女性の妊娠中絶問題に最高裁が判断を下した。これによって、中絶は女性のプライバシーの問題であり、中絶を禁じる州法は違憲であるとされた。このように政治に大きな影響を及ぼす司法府の在り方に対して、それに疑問を持つ者が「帝王的な司法府」と呼んで批判す

表1　大統領，連邦議会選挙の結果（1932-2012年）

選挙年	大統領／所属政党（獲得選挙人数率（%）／一般得票率（%））		上院多数党（議席占有率（%））	下院多数党（議席占有率（%））
1932	ローズヴェルト／民主党	(88.9/57.4)	民主党（61）	民主党（72）
34			〃（72）	〃（74）
36	〃	(98.5/60.8)	〃（79）	〃（77）
38			〃（72）	〃（60）
40	〃	(84.6/54.7)	〃（69）	〃（61）
42			〃（59）	〃（51）
44	〃	(81.4/53.4)	〃（59）	〃（56）
46			共和党（**53**）	共和党（**57**）
48	トルーマン／民主党	(57.1/49.5)	民主党（56）	民主党（60）
50			〃（51）	〃（54）
52	アイゼンハワー／共和党	(**83.2/54.9**)	共和党（**50**）	共和党（**51**）
54			民主党（50）	民主党（53）
56	〃	(**86.1/57.4**)	〃（51）	〃（54）
58			〃（65）	〃（65）
60	ケネディ／民主党	(56.4/49.7)	〃（64）	〃（60）
62			〃（66）	〃（60）
64	ジョンソン／民主党	(90.3/61.1)	〃（68）	〃（68）
66			〃（64）	〃（57）
68	ニクソン／共和党	(**55.9/43.4**)	〃（57）	〃（56）
70			〃（54）	〃（59）
72	〃	(**96.7/60.7**)	〃（56）	〃（56）
74			〃（61）	〃（67）
76	カーター／民主党	(55.2/50.1)	〃（61）	〃（67）
78			〃（58）	〃（64）
80	レーガン／共和党	(**90.9/50.7**)	共和党（**53**）	〃（56）
82			〃（**55**）	〃（62）
84	〃	(**97.6/58.8**)	〃（**53**）	〃（58）
86			民主党（55）	〃（59）
88	ブッシュ（父）／共和党	(**79.2/53.4**)	〃（55）	〃（60）
90			〃（56）	〃（61）
92	クリントン／民主党	(68.8/43.0)	〃（57）	〃（59）
94			共和党（**52**）	共和党（**53**）
96	〃	(70.4/49.2)	〃（**55**）	〃（**52**）
98			〃（**55**）	〃（**51**）
2000	ブッシュ（子）／共和党	(**50.4/47.9**)	〃（**50**）	〃（**51**）
02			〃（**51**）	〃（**53**）
04	〃	(**53.2/50.7**)	〃（**55**）	〃（**53**）
06			〃（**49**）	民主党（54）
08	オバマ／民主党	(67.8/52.9)	民主党（57）	〃（59）
10			〃（51）	共和党（**56**）
12	〃	(61.7/51.1)	〃（53）	〃（**54**）

出典：以下を基に作成。American Presidency Project, "Presidential Election Data," http: //www.presidency.ucsb.edu/elections.php; United States House of Representatives, "Party Devisions of the House of Representatives, 1789-Present," http: //artandhistory. house. gov/house_history/partyDiv.aspx; United States Senate, "Party Division in the Senate, 1789-Present," http://www. senate. gov/pagelayout/history/one_item_and_teasers/partydiv.htm. いずれも accessed on April 10, 2012.

注：1952年の上院選挙の結果で共和党が50％の議席を獲得したとあるが，無所属候補者が1人当選したため，共和党を多数党としている。2000年の上院選挙の結果は，民主党と共和党が50議席で同数であった。上院での議決で賛成，反対同数の場合は上院議長（副大統領）が投票に加わるため，2000年の上院の選挙結果を共和党多数とした。

るほど、最高裁はアメリカ政治においてその影響力を拡大していった。

そして一九六八年から四〇年経ってオバマ政権が登場した。政治学者V・O・キーは、政党の勢力図は周期的に変化すると指摘した。[5] 政党再編理論と呼ばれるものである。ウォルター・ディーン・バーンナムは、この周期は三〇年から三六年で訪れるとする。[6] それによれば、オバマ政権の誕生はこれまでの周期を考えると、既存の権力バランスとそれを支えるイデオロギーが見直される時期にあるといえる。

この政党再編理論については、その実証性が弱い点などを含め様々な批判がなされているが、大きな変化を起こす選挙を通じて多様なグループが一つの政党の下で多数連合を形成し、一定期間それが維持されるという傾向が歴史的に存在することを完全には否定することはできないし、そのような政治連合の形成や変化、そしてその背景にあるイデオロギーを見ることなしに、アメリカ政治を理解することはできない。[7]

オバマ政権の前、ブッシュ（子）政権の頃には、一九六八年から続く保守の流れを受けて二つの方面から批判が出てきた。一つはリベラル派からである。彼らは、経済自由主義の下ではたとえ経済全体のパイが膨らんでも、富めるのは一部の人だけで、その他の人々はその恩恵に与ることができないとする。政治学や社会学の研究でも、近年ミドルクラスの地盤沈下が起こっていると警告するものが多く出ていた。[8] 彼らは縮小する中間層の復活のために連邦政府の積極的な関与を求める。

もう一つは、保守派からである。保守派は、レーガン政権で始まった保守化の流れをより徹底すべきであると主張する。彼らは、「思いやりのある保守主義」というスローガンによって連邦政府の権限の拡大を許容したブッシュ政権は大きな裏切りだとする。そして彼らは反税をキーワードに連邦政府の権力からの自由を主張すると同時に、それがアメリカをアメリカたらしめるものである、アメリカを世界で特別な国たらしめるものであると主張する。保守派はこのような「アメリカ例外主義」をより前面に押し出しながら、連邦政府は問題解決をいっそう市場原理に任せることで行なうべきであると結論づける。

ブッシュ（子）大統領に対するリベラル派と保守派からの攻撃は、実質的には大統領個人に対してのものではなく、それは新たな国家像をめぐる争いが反映されたものであったといえる。そして、二〇〇八年までには、既存の政治制度、政治連合、支配的イデオロギー、もっと広くは国家像の見直しを行なおうとする動きが強まっていた。

二〇〇八年の大統領選挙が盛り上がった理由としては、オバマ個人の注目度もあったが、このように新たな国の在り方を求める動きが強まっていたことがあった。

このような動きを受けてオバマが出した答えの一つが、患者保護及び医療費負担適正化法であった。オバマ政権は、アメリカ市民にとって医療保険に加入することは基本的な権利の一つであり、それを達成するために連邦政府の権限を強化すべきであると主張した。他方、保守派は、連邦政府の権限の拡大は、アメリカ市民の自由を奪うことになる、そして市場経済原理をより徹底すれば、医療問題は解決されると主張する。この両者の戦いは、新たな国家像をめぐる争いと重なり合う。

ここで重要なのは、医療制度改革は「真空空間」で行なわれるわけではないということである。オバマ政権がとりうる政策の選択肢は、憲法、政治システム、利益集団、政治文化などから制約を受ける。さらに約一世紀をかけて発達したアメリカの医療制度を無視して改革を行なうことは不可能であり、その意味でも過去の制度発展がオバマ政権の政策決定に影響を及ぼす。

そのため、本書の探究は大きく二つの部分から成る。第Ⅰ部では、オバマ改革が行われた背景を理解するために、二〇世紀初頭の革新主義時代以降の医療制度の変化について述べる。その中でも、民間医療保険の誕生と発展、そしてその変容に注目する。さらに、メディケア（高齢者・障害者向け公的医療保険）、メディケイド（貧困者向け公的医療保険）、退役軍人医療サービス、その他公的プログラムの発展にも注目する。そして同時に、それらの背景にあった利害関係について論じる。

第Ⅱ部では、オバマ政権による医療制度改革について述べる。まずはオバマ改革の成立過程を描きながら、オバマ改革が歴史的な医療制度の発展の中で、どのような位置づけになるのかを論じる。そして、オバマ改革への反対勢力がどのような論点で反対を行なっているのかについて述べる。その中でも最高裁によるオバマ改革への判決についてはー一つの章を設ける。そして最後に、オバマ改革が今後どのような方向に進んでいくのか、そしてアメリカ政治にどのような影響をもたらすのかについて、直近の動きを踏まえて議論してみたい。

医療制度改革について、日本の報道関係者とワシントンDCで話をしている時に、彼らが一様に口にすることがあった。それは、オバマ改革についての議論がアメリカ国内で大きく盛り上がっている一方で、日本人のこの問題への関心が非常に低いということである。それには三つ原因が考えられる。まず挙げられるのは、アメリカの医療制度が分かりにくいということである。皆保険制度を持つ日本人にとって、民間保険に大きく依存するアメリカの医療制度はまず感覚として分からない。二つ目の原因は、医療政策を生み出すアメリカ政治についての理解が不足しているということである。特に、州政府が独自の憲法、軍隊、警察を持つようなアメリカの連邦制は、日本人にとって理解しにくい部分である。そして三つ目の理由は、皆保険を持たない「遅れた」医療制度に、日本人の多くがアメリカから学ぶべきものはないと思っていることである。多くの人々が悲惨な状況に置かれているアメリカに対して同情心を持って接することはできても、その状況がなぜ起こっているのかを深く考えようとはなかなかしないのである。

しかし、日本人としてアメリカの医療制度改革から学ぶべきことは少なくない。まず、オバマ改革を知ることによって、アメリカ政治を支える理念、そして現在のアメリカ政治を動かしているものを理解するとともに、アメリカという国が、将来どのような方向に進んでいくのかを考えることができる。また、他国の制度を学ぶことによって、自国に欠けているものを認識することができる。日本の医療制度改革についての議論で欠けているのは、改革を行なってどのような国家を目指すのかという議論である。そこでは財政の議論や短期的な問題解決のための議論が中心となり、改革を支える理念や求める国家像についての議論がたいてい抜け落ちてしまっているのである。アメリカでは、医療制度改革を議論する場合には必ず国家像の議論が並行して行なわれる。

本書ではオバマ改革が一体どのような内容であったのかを詳説するだけでなく、それが歴史的にどのような意味を持つのか、そしてそれを取り巻く議論にはどのような背景が存在するのかを述べていきたい。これによって、読者がアメリカの医療制度改革のみならず、現在日本で進行中の改革についても関心を持ち、改革の選択肢を考えるための一助にしていただければと思う。

第Ⅰ部　アメリカ医療制度の歴史的発展

日本で病院に行くとまず聞かれることは何であろうか。「今日はいかがされましたか」だろう。それから言われるのが、「保険証をお願いします」である。アメリカで病院に行くと、最初に聞かれるのが「どんな医療保険に加入していますか」である。そして「今日はいかがされましたか」という質問はその後にしかなされない。日米で質問の順序が逆なのは、日米の医療保険システムが異なることに大きな原因がある。

日本には、複数の公的プログラムによって構成される皆保険制度が存在する。すなわち、すべての国民は（日本の場合は外国人居住者も）政府が指定するいずれかの公的医療保険プログラムに加入することを義務付けられている。三〇〇〇人以上の被用者を抱える企業は健康保険組合を持つことが許されており、例えばトヨタ自動車はトヨタ自動車健康保険組合を持ち、その被用者はそこから提供される健康保険証を持つ。また、被用者が三〇〇〇人未満の企業で働く者は、全国健康保険協会管掌健康保険（協会けんぽ）に加入することになる。これは、もともとは国（社会保険庁）が運営していたプログラムであったが、二〇〇八年一〇月から全国健康保険協会がそれを引き継いだ。さらに、企業に雇用されていない者（自営業者や退職者など）は、居住する市町村が運営する国民健康保険に加入することが義務付けられている。そして、七五歳以上の高齢者には後期高齢者医療制度が、貧困者には医療扶助が準備されている。(1)

図1は日本の医療保険システムをまとめたものである。雇用されている企業、居住地、所得、年齢によって加入する保険が異なっている。しかし、重要なのはすべての人々が公的医療保険プログラムの適用下にあるということである。日本でも民間医療保険は存在するが、それは原則的に特定疾患の治療代や差額ベッド代などを補填するための現金支給の形をとり、あくまでも公的保険の補足的なものとして位置づけられる。

図2はアメリカの医療保険制度の概要を示すものである。アメリカでは民間医療保険「のみ」に加入している人

図1　日本の医療保険システム

75歳以上 後期高齢者医療制度			
貧困者	就業形態・雇用主の規模		
	自営業者	中小企業従事者	大企業従事者
医療扶助	国民健康保険 (保険者数1888)	全国健康保険協会管掌健康保険(協会けんぽ，旧政管健保) (保険者数1)	組合管掌保険 (保険者数1473) 共済組合 (保険者数83)

出典：以下を基に作成。厚生労働省「医療制度の概要」，http://www.mhlw.go.jp/seisakunitsuite/bunya/hokabunya/shakaihoshou/dl/02.pdf（2012年10月11日アクセス，保険者数は2010年3月末時点）。

図2　アメリカの医療保険システム（2013年末まで）

メディケア (65歳以上)				
メディケイド	無保険	個人加入保険が多い		雇用主提供が多い
	CHIP	低保険	主にマネイジド・ケア	「キャディラック・プラン」
低い ←―― 所　得 ――→ 高い				

出典：筆者作成。

が大半である。近年じわじわとその加入者数は減少していたが、それでも二〇一一年時点で民間保険に加入する者は全体の約六割であった(2)。アメリカにも公的保険は存在する。高齢者や障害者にはメディケア、貧困者にはメディケイドがある（公的保険は図の網かけの部分）。両者とも一九六五年に設立された。そして低所得層の一八歳以下の子供を対象に児童医療保険プログラム（CHIP）も存在する。二〇一三年時点では、公的保険の対象にならない者は、民間保険に加入することが「期待されている」システムであった。

このような制度の問題の一つは、民間医療保険に入ることが「期待されている」人々の中に、保険に加入していない者（無保険者）が存在するということである。その無保険者は、企業に雇用されていない者に多い。企業で雇用されていれば多くの場合、雇用主が契約する民間保険に加入し、保険料は企業が一部負担（大企業であればかなりの部分を負担）してくれる。また大企業は被用者の平均年齢も比較的低いことが多いため、契約を結ぶ民間保険者も保険料を低く設定する。他方、自営業者などは基本的に個人で加入しなければならない。個人契約の場合には保険料を一部負担してくれる者がおらず、リスク分散ができないため保険料が高くなる。その結果、個人で民間保険に加入しなければならない者の中に、財政的な理由で加入できない者が出てくるのである。

アメリカの医療保険システムには、問題がもう一つある。民間医療保険に実際に入っている人々の間に格差が存在し、その格差が大きいということである。日本でも過去に、加入する公的医療保険によって診療報酬や自己負担額（窓口負担）が異なっている時期があったが、今ではすべての公的プログラムは、二年ごとに改定される診療報酬を採用することになっており、自己負担額も高齢者を除き同額となっている。日本の公的医療保険はこのように平等性を重視しているといえる。日本で現在、プログラムによって大きく異なるのは、保険料（最大で五倍程度の差。ただし最高額は国民健康保険の上限の年間六五万円〔単身、二〇一三年度〕）と保養施設などの充実度ぐらいであるといえる。

アメリカの場合は、診療報酬、保険内容、保険料は、加入する保険によって異なる。メディケアは連邦政府が、メディケイドは州が基本的にこれらを決める。民間医療保険は各民間保険者がこれらを設定する。民間保険会社が提供するプランの中には、富裕層を対象に、どの病院に行ってどの医師にどのような医療サービスを受けても保険の対象とし、さらには自己負担額も少ない、いわゆる「キャディラック・プラン(3)」というものがある。このプランはもちろん保険料が高額になる。そして、診療報酬は高く設定してある。すなわち、医師等への支払いが非常によいということである。一流企業で働くか、会社の中で地位が高い者しか、そのようなプランに加入する財政的余裕はないであろう。

保険料が安い医療保険に加入する者は、保険料の支払いは少なくて済むが、その分保険内容などに制限がある。例えば、保険によっては、一年に使えるレントゲンやＣＴスキャンの回数を制限しているものや、保険が適用される薬を限定しているものもある。また医療サービス提供者へのアクセスが制限されている。このようなプランはマネイジド・ケアと総称される。その診療報酬はキャディラック・プランと比較すると一般的に低く設定されている。

このような、保険料が低額に設定してあるプランの中でも、特に安いものに、高い免責額（保険の適用が開始されるまでの負担分）が設定されているものがある。例えば年間二〇〇〇ドルという免責額が設定してある保険は、まずは二〇〇〇ドルまでは自分で全額支払い、それを超えると初めて保険が適用されるというものである。また、一部負担率が高く、保険が適用される医療サービスが大きく制限されており、医療サービス提供者が限定されているものもある。このような保険は「低保険」と呼ばれることがある。

こうした無保険者や低保険者の問題と関係するものに、既往症者問題がある。これは、自動車保険を想像してみるとイメージがつかみやすい。自動車保険は事故が起きた場合のために加入する。実際に事故に遭うと、保険会社がすべてもしくは大部分を負担してくれる。しかし、事故を起こしてしまうと、それも特に自分に責任があった場合、それ以降の自動車保険の保険料は高くなる。そしてあまりに事故を多く起こす人に対しては、保険会社は保険料を高額に設定したり、加入を拒否したりする。

このようなことがアメリカの民間医療保険でも起こっている。例えば、糖尿病をわずらっている人が新しく民間保険に加入しようとすると、法外な保険料を提示されたり、加入自体を拒否されたりする。問題は、自動車保険の場合には、高い保険料を支払いたくなければ、自動車に乗らないという選択をすることもできるが、医療保険の場合には、病気にならない、という選択はできないということである。

もう一つ、日本人がアメリカの医療制度を理解する上で重要なことがある。それは、医療提供者が、自らの扱う保険を選択できることである。極端な例としては、保険は一切扱わず、全額自己負担をする者でなければ受け付けないという医師もいる。また、キャディラック・プラン、もしくはマネイジド・ケアの中でも比較的診療報酬が高く設定してあるプランのみを扱うという医師もいる。メディケアやメディケイドなどの公的プログラムは、診療報酬が民間保険よりも低く抑えられていることが多いため、扱わないという医療提供者も多い。したがって、日本のように基本的には好きな医療機関を自由に選択できる「フリー・アクセス」をアメリカで享受できているのは、全額自己負担でまかなうという富裕層だけとなるのである。

このようにアメリカの医療保険はその構造が複雑で、様々な問題を抱えているが、二〇一〇年に成立したオバマ改革法が解決しようとしたのは、主に無保険者問題と低保険者問題、そしてそれに関係する既往症者問題である。オバマ改革では、無保険者を解消すべく、個人に民間保険への加入を義務付けるとともに貧困者向けのメディケイドの対象者を拡大した。また、低保険者を減少させるべく、個人で加入せざるをえない人々の保険料を抑制するために、そういった人々を州単位で集めてグループを形成することにした。そして既往症者問題を解決すべく、民間保険者に対して既往症を理由に保険加入を拒否したり保険料を引き上げたりすることを禁じた。その他、二六〇〇頁以上にのぼる改革法には様々なプログラムが含まれている（第3章を参照）。法律の核となるこれらの部分は二〇一四年一月以降に実施に移された。

この第I部では、アメリカの医療制度の歴史的発展とそれを取り巻く政治的な変化を見ていく。そして、それらがオバマ改革にどのようにつながっていったのかを描き出したい。そこで、まず歴史が政策にどのような影響を及ぼすのかを考えるための分析枠組みをここで述べておこう。

医療制度の発展を考えるためには、以下の三つのことを確認しなければならない(4)。第一に、医療制度というのは一夜にしてできるようなものではないということである。医師を育成し、病院を建設し、患者についてのデータを集積し、財政負担のための仕組みを作り、そしてそれらを監督するための組織を作らなければならない。現金を対象者の銀行口座に振り込んだり小切手を送ったりするのが主な業務である高齢者年金保険や失業保険に比べると、医療制度の方が、その設立にも制度の拡充にも、より長い時間を必要とする。

第二に、医療制度には、様々な在り方があるということである。まず、保険財政の仕組みについては政府が管理するものと民間が管理するものとがある。もし公的なものならば保険者の数を単一にするか複数にするか、複数にするならばどのような単位で分けるのか、社会保険方式にするか税方式にするか、社会保険方式にする場合には国家支出はどの部分にどの程度まで行なうのか、医療提供者を公務員とするか民間人とするか、医療提供者への診療報酬を出来高制にするか人頭式にするか給料制にするのか、など様々な選択肢がありうる。さらには、公的保険と民間保険を併用することも可能である。その場合には、公的保険が国民の誰を対象とするのか、民間保険に対してどのような規制を設けるのかという点で選択肢が存在する。このような多くの選択が積み重なることで、無数の医療制度が存在しうることになる。

第三に、医療制度は真空空間に作られるものではないということである。医療制度は基本的には国単位で作られるものであり、前述したような国内政治の大きな流れは医療制度改革をめぐる議論に影響を及ぼす。それに加えて本書で注目したいのは、国によって異なる政治的制度が存在し、それによって医療制度の形も変化するということである。ここでいう政治的制度というのは、憲法をはじめ、政治システム、政治文化、利益集団政治などのことをいう。

医療分野で国が行なえることに、大きな枠組みを提供するのが憲法である。例えば日本国憲法は第二五条で「すべて国民は、健康で文化的な最低限度の生活を営む権利を有する。国は、すべての生活部面について、社会福祉、社会保障及び公衆衛生の向上及び増進に努めなければならない」と国民の生活権を保障している。他方、合衆国憲法ではこのような条文は存在しない。このような二つの憲法を比較すると、中央政府が医療分野に介入する際に日本国憲法のほうがより大きな正当性を付与するといえる。(5)

政治システムも、中央政府が医療制度にどのように関わることができるのかに影響する。政治システムが中央集権的であるのか、分権的であるのかで、大きな改革が起こる可能性が異なる。それは、分権的な政治システムであればあるほど、より多くの「拒否権行使点」(6)が存在するからである。すなわち、改革案が立案・審議されている過程で、それを遅延もしくは停止することのできるアクターの数が多くなればなるほど、法案が成立する可能性が低くなるということである。例えばアメリカの連邦制という政治システムでは、州政府が大きな権力を握るために、しばしば州政府が「拒否権」を行使する。オバマ改革に対する違憲訴訟が州政府から起こされたのもその一例である。逆に中央集権的な政治システムの下であれば、拒否権を行使するアクターがより限定されており、法案を通過させるための調整も比較的容易になる。

政治文化というのは、国家の在り方や政府の役割に対する国民の考え方の傾向を示すものであり、国家の成り立ち方や国家発展の仕方に深く関係している。これも医療分野への政府の介入に対して影響を及ぼす。国家の権力を容認する政治文化なのか、それともできるだけ国家の権力からの自由を主張する政治文化なのか、それによって政府が皆保険などを導入することができる可能性が変化する。(7)

利益集団政治とは、政策の利害関係者による力関係といえる。医療政策でいえば、医師会、労働組合、産業界、患者、医療保険会社などのグループが挙げられる。特にこの中でも医師会は特別な役割を果たす。医療制度は医師という提供者がいて成り立つものだからである。医師は医学の専門教育を受けて臨床を行なっており、医療に関する知識レベルが高い。また、一般的に医師の所得水準は高い。さらに、地域社会において社会的地位が高い医師が少なくない。そのような医師たちは、自分たちと患者との間に第三者が介入して、どのような治療をどのような報酬で提供すべきかを決められるのを嫌う傾向がある。そのため、高い専門知識、経済力、社会的地位によって医師会は、医療分野において政府の権力が大きくならないよう抑制する役割を果たすのである。

以上のように憲法、政治システム、政治文化、利益集団政治などは医療政策に影響を及ぼす。しかし、なぜある時に政策発展が起こるのか、なぜある政策が他の選択肢を抑えて採用されるのか、というような問いに、これらの要因それぞれに注目していたのでは、答えることが難しくなる。

例えば、日本国憲法の第二五条についていえば、何が「最低限度の生活」なのか、それを実現するためにどのような医療制度が好ましいのかについては、憲法には具体的に記されていない。政治システムも政治文化も、大きな改革が実現するかどうかに影響を及ぼすことは確かであるが、それによって採用される政策の内容などについて説明するのは難しい。さらに中央集権的な政府は、大きな改革を実行することは可能であるが、大きな改革を回避することもできるということに留意しなければならない。

利益集団政治についても同じである。例えば、医師会が強い権力を握っている国は、必ず特定の医療制度を採用しているかというと、そういうわけでもない。さらに問題を複雑にするのは、各利益集団は医療制度に複雑な利害関係を持つということである。医師会は、政府による介入にやみくもに反対するわけではない。医療の質を向上させるための政策については医師たちは政府に協力することもある。また政府の介入によってより多くの人々に医療保険が行き届くとすれば、それは医師にとっては歓迎すべきものになりうる。なぜならば、医師にとっては治療が必要な患者に適正な医療を与えることができるし、彼らの経済力も向上するからである。他方、労働組合や患者グループは、医療制度の受益者でありながら、それにかかるコストの負担者でもある。前者の立場では医療制度の拡充を訴えるが、そのためにコストが増加することは避けようとする。産業界も、雇用主側の財政負担の軽減を求めるが、医療保険が拡充されることによって生産性が上がることは喜ぶのである。

憲法、政治システム、政治文化、利益集団政治の医療政策発展への影響を考える上で、もう一つ問題がある。それは、これらはすべて歴史的に変化していくということである。憲法については、日本やヨーロッパの多くの国のように第二次世界大戦後に憲法改正を経験している国もある。アメリカは合衆国憲法を一七八九年以降守り続けているが、憲法解釈は時代とともに変化している。政治システムについても、行政府と立法府の力関係が時代とともに変化したり、立法府の中の政策決定過程が変わったり、州政府と連邦政府の権力バランスが変わったりする。政治文化も、国内や国外環境の変化により変わり続けるものである。特に戦争や経済大不況などの突発的な出来事によって、政治文化は短期間に大きく変容することがある。利益集団政治についても、利害関係者の力関係は時代とともに変化するし、新たなグループが登場して権力のバランスに影響を与えることもある。

このようにいうと、「医療政策の発展の背景には様々な要因がある」という説明で終わってしまいかねないが、そうならないように複雑な政策発展の過程を可能な限り理論化しようという試みが、歴史的制度論というものによってなされている。

歴史的制度論は、戦後主流になった方法論的個人主義に挑戦したものだといえる。方法論的個人主義はもともと経済学で発達し、その他の社会科学にも取り入れられたものである。それによると、アクター（個人や集団）は自己の効用を最大化しようとし、その行為の集積が社会・国家の形や政策の形を決定するということになる。

このようなアプローチに対して、特に一九八〇年代以降、批判がなされるようになった。それは、アクターは自己の効用を最大化するための合理的な判断をするのに必要な情報を持っておらず、個人を取り巻く制度が個人の目標設定や戦略に大きな影響を及ぼすとした[8]。そこで方法論的個人主義の中から、合理性を限定的なものと見なしてアプローチの修正を試みる動きが出てきた[9]。

また方法論的個人主義の外からも新たなアプローチを作ろうとする試みがなされた。社会科学者の中には、方法論的個人主義が前提とするアクターの合理性と、そのアプローチの非歴史性に疑問を持つものがいた。そしてその方法論による研究対象が、議会や選挙での投票行動などミクロレベルのものが多いことも問題視していた。しかし、彼らは個人が自己の効用を最大化しようとする行為そのものを完全に否定することもできない。

そこで生まれたのが歴史的制度論である。それは、個人の合理性を限定的なものにする要因として、政治的制度と時間軸に注目したものである。政治的制度の中には、以上で述べた憲法、政治システム、政治文化、利益集団政治などがある。そして政治空間を複数の政治的制度の層であると見なす。ある政治的制度は独自の発展を遂げることもあるが、時にその他の政治的制度との関係性の中で変化することもある。

この複数の層の関係性（または非関係性）を理解するための手がかりとして、歴史的制度論は「経路依存性」と「決定的転機」という概念を用いる。これらも経済学から取り入れられたものである。

経済学者のポール・デイヴィッドは人間の非合理性の原因について研究していた。彼はタイプライターの配列に注目した。現在のタイプライターの配列は、英語をタイプするのに必ずしも最も効率的なものではないことが証明されている。しかし、いったん非効率的な配列が市場に出回ってしまうと、それを新しい配列に変えることが難しくなる。なぜならば、配列を変更するためには企業にとってコストがかかるし、また人々がその非効率的な配列のタイプライターで効率的にタイプできるように工夫していたからである。その結果、非効率なタイプライターの配列はずっと継続された。[10] いったん新しい物が登場し普及すると、それが継続するための動きが強まる。それを経路依存性と呼ぶ。

ポール・ピアソンは、政治でも同様なことが起きるとする。新しい政策ができると、その政策がアクターにとって効用を最大化する方法として最適かどうかは問題とされなくなる。そしてアクターは、新しい政策の中でいかに満足度を高めるかということに焦点を移していき、新たな政策が継続、拡大していくための原動力となる。さらに、政治の世界では他者に強制することができる力、すなわち権力というものが存在するため、経済の世界における経路依存性よりもその程度は強くなるとする。ピアソンは経路依存性をこのように要約している。「時間が経過していく中で、いったんある道が選ばれなかったら、その道はどんどん遠くなり、もはや選択肢として登場してこなくなる」[11]。彼は、政策形成を「スナップ・ショット[12]」として見るのではなく、時間という軸を取り入れながら見なければならないとする。

最後に問題となるのは、大きな政策刷新というものはいつ起こるのかということである。歴史的制度論は、政策発展の中には「決定的転機」というものが存在し、それは、戦争、経済不況その他の「外的ショック（exogenous shocks）」によってしばしば引き起こされるとする。[13] したがって、決定的転機によって出来た新しい政策は、その後経路依存性を生み出し、その政策が非効率的であることがたとえ判明したとしても、一定期間は存在し続ける。そして、また次の決定的転機で政策刷新が起こる、というのが歴史的制度論の基本的な政策発展のイメージである。

ただし、歴史的制度論にも問題点がある。それは、「決定的転機」で採用される政策はどのように決められるのかということである。決定的転機の議論は、決定的転機によって生み出された政策とそれが起こす経路依存性に焦点を当てるため、政策に大きな変化が起こった時に、なぜ特定の政策が選択されたのかを考える視点が欠けている。

歴史的制度論のもう一つの問題点は、経路依存性による政策の継続がどれくらいの期間、そしてどの程度安定して続くのかということである。一九四〇年代以降、アメリカ医療制度は民間保険を基礎としながら発展していった。それは、一九四〇年代の民間保険の発展によって、複数の政治的制度がそれを維持・発展させるべく変化したからである。しかし、国内外の要因によってそれらの政治的制度は各々少しずつ変化していった。そしてそれが医療制度に少しずつ圧力をかけて、やがてオバマ改革へとつながっていく。

アメリカの医療制度の発展については、数多くの研究がなされている。中でも歴史的制度論の立場をとり、政策発展のタイミングや経路依存性に注目しながら医療制度の発展を理解しようとするものとして、ジェイコブ・ハッカーとメアリー・ゴシャークの研究がある。

ハッカーの研究は、民間保険産業が発展した時期と、労働者向けの公的保険プログラムの導入に向けた運動が高まった時期の順序に注目する。ヨーロッパ主要国では、公的保険プログラムが導入された時には、その障壁となる民間保険産業が未発達であった一方で、アメリカでは、公的保険プログラムを導入できないでいる間に民間保険産業が発達し、その結果、各種利害関係者は民間保険を維持するために働きかけることになり、公的保険プログラムが成立する可能性が低くなっていったとする。(14)

ゴシャークは、特に民間保険が拡大したことによって、それが雇用主と労働組合の利害にどのような影響を及ぼしたのかについて論じた。労働組合は一九三〇年代から積極的に公的保険の拡大を訴えてきたが、その訴えはなかなか実現しなかった。そこに民間保険プランが普及してきた。そして労働組合は、民間保険を通じて利益の拡大を図る戦略を採用した。すなわち、民間保険プランを、雇用主との団体交渉における重要な材料として位置づけ、さらに組合員獲得のための手段としても使ったのである。また雇用主の方も、賃上げが困難な時における一つの妥協策として、給与外手当てである医療保険の提供・拡充を使うなどして民間保険の拡大に寄与した(15)。

本書第Ⅰ部はこのような研究に依拠しながら、以下の二つの点を政策発展の分析に含めることで、さらにそれらを発展させようとするものである。第一に、政策発展の決定的転機として、第二次世界大戦と戦後復興期に注目することである。より具体的には、医療保険が戦時には動員政策の一部として、そして戦後には復興政策の一部として位置づけられたことに焦点を当てる。第二に、退役軍人医療サービスの変化を分析対象に含めることによって、医療制度改革をめぐる政治過程の歴史的変化をより包括的に理解しようとすることである。第二次世界大戦は未曾有の数の退役軍人を生み出した結果、戦後において退役軍人医療サービスをどのような形にすべきかについての議論が巻き起こり、それは医療制度改革の議論全体にも影響した。第三に、第二次世界大戦期と戦後復興期の大きな政策変化が起こした経路依存性の中にオバマ改革を位置づけることで、オバマ改革によってアメリカ医療制度のどの部分が変わり、どの部分が変わらなかったのかを論じる。このような点によって、アメリカ医療制度の二〇世紀以降の発展の背景にある政治・制度的文脈を明らかにする。

第1章では、どのようにアメリカという国家が誕生し、憲法が形成され、それによって政治システムが作られ、それが約一世紀かけて発展していったのかを概観する。その中でもまず、アメリカ独立を支えた自由、平等、民主主義という価値観、そしてそれらが中心となって形成された「アメリカ例外主義」という考え方に注目する。この考え方は、医療政策を含むアメリカ政治システム全体に影響を及ぼす。このような価値観に支えられながら、建国期から一九世紀末までは「小さい連邦政府」の考え方が支配的であった。それが、二〇世紀に入ると少しずつ変化し始める。その過程と、それが医療制度改革の議論にどのような影響を及ぼしたのかについて述べる。

次に第2章では、医療制度の発展の中で第二次世界大戦が引き起こした「決定的転機」について述べる。この決定的転機の中で注目するのは、民間保険の拡大、退役軍人医療サービスの拡大、戦時体制における連邦政府の権力の拡大、皆保険導入を目指す運動の高まりである。戦時中から戦後再建期にかけてこれらの変化が起こることによって、戦後アメリカは、民間保険を中心とした医療制度の基礎を築いた。

第I部の最後の章になる第3章では、アイゼンハワー政権からブッシュ（子）政権までの期間を扱いながら、「決定的転機」によって出来上がった医療制度の基礎がどのように継続し、またどのように変容していったのかについて述べる。特に一九五〇年から七〇年代にかけて民間保険業界の競争が激化することで、市場における医療保険プランの質が変化していく過程に注目する。また、一九六五年のメディケアとメディケイドという公的プログラムの成立過程を民間保険の発展の文脈の中に位置づける。さらに、質が悪化する退役軍人医療サービスが、医療制度改革の議論に与えた影響についても述べる。

公的医療保険というのは、保険へのアクセス、医療の質、そして財政の面においても政府が決定を下し、そしてその決定に責任を負うというものである。しかし、政府が関与するといっても、それは数年という短期間でその体制が整うものではない。公的医療保険制度が発展するためには、次のようないくつかの条件が必要となる。

(1)医療の供給側の体制が整わなければならない。すなわち、医療技術が発展し、医療施設が整備され、そして医療従事者の専門化が進まなければならない。正式な医学教育を受けていない医師が原始的な医療を提供するような環境では、政府は医療の質に責任を持てない。

(2)産業化がある程度のレベルまで進行しなければならない。なぜならば、産業化が進むことによって国家財政に社会保障に予算を費やすゆとりが出る。また、都市化が進み、中流階級の出現によって多くの人が保険料を負担できるようになり、同時に医療に対する需要が高まることで医療の専門化が進む。

(3)国家組織が公的医療保険を計画し、運営できる能力を持たなければならない。具体的にいえば、医療保険を計画するためには、疾病データを蓄積・分析し、持続可能な保険プログラムを作成し、政策を実施するための官僚組織が必要になる。

(4)国家による医療保険への介入が正当性のあるものと見なされなくてはならない。これには、憲法など成文化されたものから政治文化など非公式なものまでが関係する。また、政府は、医療供給のためには医師会の、そして財政負担の面では産業界や労働者の協力を取り付けなくてはならない。

アメリカは一八世紀後半に建国されて以来、約一世紀をかけて(1)と(2)についてはヨーロッパ並みに進展したといえる。これが背景となって二〇世紀前半には公的医療保険を導入しようとする動きが強まった。しかし一方で、(3)と(4)がヨーロッパのように進まなかったことが、その動きを抑える役割を果たしたのである。本章では、第二次世界大戦が始まるまでの期間において、どのような公的医療保険導入のための動きがあり、それがアメリカの公的医療保険システムの発展にどのような影響を及ぼしたのかを述べる。まず、アメリカという国がどのように成立したのかを概観することによって、連邦政府が、医療政策に関与する際に置かれた政治的・制度的文脈について明らかにしよう。

1　強い国家権力を否定する中で生まれた国家アメリカ

アメリカの独立革命と日本の明治維新は比較されることが多い。なぜならばそれらは、両国にとって近代国家の成立につながる重要な出来事であったからである。しかしこの二つの体制変革には決定的な違いがある。日本では、古くから存在する天皇に権力を「返上」する形をとることによって、封建制を終わらせた。明治新政権に反抗したものも、そのほとんどが国内に留まり、中には新政権で活躍の場を得るものもいた。

他方アメリカでは、当時のヨーロッパでは存在しなかった共和制を樹立した。一八世紀半ばのヨーロッパはまだ絶対君主制の世界であった。王が国を統治し、王の権力は神によって与えられているという「王権神授説」が受け入れられている世の中だった。アメリカ植民地人はそれを否定して、自由、平等、民主主義という価値に基づく国家建設を試み、国家元首は選挙で選出される大統領にすることに決めた。そして、独立戦争でイギリス側についたものの多くは本国やカナダ植民地に逃げた。その結果、アメリカの革命は、地理的にイギリスから独立したというだけではなく、理念的にも人的資源的にも旧世界から独立するという意味合いを持っていた[1]。このような背景から、アメリカ合衆国は、特別な価値によって形成された特別な国であるという「アメリカ例外主義」という考え方が生まれた。

アメリカ例外主義の登場

日本を含めほとんどの国に、自分の国が特殊であるという考え方はある。どの国にも存在する国の成り立ちについての神話なども、国家権力者たちの、そして人々の、自分の国が特別な存在であって欲しいという心理を表しているのかもしれない。しかし、アメリカの例外主義はヨーロッパや日本から見て、質的に異なる部分がある。それは、アメリカ例外主義が、自由（国家権力からの自由）、平等（機会の平等）、民主主義という理念、そしてキリスト教的価値観に基づいていること、そしてそれらの価値を広めていこうとする動きが内在されていることである。なぜならば、アメリカという国がそれらの理念や価値を支えに樹立され、またそれを広めるという名の下に国土が広がり現在の形になったからである。

アメリカ例外主義の起源は、植民地時代にまでさかのぼる。一六三〇年、現在のマサチューセッツ州にあたる地域へ向かったアーベラ号には、新大陸で新しい人生を開始しようとする人々が乗っていた。彼らの多くは清教徒であり、イギリス国教会下のイギリスから脱出し、新たな土地で自らの宗教を信じる自由を得ることを望んでいた。また、身分制が厳格なイギリスから抜け出し新大陸に移ることで、政治的にも経済的にも自由になることも彼らの重要な目的であった。

アーベラ号に乗船し、後にマサチューセッツ植民地知事にも選ばれたジョン・ウィンスロップは、新大陸に向かう船の中で植民に参加した人々に対して移住することの意義を説いた。彼は、新大陸で新たな社会を建設することは神との盟約の一部であるとした。そして、彼は「我々は丘の上の町になりましょう。世界中の人々が我々を注視しています」[2]と語った。「丘の上の町」というのは聖書の中の言葉であり、キリスト教徒が目指すべき理想郷という意味合いを持っていた。ウィンスロップはヨーロッパという「旧世界」から離れて、特殊で例外的な理想的な社会を作ることを植民の意義であると示したのである。もちろん植民地はイギリス本国の承認があってこその植民地であり、その意味ではイギリス本国との良好な関係を保たなければならなかった。齋藤眞と古矢旬はこのような状態を「ヨーロッパ社会の延長の歴史としてのアメリカ植民地、ヨーロッパ社会と異なった新しい社会の生成・発展の歴史としてのアメリカ植民地」[3]が共存していたと述べている。

しかし、独立宣言によってアメリカは、「ヨーロッパ社会と異なった新しい社会の生成・発展の歴史」を歩むという覚悟を内外に示したといえる。「われわれは、以下の事実を自明のことと信じる。すなわち、すべての人間は生まれながらにして平等であり、その創造主によって、生命、自由、および幸福の追求を含む不可侵の権利を与えられているということ。こうした権利を確保するために、人々の間に政府が樹立され、政府は統治される者の合意に基づいて正当な権力を得る」[4]という独立宣言内の文言によって、新たに建設する国家はヨーロッパとは全く異なる理念に基づいて樹立されることとされた。まさに独立宣言は、ヨーロッパ旧世界の上に輝き未来への道しるべになるべき「丘の上の町」を作ることを宣言したものだったのである。

そしてウィンスロップがアーベラ号上で述べたように、キリスト教徒としての使命感もアメリカの国家形成期間に大きな影響を残したといえる。一八三〇年代に当時の先進国であるフランスから新興国のアメリカへ視察のために訪れたアレクシス・トクヴィルは、アメリカ人が持つ政治文化の中に、自由、平等、民主主義という理念が、キリスト教的な価値観と重なり合うのを見た。彼は、当時のアメリカにおいて、社会的にも経済的にも平等の程度が高く、市民による政治活動が活発で、宗教が政治に与える影響が強いことに感銘を受けて、このように述べた。「アメリカ人はキリスト教と自由の概念をとても密接に結びつけて考えているため、一方抜きで一方を心に描くことはできない。（……）アメリカ合衆国において、最高の権威は宗教的なものである。その結果偽善が溢れることにもなるが、しかしキリスト教が人々の精神にアメリカほど影響を及ぼしている国は、世界に存在しない」[5]。

アメリカは、このような価値観に基づいて出来た国家である。日本においても、自由、平等、民主主義などという理念は政治的な議論において語られることがある。しかし、それらの理念をめぐる議論が、国家像と関連付けながらなされることは、アメリカと比べれば少ないといえる。それは、アメリカという国が旧世界に対して示された新しい理念によって形成されたものである一方で、日本は「他者」に理念を示すことで作られた国家ではないからである。したがって、アメリカにおける「アメリカ例外主義」という考えは、その後の政治システムの発展や政策発展に、大きな影響を与えていくことになるのである[6]。

合衆国憲法制定の背景

イギリスからの独立を目指したアメリカ植民地内のエリート層は、自由、平等、民主主義という理念に基づきながら、絶対君主制ではない国家を形成することを目指した。簡単にいえば、それは一人の人物によって振り回されない国家である。そのためには権力をできるだけ分散化させる必要があった。独立戦争中の一七七七年に成立し、一七八一年に施行された連合規約が、この権力を分散化させるための最初の試みであったといえる。

連合規約は、アメリカ植民地が独立した後に最初に合意して出来た憲法である。しかし、これによって出来た連邦政府には、宣戦布告や講和をする権限は与えられていたが、常備軍を持つ権限も課税権も認められていなかった。さらには、各州から一名ずつ代表が送られる連合会議で決められたことを執行するための行政組織も持たず、各州にそれが委ねられていた。イギリスからの独立後に、最初に出来上がった連邦政府がこのような形であったということは、アメリカ政治の本質、そしてその歴史的変化を理解するために重要な点である。

連合規約は、間もなくして新しい国家を存続させるためには不十分であることが明らかになってきた。課税や交易に関する権限は各州が持っていたため、複数の州にまたがる交易の発展が阻害された。また、多くの州で債務者が議会で多数を取り、長期的な計画なしにインフレ政策や債務取り消し政策が行なわれ、経済的・社会的不安が広まっていった。

そして新たな憲法を制定しようとする動きを大きく加速させたのが、一七八六年にマサチューセッツ州内で起こったシェイズの反乱である。このような反乱が起こったこと自体も問題ではあった。しかし、エリート層にとってより深刻な問題として受け止められたのは、国内で起きた武装蜂起に対し、連合規約の枠組みではその鎮圧のために有効な手段をとれなかったということである。州の利害が対立して、連合軍の形成が遅れ、さらに軍を支える費用の調達も困難を極めた。この経験は当時のエリート層に対して大きな教訓となり、新たな憲法を制定し、より強力な連邦政府を形成しようとする動きが強まり、一七八七年五月に開催されたフィラデルフィア憲法制定会議へとつながっていくのである[7]。

より厳格なアメリカの三権分立

しかし、憲法制定のための議論の中で警戒されたのは、連邦政府の権力が大きくなりすぎることである。そこで、権力を分散させ、抑制し均衡させるための仕組みが考えられた。その主要な二つの仕組みが、三権分立と連邦制である。まず三権分立というのは、行政府（大統領が長）、立法府（連邦議会）、司法府（連邦裁判所）との間に均衡と抑制の関係を持たせ、一つの府による独裁が行なわれることを防ぐための仕組みである。

日本で教育を受けていれば、「公民」の授業で日本も三権分立を採用していると学ぶが、日米の三権分立はその在り方が異なる。アメリカにおける三権分立の方が、日本のものより「より厳格」であるといえる。まず行政府と立法府の関係性について述べると、日米で異なる代表的な事例は、アメリカでは行政府の長が議会とは別建ての選挙で選ばれるということである。

日本では政府の長である首相は、まずは国会議員として選挙で選ばれなければならない。それから自分が所属する政党が衆議院で与党となり、その政党の代表として選ばれることで首相となるのが普通である。政府の長は議会の多数派によって選ばれるため、首相が成立させたい政策について、議会（少なくとも衆議院）が真っ向から反対するようなことは理論的には起こりにくい。

他方アメリカでは、日本と違って行政府の長である大統領は議会議員ではない。オバマ大統領も元々は上院議員であったが、議員を辞職しないと大統領には就任できない。大統領は議員とは別建ての選挙で選ばれ、またアメリカでは全国区で選出される唯一の政治家である。だからといって大統領が議会から独立して絶大な権力を振るえるわけではない。なぜならこのような制度が作られた主な目的は、議会と大統領の権力を分有させることで両者の権力を抑制することにあったからである[8]。

議会にとってみれば、大統領を自分たちで選ぶわけではないため、任命責任という名の下においては、大統領が主張する政策を常に支持する責任はない。また近年、日本では「ねじれ国会」が大きな問題であるといわれたが、少なくとも首相を指名することができる衆議院は政権与党が多数派を構成する。他方、アメリカでは大統領と議会議員は別々の選挙で選ばれるため、大統領は民主党であるのに、議会は上下両院が共和党という、いわば「完全ねじれ状態」が起こりうる。しかし、アメリカでは権力の一極集中を抑えるという目的の上に政治システムが作られているため、これはいわば「想定内」のことなのである。

アメリカでは司法府の役割も重要である。一九世紀初頭に違憲立法審査権が確立されてから、人種の問題や女性の権利の問題をはじめ重要な法律に対して違憲判決を出し、それが大きな政治的変化をもたらしている。アメリカの司法府の政治における存在感は、日本と比べて大きい。選挙で選ばれた連邦議員が決めたことに対して、選挙を経ない最高裁判所の判事が違憲の判断を下すということについての警戒心を持ちつつも、司法府の積極的役割は権力の一極集中を防ぐ、特に議会の暴走を防ぐための仕組みとして理解されている（合衆国憲法における司法府の位置づけや、司法府の権力の歴史的変遷については、第6章において詳細に述べる)。

また、行政府と立法府の構成員には任期があるのに対して、最高裁の判事は終身とされる。大統領は四年、上院議員は六年、下院議員は二年、最高裁判事は終身となっている。このように任期をずらしているのは、一時の世論に政治システム全体が振り回されないようにするためである。このようにアメリカの三権分立は、一人や一つの組織が権力を濫用できないように、より注意深く制度設計がなされているといってよい。

アメリカの連邦制

アメリカの政治制度を分権化するためのもう一つのメカニズムは連邦制である。連合規約の下で、新たな国家の名称は「United States of America」であると決められた。「State」の語源は「国家」である。統治権限のほとんどの部分が州政府に委ねられていた連合規約の性質を考えると、この名称は自然なものであったといえる。ただし、新憲法を起草しようとする動きの中で、この名称を変更しようとする動きはほとんど出てこなかった。問題は、州政府の統治権限をできるだけ損なうことなく、連邦政府の権力を強めるにはどうしたらよいのかということであった。

「明記された権限」という考え方はこのような背景から生まれた。それは、連邦政府は憲法に書かれたことだけを行う、それ以外の権限は州政府の管轄(「留保された権限」という)となるという考え方である。そして、州政府と連邦政府が統治権限を共有する形での連邦制を確立した。これは憲法第一章第八条に書かれている。その中でも社会保障政策に関する議論にしばしば関係する連邦政府の権限は二つである。

まず、第一項に、「合衆国の債務を弁済し、共同の防衛および一般の福祉に備えるために、租税、関税、輸入税および消費税を賦課し、徴収する権限[9]」が記されている。社会保障政策への連邦政府への関与が、「一般の福祉に備えるため」の課税権という観点から正当化されるかどうかが議論になる。また、第三項では、「諸外国との通商、各州間の通商およびインディアン部族との通商を規制する権限」と書かれている。この中では、州際通商を規制する権限として、連邦政府が社会保障政策に関与することできるかどうかが議論の対象になる。このような条項には解釈の幅があるにしても、このように連邦政府に認める権限を憲法に明記することで、連邦政府の権力が肥大化しないための予防線を張ったということは重要である。

「権利の章典」の成立

それでも州の権力をより強く主張する人々は満足できなかった。そして彼らのために憲法修正第一条から第一〇条までに連邦政府が「してはならない事」が列挙されることになった。これが「権利の章典」と呼ばれているものである。[10] これらにはアメリカ市民や州が持つ権利が列挙されており、連邦政府はそれらを侵してはならないとされる。

憲法修正第一条には、人民に宗教の自由やその他言論、出版、集会の自由などを認めることが定められている。そして修正第一〇条には「明記された権限」とともに州政府の権力を保証するべく、州または人民に留保された権限を連邦政府は侵してはならないと記されている。「権利の章典」は、州政府や市民に対して連邦政府の権限が強大にならないようにするために、再度の念押しをしたものといえる。

以上のように、新たな憲法を作ろうとする者たちは、三権分立という連邦政府内のいわば「横」の分権と、連邦制という連邦政府と州政府の「縦」の分権を明確にすることで、連邦政府の権限の拡大が合衆国にとって脅威とならないようにしたのである。そしてさらに、「権利の章典」を憲法修正条項として含めることで、州の統治権限や人民の権利が連邦政府によって侵害されないことを保障したのである。

ただしそれでも、連合規約と比べると、新憲法は連邦政府に常備軍を持つ権利や税を徴収する権利を与え、連邦政府がより大きな権力を持つ可能性を開いたといえる。しかし、一八〇〇年の選挙でトマス・ジェファソンが大統領になったことで、連邦政府は一〇〇年の長い「冬眠」といってもよい状態に入ることになる。

「裁判所と政党の国家」の一九世紀

一八〇〇年の選挙は、アメリカはイギリスのような通商国になるべきだとする現職大統領であったジョン・アダムズと、独立自営農民による農業に根ざした国家を目指すべきだとするジェファソンとの戦いであった。この通商立国と農業立国という国家の経済モデルをめぐる議論は、連邦政府の役割についての議論と裏腹であった。

当時のヨーロッパは重商主義という考え方のもと、君主とその官僚が産業化や貿易を促進させる政策を行なっていた。アダムズは、通商を発展させるために連邦政府がより積極的に役割を果たすべきであると説くアレクサンダー・ハミルトンの考え方に同調していた。他方、ジェファソンは、自営農民に基づいた国家であれば、連邦政府の権力は制限されたものであり続けられると考えたのである。そして一八〇〇年の選挙では、ジェファソンの国家像が支持された。

その後約一〇〇年、ジェファソンの国家像はアメリカを支え続けたといってよい。連邦政府は、州がその境界内を治める権利（いわゆる「州権」）をできるだけ尊重し、連邦政府の官僚組織が肥大化することもなかった。このような連邦政府の形をステファン・スクロウニックは「裁判所と政党の国家」[11]と表現している。すなわち、ヨーロッパと違い中央政府の官僚組織が拡大することがなく、限られた権限しか持たない連邦政府を機能させているのは裁判所と政党だけであったということである。しかし、一九世紀中には連邦政府と州政府の関係性が見直されるきっかけとなる二つの大きな出来事が起こった。

一つは南北戦争である。この戦争で一一の南部州が連邦からの離脱を決定するのだが、その上での理論的背景となったのは、連邦政府というのは主権を持つ州が合意して設立したものであるから、もし連邦政府が州政府の利益に反することを行なうのであれば、州政府は連邦離脱を決定することができるというものである。しかし、南北戦争が終結して南部州が連邦に復帰すると、それ以降、連邦離脱を容認するような極端な州権論はその影響力を失っていった。

もう一つの出来事はアメリカの産業化である。ヨーロッパに遅れながらも一九世紀中頃から、アメリカにも本格的な産業革命が起こり、一九世紀末までには、ニューヨーク、ボルティモア、シカゴのような大都市が登場した。これらの産業発展は、重商主義に基づいたヨーロッパと異なり、連邦政府の経済への積極的介入の結果ではなく、いわば経済自由放任主義の結果であったといえる。

しかし、産業化が進むのに伴い、好況と不況の波が少しずつ大きくなっていった。アメリカはこれまで経験したことのない経済不況に度々苦しめられ、その度に問題となったのが失業者問題であった。また大都市における慢性的な貧困問題も深刻化してきた。それまでの連邦政府は、失業対策や貧困対策は自らの仕事ではないとし、基本的には州政府にそれらの対策を任せてきた。しかし、経済、社会不安を克服するためには、新たな枠組みが必要であるとする人々が現れてきた。彼らは、労働者を保護するための社会保障プログラムを導入するため政策提言を行ない、公的医療保険プログラム導入の可能性もこの中で議論されたのである。

2　「小さな連邦政府」と医療保険（一九〇一―三二年）

一九〇一年に大統領に就任したセオドア・ローズヴェルト（共和党）は、約一〇〇年続いてきたジェファソン型の「小さな連邦政府」の流れを大きく変える政策を行なおうとした最初の大統領であったといえる。彼は、連邦政府が労働問題、独占企業問題などをはじめ経済活動に積極的に関与すべきであるとし、医療保険にもこの文脈の中で焦点が当てられるようになった。しかし、それまで継続されてきた「小さな連邦政府」の壁は厚く、また第一次世界大戦も逆風となり、公的医療保険を導入しようとする試みは挫折することになる。

革新主義時代と公的医療保険

実は一九〇〇年の大統領選挙で当選したのは、ローズヴェルトではなくウィリアム・マッキンレーであった。ローズヴェルトは彼の副大統領としてホワイトハウスにやってきたのである。マッキンレーは連邦政府の役割に対してより伝統的な考え方を持っていた。すなわち、連邦政府の役割は対外防衛や国内治安の維持が主なものであって、経済への活動は道路や運河のインフラ整備などに限定されるべきであり、経済不況や経済格差に対処するのは連邦政府の役割ではないという考え方である。マッキンレーの連邦政府像は一九世紀型の「夜警国家」に近いものであった。

しかし、そのマッキンレーは経済格差に不満を抱いた無政府主義者に暗殺されてしまう。そこで副大統領のローズヴェルトが大統領に昇格したのである。彼は、前任者マッキンレーとは連邦政府像を異にしていた。彼は「スクエア・ディール（公正な取引）」というスローガンを掲げて、政府が、巨大企業による独占禁止、天然資源の保護、そして消費者の保護をすることを訴えた。そして労働組合に対しても、労働争議が起こると自らが調停に乗り出すなど、連邦政府の新しい役割を示した。

ローズヴェルト大統領は、その次に続くウィリアム・タフト大統領（共和党）とウッドロウ・ウィルソン大統領（民主党）とともに「革新主義の大統領」と呼ばれている。彼らは、一九世紀後半からのアメリカ社会は古き良き姿を失いつつあり、それを取り戻すための改革が必要であると主張した。改革の精神としては「ノブレス・オブリージュ（高い身分に伴う義務）」の色合いが強かった。すなわち、エリート階級に属する者は社会改良のための責務を果たすというものである。

一九世紀半ば頃から起こった産業化がもたらす社会の歪みは、二〇世紀の初めにはもはや看過できない状況になっていた。大企業は合併を繰り返すことで市場を独占し利益を拡大していく。他方、大都市には慢性的な貧困が蔓延しスラム街が形成された。また、この時期には英語を話さないいわゆる「新移民」が押し寄せたこともあり、アメリカ社会における旧来の秩序が喪失してしまったように多くのエリート層には映った。大統領の、伝統的秩序を回復するという目的自体は保守的ではあったが、その手段として連邦政府の権限の拡大を訴える点では革新的であったといえる。経済・社会問題への連邦政府の積極的な関与を目指すローズヴェルトの登場は、ヨーロッパ諸国のように政府が主導する社会改革を行なうべきだとする改革派の人々を後押しすることになった。[12]

一九世紀末までには、研究者の中からも社会問題の深刻さを指摘する者が現れ、出版物が出されるようになった。その代表的なものの一つに、ヘンリー・ジョージの『進歩と貧困』がある。それまで産業化や経済発展は貧困層の減少につながるとされていた。しかしこの著書は、経済発展は未曾有の経済不況を生み出し、貧富の格差を拡大させるものであることを示した。[13]この本はベストセラーとなり、経済自由放任主義が生み出す問題についての注意を、広く喚起する役割を果たした。

二〇世紀に入ると、アメリカにおける急速な経済発展からくる社会の歪みに対して、知識層が改革運動を展開し始めた。彼らの憂慮は一九〇五年のアメリカ労働立法協会の設立につながり、そこから経済・社会改革を行なうための政策提言を行なった。ただ彼らの目的は、資本主義経済を壊すことではなく、それを改革し、より健全な姿にすることであった。会員数は一九〇六年の一六五人から、一九一三年には三三〇〇人以上に増加した。[14]

アメリカ労働立法協会は、ヨーロッパで先んじて発展していた社会政策をアメリカにも導入することを目指した。ドイツのオットー・フォン・ビスマルクは、一八八三年に労働者向けの医療保険法を成立させた。このプログラムの運営は地方に任され、保険料の三分の一は雇用主、残りの三分の二は被用者が負担することとなった。これは、多くの労働者に最低限の医療へのアクセスを保障するためのものであった。

そして一九一一年には、イギリスで国民保険法が成立し、労働者に対する医療保険がこれに含まれた。これによって、年収が一六〇ポンド以下の労働者は医療保険への加入を義務付けられ、保険料については雇用者が週当たり二ペンス、労働者が四ペンス、政府が三ペンスを拠出することとされた。イギリスにおける公的医療保険の誕生はアメリカの改革派たちの励みにもなった。ロナルド・ナンバーズは「英語を公用語とする国家への強制医療保険の広がりは、アメリカにそれが広まるのも時間の問題だということを多くの人に確信させた[15]」と述べている。

一九一五年、アメリカ労働立法協会はドイツの医療保険プログラムをモデルにして、州ごとに労働者向けの強制医療保険プログラムを設立することを提案した。これは、州政府の監督下、労働者と雇用主が協力して運営にあたるというものであり、州政府の権利にも配慮した提案であった。

連邦政府の中にもこの運動に協力するものがいた。公衆衛生局のエドガー・サイデンストリッカーもその一人だった。彼は、一九三六年に脳内出血で突然亡くなるまで、連邦政府の医療・公衆衛生分野への介入の必要性を政府内で主張する中心的存在であった。アメリカ労働立法協会の提案は、連邦政府内外の知識層を中心に支持を拡大していった。

アメリカ労働立法協会の提案に対して、プログラムの利害関係者は様々な、そして複雑な対応を示した。プログラムの受益者になるはずの労働者による最大規模の組織であるアメリカ労働総同盟は反対した。一八八六年に設立された時から長期にわたって会長職にあったサミュエル・ゴンパーズは、強制医療保険は、雇用主と労働者との間に国家が割って入り、その結果労働者の自立心を低下させてしまう、そして最終的には労働者が連邦政府によって支配されてしまうことを恐れた[16]。この労働組合は比較的収入が安定している熟練労働者が主な構成員だったという事情もあるが、個人の自立を重視するアメリカの建国理念も、ゴンパーズの方針決定に影響を及ぼしたのである。

アメリカ医師会の態度の変化

アメリカ最大の労働組合が反対を表明する一方で、アメリカ医師会は強制医療保険プログラムに「医療、経済、政治的な側面からの総合的な判断[17]」によって好意的な姿勢を示した。これはアメリカ労働立法協会にとっては驚きであった。当時のアメリカ医師会の執行部は、医療費を支払えない患者が多いことで財政的に苦しむ医師が多い中で、この公的医療保険は患者の医療サービスへのアクセスを増やし、医師にとっても好ましいものであろうと判断したのである。[18]

アメリカ医師会は、一八四七年に設立された組織である。当時のアメリカの医療の質の悪さを憂えたネイサン・スミス・デイヴィスがその設立のために尽力した。[19] アメリカ医師会は医学教育を改善するための牽引の一つとなった。一八八三年には『アメリカ医師会雑誌』の刊行を始め、それは医学研究や医学教育に関する情報を広める役割を果たした。[20]

アメリカ医師会が果たす役割についてセオドア・マーモアはこう述べている。「アメリカ医師会は、相互に対立する役割を同時に果たそうとする団体である。専門家を代表する団体の一つとしては、医師の（経済的）地位を向上させる立場にある。また科学の発展に寄与するための団体としては、研究を促進し、医療の現場を規制することで、アメリカの消費者が享受できる医療の質を向上させる役割を持つ」[21]。すなわち、アメリカ医師会は専門家集団として医学の発展に貢献し患者を救う、すなわち公共の利益を追求する立場にあると同時に、多くの利益集団と同じように会員の利益の拡大を図ることを迫られる立場にもある。一九一〇年代にアメリカ労働立法協会から公的医療保険の提案がなされた時には、アメリカ医師会はそれが組織と会員にとって有益であると考え、法案の成立に向けて協力する姿勢を見せたのである。

アメリカ医師会とアメリカ労働立法協会は法案を手直しするための三人委員会を設立する時にも協力した。ニューヨークの労働立法協会が入るビルの中に設置された、この社会保険委員会と呼ばれた組織には、アメリカ医師会からアレクサンダー・ランバートが委員長として加わった。ランバートは過去に医師会会長やセオドア・ローズヴェルトの主治医も務めた著名人であった。[22]

しかし、この両者の蜜月関係も第一次世界大戦によって終わりを迎えた。一九一四年にヨーロッパ大陸で起こった第一次世界大戦に、アメリカも参戦やむなしの雰囲気が強まり、さらに一九一七年四月に実際にアメリカが参戦を果たすと、公的医療保険導入に向けての熱は一気に冷めた。アメリカにとっては初めての「世界大戦」への参戦ということで、連邦政府は軍事戦略、外交、そして戦時動員のためにより多くの時間と予算を割かざるをえず、公的保険の導入問題はその優先順位が下がってしまったのである。

また国際状況の変化によって、協会案をめぐる対立の中にイデオロギーという軸が取り込まれた。協会案に懐疑的であった者たちは、それを「親独的」であると攻撃し始めたのである。アメリカ労働立法協会が敵国ドイツの医療保険をモデルとしたことが、改革派にとっては逆風になった。一九一七年にロシア革命が起き、一九二二年には正式に世界初の共産主義国が誕生したことも、医療制度改革をめぐるイデオロギー的対立の溝をさらに深くした。公的保険に反対する者たちは、公的医療保険は政府権力の拡大につながるとし「社会主義的医療」と批判したのである。[23] その結果、労働協会が進めようとした医療保険案を成立させる州は出てこなかった。

さらに、協会案が審議されていく中で、多くの医師会会員がその中身について知ることになり、医師会執行部の協会案支持の決断に疑問を呈する会員が増えていった。一九一八年までに一六の州で協会案についての審議がなされていた。アメリカの医師は労働者向けの公的保険というものを経験したことがなかったこともあり、多くの医師は協会案に対して初めは無関心であった。しかし、州レベルで実際に議論が進むと、医師が患者に対して持つ独占的な関係に政府が介入することに反発するものが出てきたのである。[24] イギリスの医師が公的医療保険制度の下で経済的に苦境に立たされているなどということが、アメリカの医師に伝えられたことも、彼らの警戒心を増幅させた。[25]

アメリカ医師会はここに来てその態度を一変させ、公的医療保険案への反対を表明した。一九一八年、アメリカ医師会の代議員総会は、公的強制医療保険を「ドイツ皇帝が世界を制服すると企み始めたのと同じ年に、玉座からその形成を宣言された（……）危険な考案物[26]」であるとして反対することを宣言した。

この時に生み出された「社会主義的医療」という言葉は、それ以降のアメリカ医療制度改革の歴史に大きな影響を及ぼす。程度の差こそあれほとんどのアメリカ人は、自由や個人主義という価値がアメリカという国の根幹にあり、それがアメリカを特別な国であらしめていると考えている。この「アメリカ例外主義」、またはアメリカニズムと呼ばれる考え方は、社会主義とは相容れないものであった。社会主義の考え方を受け入れれば単に政治体制が変わるというだけでなく、アメリカという国を支える理念を否定することになり、アメリカという国の存在自体を否定することにもつながる。改革への反対者は「社会主義的医療」という言葉を用いて、このようなアメリカの理念に訴えかけることで支持を得ることができたといえる。一九二〇年代以降、オバマ改革に至るまで、この言葉は反対派の最も効果的な武器の一つとなったのである。

改革派の継続的運動

公的医療保険の導入に失敗した改革派は、水面下でその運動を継続させた。一九二六年には、医療関連の財団が出資して、医療費委員会が設立された。スタンフォード大学の学長であったレイ・ウィルバーに率いられたこの委員会は六年間にわたり膨大な量のレポートを作成した。その中には、医療へのアクセス問題やグループ病院保険についてのものも含まれていた。そして一九三二年に提出された最終報告では、グループ診療や前払い制プランを発展させることなどが唱えられた。ただ、医療保険についてはあくまでも任意なものであり、強制保険の導入を主張するものではなかった(27)。

しかし、この最終報告についても医師会側は猛烈に反対した。この委員会には、経済、公衆衛生その他の専門家に加え、医師も含まれていた。九人の委員(八人が医師)は少数意見報告を発表し、民間であれ公的であれいかなる医療保険についても反対することなどを主張した。『アメリカ医師会雑誌』の編集長であり医師会内で大きな影響力を持ったモリス・フィッシュベインは最終報告(多数派意見)について「社会主義的、共産主義的」であり「革命を誘発する」(28)ものであると評し、あらためて医師会の反対姿勢を強調した。

このように労働者を対象とする公的医療保険の導入への動きが滞る中で、一部の改革派は女性と子供を対象とする公的医療プログラムの形成を働きかけていた。そして一九二一年に幼児及び妊婦保護法が成立した[29]。これは、児童局が州と資金を出し合う形で運営する、乳児死亡率を低下させることを主な目的にした法である。これに基づき、ヘルスセンターに政府によって雇用された看護師が、妊娠期間から出産後までを通して、女性に医療サービスを提供する体制が整えられた[30]。この法案の形成には、一九二〇年に憲法修正第一九条によって女性普通選挙制が確立したということが追い風となった[31]。オディン・アンダーソンによると、このプログラムは「正式な公衆衛生の主流を逸脱していて、（……）民間医療のあり方や治療形態に多大な影響を与える可能性があるもの[32]」であった。

アメリカ医師会は、このプログラムの成立後にそれが医療全体に与えうる影響を警戒し始め、法律を破棄するための運動を展開した。幼児及び妊婦保護法は予防医療を強調しており、それは治療医療に重きを置いていた開業医たちにとっては、財政的にも医師の独立性の観点においても脅威に映ったのである。アメリカ医師会は、幼児及び妊婦保護法を「国家医療」の「輸入された社会主義的陰謀[33]」として攻撃した。そしてその反対運動は、一九二九年に同法の更新停止という形で実を結んだのである[34]。

このように革新主義時代における公的医療保険を導入する動きについては、その大部分が失敗に終わったといってよい。連邦政府による公的医療保険拡大の動きは、労働者を対象とするものを生み出さず、また新たに創設された妊婦や乳児に対するプログラムも永続的に続くものにすることはできなかった。分権化した政治システムの中では強いリーダーシップが発揮されるのは難しく、さらに「社会主義的医療」というレッテルを貼られ、非アメリカ的な政策であるとされた公的医療保険プログラムを成立させるのは困難に見えた。しかし、改革派は革新主義時代の挫折にもかかわらずその努力を続けた。

3　大恐慌と医療保険（一九三三―四一年）

第一次世界大戦中には、戦争遂行のために連邦政府の権力は増大した。軍需品の生産計画から始まり、賃金調整や価格調整など連邦政府の経済活動への積極的な介入が行なわれた。平時ならばアメリカの伝統から逸脱するような連邦政府の行為も、世界大戦という危機の中では容認されたのである(35)。

しかし、戦争が終結するとすぐに「平常への復帰」が叫ばれた。戦争が終わった今、拡大した連邦政府の権力は戦前の状態に戻されるべきであるとし、戦時中に作られた連邦政府機関の多くは廃止された。それに、大戦後しばらくの間は、連邦政府が経済や社会に介入する必要性が低かったということもあった。

第一次世界大戦が終わるとアメリカは一時的な経済不況に見舞われたが、ヨーロッパの戦後復興需要もあり、すぐに経済成長が起こった。産業界では新しいビジネスモデルが登場し、車などの大量生産が可能になった。その恩恵を被る形で新たに中流階級に加わる者が現れ、アメリカ経済は活況を呈した。しかし、アメリカ経済は約一〇年で未曾有の大不況に見舞われることになる。そしてその経済不況を脱するための旗振り役として連邦政府の役割が、また期待されることになった。

「小さな連邦政府」への復帰

一九二〇年代にはアメリカ経済は新たな段階に移ったといってよい。フォードに代表される大量生産体制の出現が、企業のビジネスモデルにもアメリカ人の生活様式にも大きな影響を与えた。フォードは一九〇三年に創業されたが、最初は富裕層を対象とした自動車を作っていた。何人かの作業員がグループになって一つの車を作るのだが、一つの工程が終わるまで、次の工程を担当する人は待っていなければならなかった。しかしモデルTを生産するに至り一九〇八年九月、ミシガン州ハイラインドパーク工場を生産拠点として、その工場において生産ライン方式を導入した。すなわち、ラインに工程順に労働者が並び、そこに車が流れていくという生産方式である。それによって、早く大量に車を作ることができるようになり、車の価格も下がった。その結果、中流階級が自動車を手にできるようになり、生活スタイルも変化した。

このような産業革新は、連邦政府が主導したものではない。一九二〇年代は共和党の大統領が三人続いた。一九二〇年にウォレン・ハーディング、二四年にカルヴァン・クーリッジ、二八年にハーバート・フーヴァーが大統領に就任した。彼らは、伝統的な「小さな連邦政府」の考え方を信奉する者であった。クーリッジ大統領はこの中でも代表的な存在だといえる。彼は、大統領が働かなくてもよい状態がアメリカにとって理想的であるとした。彼は一日四時間程度しか働かないことが多く、さらには昼寝をするのが日課であった。人々は彼を「サイレント・カル」と呼んだが、彼にとってみればそのような大統領こそがあるべき大統領の姿だったのである。

一九二〇年代半ばを過ぎると、株価は短期間で急上昇し、土地の価格も高騰した。すなわちバブル経済の登場である。しかし、急速な経済膨張は長くは続かず、急速に高揚したものは急落する。一九二九年のニューヨーク証券市場の株価暴落がきっかけになってバブルがはじけた。フーヴァー大統領はここに来て大恐慌を脱するために連邦政府のリーダーシップを主張したが、それまでに築いた「小さな連邦政府の共和党」という拘束から逃れることができず、大胆な改革はできなかった。

ローズヴェルト政権と連邦政府の強化

一九二九年一〇月に始まったとされる大恐慌であるが、フーヴァー大統領の在任期間はまだ三年以上も残されていた。フーヴァー政権は経済対策を打ち出すが、その効果は限定されており、不況は出口が見えないまま続いた。そこに民主党から新たな国家像を示しながら登場したのがフランクリン・ローズヴェルトである。彼は連邦政府が失業問題や貧困問題などに積極的に役割を果たし、福祉国家を拡大する必要性を訴えた。まさにこれまでの「小さな連邦政府」の大きな見直しを訴えたのである(36)。

ただそれまで民主党が「大きな連邦政府(37)」を訴える政党だったかといえば、そうではない。既述したように、一九世紀末までは民主党も共和党も同様に「小さな連邦政府」を訴えていた。この頃のアメリカの政党は、地域に根ざした政党の寄せ集めのようなところがあり、二大政党が支持するイデオロギーや政策に大きな違いはなかったのである。

しかし民主党は、二〇世紀に入って少しずつその支持基盤を変化させてきた。共和党はエイブラハム・リンカーンに率いられて南北戦争に勝った政党である。民主党は、南部の敗戦州を中心に勢力を伸ばしたが、「南部政党」の色彩が強く全国政党になれずにいた。その頃に起きたのが、産業化によって引き起こされた都市問題である。共和党は、産業界の強力な支持を受けていたため、あからさまに労働者側の利益を主張するようなことはできなかった。そこで民主党を名乗る政治家が、都市部の移民を中心とする労働者の世話をすることで、北部の都市部で勢力を少しずつ伸ばしていったのである。

ローズヴェルトは、民主党の中では新興勢力といえる北部民主党から出てきた政治家である。親族にセオドア・ローズヴェルト大統領がいるような名家に彼は生まれた。自らは成人してから小児麻痺にかかり下半身が不自由になるという境遇を克服しながら、政治家の活動を続けた。そして彼が強調したのが、経済的・社会的弱者を救済するための改革の必要性であった。

フランクリン・ローズヴェルトがセオドア・ローズヴェルトと違ったのは、フランクリンの時には前代未聞の経済大不況が起こっていたということである。それまで支配的であった経済理論では、不況が起こっても時間さえ過ぎれば需要と供給のバランスが働いて経済は回復に向かうとされていた。すなわち、アダム・スミスの言葉を借りれば「神の見えざる手」が働いて、経済は好況と不況の波を緩やかに動いていくというのが、それまでアメリカ人が信じてきたことである。しかし、一九二九年に始まった大不況が予想よりも長引いたことで、もはやその理論が通じないことが明らかになったのである。

失業率が三割以上ともいわれる状況で、期待すべき州政府は財政難でほとんど機能しない。だからといって連邦議会に期待をかけても、各議員の利害対立が原因で有効な手立てを示してくれない。そこで、アメリカ人の期待は連邦政府、その中でも大統領に一気に集中し、そこにローズヴェルトは登場したのである。

ローズヴェルト大統領は、テネシー川流域開発公社などをはじめとする公共事業によって失業者対策を行なった。また、全国産業復興法は、連邦政府に賃金、労働時間、労働組合などの問題に介入する権限、農業調整法は農業生産量や価格を制限する権限を付与した。このような一連の政策は「ニューディール（新規巻き返し）政策」と呼ばれる。(38)

一九三四年になると経済は一時的に回復する兆しを見せた。しかし、ローズヴェルトの苦悩はここから始まる。全国産業復興法や農業調整法という、ニューディール政策でも核となる政策に、最高裁が違憲判決を出したのである。

一九三五年六月、シェクター鶏肉加工社対合衆国判決で、原告側のシェクター鶏肉加工社側は、全国産業復興法による会社側への規制は州際通商条項に反していると訴えた。最高裁は全会一致でその訴えを認めた。農業調整法の方も一九三六年一月に、連邦政府が農業製品加工業者にかけた税金と、農業従事者に支払われる補助金の形式について、憲法が連邦政府に認めた権限を逸脱していると、九人の判事のうち六人が認め違憲判決を出した。

ローズヴェルトはこのような違憲判決に業を煮やして「禁じ手」を使おうとした。それが、一九三七年初頭から考えられた「最高裁増員計画」である。

憲法には最高裁に置く判事の人数に関する規定はない。ただし、それまでの歴史的な経緯をもとにして九人の判事（そのうち一人は首席判事）が置かれていた。そこでローズヴェルトは、七〇歳と六ヶ月を超えても退職しない判事一人につき大統領が若い判事を一人加えることを可能にするための法案の成立を議会に求めた。[39] この時点で七〇歳から六ヶ月を超える判事は六人いた。ということは、この法案が通ればローズヴェルトは新しい判事を六人も任命することができるのである。もちろん、新しく任命する判事には、ニューディール政策に好意的な者を選ぶつもりであった。

ローズヴェルトは、ラジオなどを通じて世論に訴えたが、結局世論は彼に味方してくれなかった。彼は、一九三六年の大統領選挙で再選を果たしたことで有権者からの信任を得たと思っていた。しかしいくら大恐慌という非常時であっても、司法府の独立を脅かし三権分立の形を大きく変えようとするローズヴェルトに対する反発は強力だったのである。[40]

現代から振り返るとニューディール政策によって連邦政府の権限は大幅に拡大されたといえる。しかし当時は、大恐慌への対策をしなければならないという時代からの要請と、まだ色濃く残っていた伝統的な価値観とが激しくぶつかり合う時代であった。大恐慌によって苦しむ人々を救済すべくローズヴェルトが社会保障プログラムを拡大しようとしたのは、このような時代であった。

連邦政府による社会保障制度の拡充

連邦政府は経済活動への介入を進めると同時に、そこからこぼれ落ちる人々のために社会保障政策の拡充も行なった。一九三五年八月に成立した社会保障法はその代表的存在であった。この法では、老齢・遺族・障害年金（連邦政府が運営）を筆頭に、失業保険（連邦政府と州政府が運営）、要扶養児童家庭扶助（連邦政府と州政府が運営）などについてが規定された。これは、アメリカの連邦政府による社会政策の発展の中で画期的な出来事であった。

しかし、連邦政府が先例のないことをやれば訴訟が起こる。この社会保障法に対する訴訟も一九三七年一月に出された。ジョージ・デイヴィスはボストン・エジソン・エレクトリック・イリュミネーティング社の株主であった。

この会社は、老齢・遺族・障害年金のために拠出する給与税のうち雇用主の分を納める準備を行なっていた。デイヴィスは、これによって彼が所有する資産の一部が失われることになるとし、連邦政府にそのような権限はないと訴えた。

最高裁は、七対二でデイヴィスの訴えを退け、老齢・遺族・障害年金を、憲法第一章第八条第一項を根拠に合憲とした。そこには「合衆国の債務を弁済し、共同の防衛および一般の福祉に備えるために、租税、関税、輸入税および消費税を賦課し、徴収する権限」を連邦政府に認めると書かれている。すなわち、連邦政府は「一般の福祉に備えるために」税金を徴収して支出することができるということである。しかし問題は、「一般の福祉」というものが明確に定義されていないことであった。

「建国の父」たちの中でもこれについては意見が割れていた。第四代大統領になったジェイムズ・マディソンの解釈はより狭義であった。マディソンは、連邦政府は憲法に明確に書かれたこと以外はやるべきではないとした。すなわち「一般の福祉」というものの定義が不明確であるからといって、連邦政府が憲法に書かれていないことを行なうことはできないという主張である。他方、ジョージ・ワシントンの腹心で初代財務長官であったアレクサンダー・ハミルトンの解釈はより広義であった。彼は、憲法に書かれていることから類推できることは連邦政府が行なってもかまわないと主張した。このような連邦政府の権限をめぐる議論は、既に述べたように、一八〇〇年にジェファソンが大統領に就任したことでマディソン側の考えが勝利する形で一応の終焉を迎えていた。したがって長年続いた「一般の福祉」についての狭義の解釈が、この老齢・遺族・障害年金についての裁判によって大きく変更されたといえる。すなわち、ハミルトン的な考え方が一〇〇年以上を経て裁判所によって認められたのである。

判決文を書いたベンジャミン・コルドーゾ判事は次のように老齢・遺族・障害年金の合憲性を説明した。「一九二九年から始まった国家規模の惨事の嵐によって我々は多くのことを学んだ。（……）しかし病は一つなのである。

たとえ一つではないとしても、探しても仕事自体がなくて職が見つからないということと、高齢になって仕事ができないこととは大差がないといえる。救済は原因が何であれ必要なのである。救貧院の過酷さから、そして人生を終えようとする時に直面する苦しみから、多くの男女を救うというのが、この法律の背後にある希望なのである」[41]。すなわち、大恐慌によって苦しむ人々を助ける政策を行なうことは「一般の福祉に備える」ことにあたり、それをするために税金を徴収して支出することは連邦政府に認められた権限であるとしたのである。失業保険についても違憲訴訟がなされたが、基本的にはこのような根拠で合憲とされた。

ローズヴェルトにとって社会保障法は、福祉国家建設の第一歩であったといえる。彼は、当初は社会保障法に公的医療保険の設立を含めることを模索していた。一九一〇年代のアメリカ労働立法協会の運動に参加した人々の多くはまだ活動を続けており、一九二六年に設立された医療費委員会においては、医療保険、病院、医療へのアクセスについての研究の蓄積がなされていた。それらに関わった人々はローズヴェルト政権下で夢の実現を図ろうとしていたのである。

公的医療保険案の挫折

一九三四年六月、ローズヴェルトは経済安全保障委員会を設立した。そして事務局長としたエドウィン・ウィッテに、労災保険、失業保険、高齢者年金保険、そして医療保険などについての研究を進めるよう指示を出した。この委員会には、一九一〇年代から公的医療保険創設のための運動に政府内から参加してきたサイデンストリッカーや、一九五四年に連邦政府を去るまで、医療制度改革の立案過程で中心的役割を果たしたイシドア・フォークが加わった[42]。

このようなローズヴェルトの動きに、アメリカ医師会は大きな警戒心を持った。アメリカ医師会は第一次世界大戦中に公的医療保険反対に回って以降、その方針は一貫していた。公的医療保険というものは、医師と患者との間に政府が分け入ることであり、医師の独立を脅かすものであるという理由で、その拡大に反対し続けたのである。

アメリカ医師会はこの時期までに有力な利益集団となっていたが、一九世紀末までは立法活動に大きな影響力を持っていなかった。一九〇一年には、医師の七％しかアメリカ医師会の会員になっていなかった。しかし、その状況は二〇世紀に入ると大きく変化し、一九二〇年までには医師の六〇％以上が会員となるまでになった[43]。医師はその財力という側面からも、そして医師たちが地域の名士であることが多いことからも、その言動が患者をはじめ地域の住民に与える影響力が大きく、その意味で政治家にとって重要な存在であったといえる。

アメリカ医師会は、経済安全保障委員会で医療保険が研究の対象として含まれることを知ると、すぐに反対運動を展開した。医師たちは抗議のために大統領宛に電報を送った。医師会の代表が委員会に加わることを許されていなかったことも、彼らの憤りを煽る一つの原因であった[44]。

アメリカ医師会の反対が大きくなっていくと、ローズヴェルトは公的医療保険の創設を議会に認めさせることが困難だということに気づき始めた。さらに医療保険が原因で、社会保障法全体が議会に拒絶される可能性が高まるのを感じた。医療保険は社会保障法の中の「政治的ダイナマイト[45]」になっていたのである。ローズヴェルトは高齢者向け年金など他のプログラムを守るために、公的医療保険の導入をあきらめた。

このようなローズヴェルトへの反対は医師会だけが行なったわけではない。他にもローズヴェルトが拠って立つ政治連合――「ニューディール連合」と呼ばれた――に含まれる南部民主党も反対した。既述したように民主党はもともと南部州による政党であり、北部都市部の勢力が拡大したとはいえ、南部民主党議員の影響力はいまだに大きかった。議会は委員会の委員長を決めるのに年功序列制をとっており、長年議員を務める南部議員が重要委員会の委員長を務める場合が多かったのである[46]。

南部議員がなぜローズヴェルトの公的医療保険案に反対だったかというと、そこには二つの理由があった。一つは、南部には伝統的に州の権利というものを尊重する政治文化があることである。南部州は、連邦政府が州政府に対する権力を拡大させることに対しては警戒心を持っていた。二つ目は、それに関連することだが、南部州は当時まだ人種差別政策をとっており、公的保険によって連邦政府が病院などでの人種統合に踏み出すのではないかという危惧があったのである。(47)

ただし、南部州は他の地域の州と比べて比較的貧しい州であったという背景もあった。そのため南部州は、いくら州の権利の保護を訴えても、州の財政には限界があること、そして連邦政府からの援助をある程度は必要とすることは理解していた。したがって、できるだけ南部州が行なっている政策（特に人種隔離政策）を侵害しないような形での連邦政府による社会保障政策の実施を求めたのである。現金を個人に支給する高齢者年金保険や失業保険は、彼らにとっては既存の連邦と州の関係性や、州内の社会関係が脅かされる危険度が低かった。したがって、彼らは社会保障法の成立についてはローズヴェルト政権に協力するが、その条件として公的医療保険を除くことを求めたのである。

ローズヴェルトが社会保障法から医療保険を外したことで、一九三〇年代に公的医療保険が成立する可能性はほぼなくなったといえる。一九三九年にロバート・ワグナー上院議員が公的医療保険の創設を訴える法案を提出した。これは、州レベルの医療政策について連邦政府が補助を行なうという比較的穏健な提案であったが、法案は委員会から本会議に上程されることはなかった。公的医療保険案は、ローズヴェルト政権の福祉国家を拡大しようとする試みから抜け落ちてしまったのである。

民間医療保険の誕生と革新

以上、二〇世紀に入ってから一九三〇年代までに起こった公的医療保険をめぐる動きを述べてきたが、この時期には民間医療保険においても重要な変化が起きていた。民間保険は量的にいえば、一九三〇年代まではその発展が限定されていたが、一九四〇年代後半までには急速に適用者を拡大し、医療制度改革の議論にも影響を及ぼすことになる。

民間医療保険は、まず一九世紀末に疾病で休職中の給与を補償する形で始まった。それが二〇世紀に入ると、医療サービス自体を対象にするようなプランも少しずつ登場した。一九二九年には、二五〇人以上の被用者を持つ企業の一五・五％がその被用者に医療保険の提供を行なっていたが、まだその広がりは限定的であった(48)。それには、当初の民間保険の発展がアメリカ医師会にとって脅威に映り、医師会からの賛同を得ることができなかったことも背景にある。医師会が恐れた理由は公的医療保険に対するものと同じであった。医療保険というのは公的なものであろうと民間のものであろうと、医師と患者の関係に第三者として立ち入る存在であると見られたからである。

企業内に民間医療保険が広がり、それとともに企業内に診療所が置かれ、そこで医師が給与制で働き始めるようなことが増えていくと、アメリカ医師会はさらに警戒を強めた。多くの開業医を会員に持つアメリカ医師会にとっては、患者に提供する医療サービスの内容、価格について民間保険が判断し、さらに収入が固定化されるようなことは容認できなかったのである。

しかし、一九三〇年に民間医療保険の中に比較的「医師にやさしい」プログラムが誕生した。それは医師自身が民間保険の運営に直接関与するものであった。このような保険は、先立って広まっていた、病院自体が作る、病院サービスを提供するための保険から学んで出来たものである。一九二九年に、テキサス州のベイラー大学病院が教員のグループを対象に一人年間六ドルの前払い制の、病院サービスを対象とした保険を創設した。一九三〇年代にはこれと同様なプランが広がり、ブルークロスと呼ばれるようになった(49)。

このプランを作り上げたのはジャスティン・キンボールという、弁護士、教育委員長、大学教授の経歴を持つ人物であった。彼は副学長としてベイラー大学の自然科学関連学部を統括する地位にいたが、特に大学病院の財政を改善させることが主要な役割であった。経済発展が続いた一九二〇年代においても病院経営は難しい局面に立たされていた。医学教育や医療技術の発展によって、人件費や設備費など、運営のためのコストが嵩んでいった。そこで病院はベッド数を増やすことによって財政問題を解消することにしたが、一九二〇年代末に起こった大恐慌によって大量のベッドが埋まらない状況となる。その危機的状況を解決するための方策を、キンボールは考えなければならなかったのである[50]。

キンボールには、以前にダラス市の教育委員長を務めていた時に、全国に蔓延したインフルエンザの脅威から教員を守るために基金を作った経験があった。それは一ヶ月一ドルを基金に支払うことで、もし病気になったら二週間目から一日五ドルずつの支払いを受けるというものであった。彼はこの考えをベイラー病院の財政状況を改善させるための保険システムの構築に応用したのである[51]。一九二九年にベイラー大学病院で始めたのは、教員グループに対して年間六ドルの保険料で二一日までの入院サービスを提供するというプランであった。これは雇用を基にしたグループを対象とすることから、「逆選択（adverse selection）」の問題がなかった。すなわち、より病気がちな人が保険に加入するということで、保険財政が圧迫されるということが起きなかったのである。

キンボールが考えだしたプランは、当初は一つの病院と一つの地域の教員グループというものであった。しかし、それは患者の要望に応える形で、多くの病院から選択できるものになり、そして対象者もニュージャージー州のエセックス郡のように郡単位になったり、クリーブランド市のように市単位になったりして規模を拡大していった。一九三三年までには全国で六つのプランが存在し一万一五〇〇人が加入、二年後にはプランの数は一七に増え、加入者も二一万五〇〇〇人に増加した[52]。医療サービスの提供者である病院にとって、ブルークロスのような営利保険会社の介入を許さない仕組みによって、財政状況を改善できたことは意義が大きかった。病院団体のアメリカ病院協会は、懐疑的な姿勢を当初は示したが、次第にその態度を軟化させ、このようなプランについて「これは単なる非営利を目的とした民間医療保険の一つではなく、政府の関与することのない社会保険の一つの形[53]」であると評した。

病院サービスを提供するためのブルークロスに対しては、アメリカ医師会や地方の医師会から激しい反対運動が起こった。しかし、ブルークロスの誕生は、二つの側面から医師会に圧力をかけた。一つ目は、病院サービスに対する保険が誕生したことから、医師サービスを対象とした同様な保険への要望が出てきたということである。二つ目は、キンボールが行なったように保険を活用して医療サービスへのアクセスを拡大し、さらには自らの財政を安定させ改善しようと考える医師が出てきたということである。

一九二九年には、ロナルド・ロスとクリフォード・ルース両医師がカリフォルニア州ロスアンゼルス市で、またマイケル・シャディッド医師がオクラホマ州のエルク市で、前払い制による診療を始めた。しかし、特にシャディッド医師への地方医師会の反発は強く、彼を医師会から追放し、そして医師免許剝奪まで試みた。[54]このような一部の「一匹狼的な医師」[55]による医師サービスを対象とした前払い制度は、アメリカ医師会や地方医師会の警戒心を掻き立てる結果となり、すぐには全国に広まらなかった。

しかし次第に、ブルークロスのようなものを医師サービスにも作れないかと考える者は、一匹狼的な医師だけでなく、地方の医師会の有力者の中からも出てくるようになった。ウィスコンシン州のミルウォーキー郡医師会会長のジェイムズ・サージェント医師は、加入者の収入の五％を保険料とし、年間五〇ドルの免責を設定した保険プランを考えた。しかし、医師会の同僚の賛同は得られず、一九三三年に否決されてしまった。[56]

しかし、地方医師会における保険プラン導入の試みは続いた。ミシガン州も医師サービス対象の保険プランの創設に向けて早く動き出した州の一つであった。一九三三年にはミシガン州医師会が、医療保険の具体的なデザインを考えるための委員会を立ち上げた。そして州医師会会長のヘンリー・ルースをイギリスに送って、現地で医療保険がどのように機能しているのかということについての調査を行なうなどして、保険の創設案を提出した。そして一九三四年、まずは一つの企業や一つのコミュニティ単位で試験的に保険プランを実施してみるという合意に至ったのである。[57]

その中でも成功例の一つとなったのが、カリフォルニア州での試みであった。オークランド市にある財政的に困窮している病院の理事であったジョージ・レインラとアール・ミッチェルという二人の医師は、アラメダ郡における保険プランの創設についてカリフォルニア州医師会に窺いを立てた。しかし、カリフォルニア州医師会からは色よい返事がもらえなかった。そこでアラメダ郡医師会に掛け合って、そこでの支持を受けることができた。そして一九三六年には保険プランが開始されたのである。そのプランの成功を見て、カリフォルニア州医師会もついにはこれを認めた[58]。

民主党リベラル派のカルバート・オルソンが一九三八年のカリフォルニア州知事選挙に当選したことは、州内において州医師会が主導権を持つことができるプランの拡大につながった。州医師会にとって衝撃だったのは、オルソンが所得税を財源として州が雇用する医師を使用するとした公的医療保険プログラムの創設を公約に掲げていたことであった。この公約の実現を阻止するために、州医師会は自らが運営・管理に関与でき、なおかつ任意加入を前提とするプランを提案した。結果的に、オルソンは州医師会の主張に従い、一九三九年にカリフォルニア州医師サービスの設立を認めたのである。これは州レベルの法人としては初めてのものであった。そして同時にこの法人を非営利団体として認め、さらには保険ビジネスに対する規制の適用外とすることを確認した[59]。

このように地方医師会が認める医師サービスを対象とする保険プランが登場し、このようなプランはブルーシールドと呼ばれるようになった。全国組織であるアメリカ医師会は、民間医療保険に対して警戒する態度をとり続けたが、この時わずかではあるが、アメリカ医師会の内部で、医療保険についての主張が変化する兆しが見られた。医師会の有力なリーダーの中に、これまでフィッシュベインなどを中心としてとってきた医療保険に反対する強硬な態度に対して異議を唱える者が出てきたのである。彼らは、すべての改革案にアメリカ医師会がただ反対ばかりして世論から見放されることを危惧していた。一九三五年に特別に招集された代議員会議では、アメリカ医師会の意向に従う民間プランであれば受け入れる姿勢を示し、ブルーシールドはアメリカ医師会が認める唯一のプランとなった。しかしアメリカ医師会はその他の現物支給を前提とする民間保険には反対するという方針が、この代議員会議において確認された。なぜなら、民間保険によって医療サービスの価格が決められ、医師の自由が奪われることを警戒する医師がまだ多かったからである[60]。

このように一九三〇年代までに少しずつ成長しつつあった民間医療保険を利用しようとする動きが、病院や医師から出始めるようになった。この動きが起こった時期は、一九四〇年代にアメリカが第二次世界大戦に参加し、そして戦後を迎える中で民間保険が急速に拡大するその準備期間であったといえる。

第2章　第二次世界大戦と医療保険

第二次世界大戦は、医療保険分野に三つの側面で大きな動きを起こした。第一は政治的な変化である。戦時における動員、そして戦後における動員解除を効率的に行なおうとする中で、皆保険の必要性を訴える動きが強まったのである。一九三〇年代から公的皆保険の設立を目指してきた改革者の中には、改革を実行するために第二次世界大戦を大きな機会であると見る者が現れた。これに対して、アメリカ医師会などは、連邦政府による医療経済への介入を「社会主義的医療」とし、アメリカの伝統的理念に訴えることで反対運動を強めていった。

第二に、民間医療保険が量的に拡大したことである。特にその拡大を促したのは、戦時中の連邦政府のインフレ対策の副産物として、民間保険が給与外手当てとして税控除の対象となることが認められたことである。さらに、一九三〇年代のブルークロスやブルーシールドの発展によって、医療提供者が医療保険の運営に関与することができる仕組みが出来上がっていたことが民間保険の拡大を後押しした。

第三に、戦争によって退役軍人医療サービスが大きく拡大したことである。それは、医師にとって第一次世界大戦後とは比べものにならないほどの存在感を示すことになった。退役軍人という民間人を対象とする退役軍人医療サービスが、民間の医療提供者にとっての競争相手となったからである。このような政治的・制度的発展は、戦後における医療政策をめぐる政治過程に大きな影響を及ぼした。

そして戦後、医療制度改革は戦後再建の一部として位置づけられ、あらためて脚光を浴びることになった(1)。終戦前の一九四四年一月には、フランクリン・ローズヴェルト大統領は、アメリカ市民が戦争のために払った犠牲に報いるためにも戦後社会保障の拡充を行なうことを表明していた。ローズヴェルトは一般教書演説の中で次のように述べた。「本当の意味での個人の自由は、経済的保障と自立がなければ存在しえないことが我々にははっきりと分かった。（……）我々は、いうならば第二の権利の章典というべきものを受け入れた。それは居住地、人種、信条に関わらずすべての人々ために作られる保障と繁栄の新しい基礎に依拠するものである。（……）充分な医療サービスへのアクセスを拡大することによって、良い健康状態を手に入れ、それを維持していくための機会を得ることが権利の一つに含まれる」[2]。ローズヴェルトは、戦後における社会保障改革の必要性をここに示したのである。

そして政権を引き継いだハリー・トルーマン大統領（民主党）は、医療制度改革を戦後改革の最重要争点の一つとして位置づけた。そのトルーマンが直面したのが、上に述べた政治的変化であった。改革派は一九一〇年からの改革の夢を今こそ実現させようとして、皆保険の早期実現を求めたのに対し、アメリカ医師会は、再びトルーマンの提案を握りつぶそうとした。

ただし、アメリカ医師会は、代替案なき反対では、もはや世論の支持を得られないことを理解していた。そこで彼らが採用した戦略は、それまで微妙な態度を示してきた民間医療保険を積極的に支持し、それによって保険加入者を拡大しようと主張することであった。つまり、この戦略転換の背景にも、上に述べた制度的変化が作用していたのである。

いずれにせよ、こうした政治的環境の変化からしても、トルーマンの医療制度改革が実現する可能性は薄くなっていたのであるが、さらにもう一つトルーマンにとって逆風となるものがあった。それは「平常への復帰」の動きである。「小さな連邦政府」が国家理念の重要な一部になっているアメリカでは、第二次世界大戦後にも、戦時に肥大化した連邦政府の権力を元に戻そうとする動きが出現していた。この動きをさらに他国よりも強めたのは、アメリカが他の参戦国と異なり、戦争によって国内のインフラがほとんど破壊されることがなかったという事実である。このような状況の中で、連邦政府が復興の名の下に、戦時中に拡大した権限を維持することは困難であった。かくして、戦時から戦後再建期にかけて、皆保険制度の導入を目指す動きが強まったものの、結局その動きは挫折する。他方、より直接的に戦争に関与した元兵士のために退役軍人医療サービスが拡大し、またその他の多くの人々には民間保険が普及することとなる。この三つの動きはお互いに関係しており、それらをめぐる政治的争いの結末によって、戦後のアメリカ医療制度の基礎が作られていったのである。

1　戦時体制と医療保険（一九四一―四五年）

第二次世界大戦は、連邦政府にとっての医療保険政策が持つ意味を変化させたといえる。まず改革派からは、人的動員政策の一環として公的医療保険の拡大を唱える者が出るようになり、他方、民間医療保険は戦時経済を安定させるものとして捉えられるようになった。戦時において、医療保険はアメリカ市民の健康レベルを高め、さらには経済に安定をもたらすものとして捉えられたのである。皆保険を実現させようとする者たちにとって、国家の存亡を賭けた大戦の中で、戦時動員をより効率的に行なうために連邦政府の権力が増大したことは追い風となった。しかし第二次世界大戦は、退役軍人に対する公的医療サービスを拡大させたが、その他の市民に対する大規模な公的保険を成立させることはなかった。その代わりに民間保険が拡大し、それが戦後に急速に普及するための基礎が作り上げられたのである。(3)

総力戦と市民の健康

一九三九年九月、ポーランドに侵攻したドイツに対して英仏が宣戦布告を行ない、第二次世界大戦がヨーロッパで始まった。一九四〇年五月、ドイツはオランダとベルギーに対する攻撃を開始して間もなく両国を降伏させた。ドイツは破竹の進撃を続け六月にはパリを陥落させた。この時点で、ヨーロッパにおいては反ドイツの有力国はイギリスのみとなったが、そのイギリスも七月にはドイツ空軍の空爆にさらされるようになる。

このようなヨーロッパにおける連合国の大苦戦を遠くアメリカから見ていたローズヴェルトとしては、アメリカ参戦やむなしという気持ちを強く持つようになっていたが、アメリカ市民の多数はそれを望んでいなかった。それでも連邦政府としては参戦のための準備を続け、一九四〇年九月に発効した選抜訓練徴兵法によって平時において初めて徴兵制が導入され、アメリカ在住の二一歳から三六歳までの男性に徴兵登録の義務付けを行なった。ただ、その徴兵数には九〇万人の上限が設定されていた(4)。

しかし、ヨーロッパにおける戦争が激化していくのを受けて、一九四一年五月にはローズヴェルトは無期限の国家非常事態宣言を発令した。それに続いて徴兵数の上限が撤廃され、ローズヴェルト政権はアメリカが参戦した場合、九〇〇万人程度の動員が必要となると予測した。そして一二月に日本が真珠湾を攻撃したのを受けて、ついにローズヴェルトは参戦に踏み切ったのである。

アメリカにおいて近年、対イラク戦争やアフガンなどでの対テロ戦争が原因となって、医療政策など社会政策の財源が圧迫されているという議論を聞くことがある(5)。このような議論から想像すると、戦争と社会政策は、一方が増えれば他方が減るというような「ゼロ・サム」の関係であるというような印象を受ける。確かに最近のアメリカの戦争ではこれが当てはまる部分がある。しかし、第二次世界大戦のような「総力戦」では、その関係性は異なったものであった。

「総力戦」とは、国家消滅の危機に直面するほどの国際戦争によって、国全体が戦争のために動員されるものである。それは、一九世紀まで主流であった傭兵戦や、アメリカのブッシュ（子）政権下の対イラク戦争のように地域が限定され、さらにハイテク機器を駆使した戦争とも異なる。総力戦では、多くの若者は戦場に行き、軍需産業が拡大して多くの労働者はそれに吸収される、そして一般企業は人手不足となり、それを穴埋めするために女性などが大量に労働市場に入ることになる[6]。このような一般市民が受ける戦争からの圧力をできるだけ和らげるための一つの手段として、医療保険政策が位置づけられたのである。

市民の健康度が上がると、戦場での軍事行動の機動力が増し、兵士の病気などによって作戦が妨げられることが少なくなる。また、それは軍需産業や一般企業における病欠を減らすことにもなり、経済全体の生産性を上昇させる。若い女性の健康も戦争とのつながりの中で重要視されることになる。なぜならば、終わりの見えない総力戦においては、将来への備えとして健康な子供を増やすことが国家にとって重要になるからである。

そして公的医療保険など社会保障を拡大することは、国民の平等意識と自己犠牲の意識を高める役割も果たす。社会保障政策は、政府にとって戦争への市民の支持をつなぎ止めるための、いわば「アメ」なのである。総力戦を戦うためには、一部の市民の支持だけでは不十分で、より多くの市民からの支持が必要となる。したがって、その「アメ」は大きければ大きいほど、さらに平等に行き渡っていればいるほど効果的になる。このような理由からアメリカなどでも、総力戦を戦うために、医療保険などの社会保障政策を使って、国内の士気を高揚させようとする動きが連邦政府内から生まれたのである。

このような連邦政府の社会保障分野における役割を拡大させようとする動きは、反対派を刺激した。両者の争いは参戦が決まる前から起こっていた。アーサー・アルトマイヤー社会保障局長の一九四一年四月の次のような言葉は、連邦政府が医療政策を推進するために戦争が一つの機会になることを示している。「平時には、十分に医療提供施設が整備され、市民全員の医療サービスへのアクセスを確保しなければならない。さらに戦時には、より積極的な医療政策の形成が急迫で避けられない課題となる」[7]。一九三〇年代の社会保障法で達成できなかった公的医療保険の創設を、戦時体制の一部として達成しようとする動きが政権内から出てきたのである。

労働組合も戦争を公的医療保険拡大の一つの機会と見なした。一九四一年七月に、アメリカ労働総同盟の会長ウィリアム・グリーンは、下院の国防による人口移動調査委員会のジョン・トーラン委員長に宛てた書簡でこう述べた。「戦争が遂行されている最中、イギリスでは社会保険プログラムを拡充し改善していくことが望ましいことであるという結論に至った。（……）我々が揺るぎない士気を保ちながら、より健康で、より強固な国家を作ることは、我々アメリカ市民により良い保障を作ることにかかっている」[8]。労働組合も、戦時政策の一部としての社会保障の拡充を訴えたのである。

アメリカ医師会は、このような動きを察知して反対行動を起こした。アメリカ医師会のオーリン・ウェスト事務局長は、連邦政府に次のような抗議文を送った。「社会保障局は、連邦政府による広範な医療政策を形成する必要があると今までになく固く思い込んでいる。そして社会保障局の役人は、強制医療保険を含む医療政策は、議会の承認を得ることなく国防政策の一環として導入することができると信じている」[9]。しかしアメリカ医師会は、アメリカ参戦の可能性が高まっていく中で、兵士や労働者の健康問題がより大きく取り上げられていくと、次第にその発言力を失っていくことになる。

一九四一年夏から秋にかけて、医療制度改革の必要性をさらに高めることになる問題が起きていた。それは、徴兵検査を受けた若者の中に不合格になるものが多く出たということである。『ニューヨーク・タイムズ』紙でも一九四〇年一一月に「召集された者の四分の一が軍役に適さないことが判明した」[10]という見出しでこの事態を伝えた。この不合格者問題は、戦時動員の効率性を低下させるものであった。すなわち、不合格になった者は、連邦政府からすると「無駄に」徴兵検査に行ったことになり、また徴兵検査を受ける者の中には仕事を既に辞めてしまっている者も多かったからである。一九四一年一〇月、ローズヴェルトもこの問題に対して何らかの対処をしなければならないとの認識を示した。

また、連邦政府の中には、労働者の健康問題を指摘する者もいた。トーマス・パラン公衆衛生局長は、すでに一九四〇年に産業労働者の病気や怪我によって、日数にすると三億五〇〇〇万日分、労働者の数にすると一〇〇万人分が失われていると指摘している[11]。また公衆衛生局は、一九四〇年には産業労働者一〇〇〇人当たりで病気になる割合は、男性で〇・九六%、女性で一・五三%だったのが、一九四一年にはその数字が各々一・〇一%、一・六三%に上昇したと伝えた。そしてパランは一九四一年に、より直接的な比喩を用いて、労働者の健康問題が国防問題と関連していることを強調した。彼は、労働者の病欠などによる年間の損失は、「一二の通常の規模の宿営地、五隻の軍艦、または一万六四〇七の戦車を作り出す分に値する[12]」と述べた。戦時の健康問題は国防問題に直結すると、彼は訴えたのである。

ベヴァリッジ報告の影響

このように戦時動員の効率化を訴える声が広まる中で、兵士、労働者、そして広くは一般市民の福祉を向上させるための方策の必要性が高まっていった。さらに改革派の背中を押したのは、イギリスにおける「ベヴァリッジ報告」(正式名は「社会保険と関連サービス」)である。これは一九四二年末に労働省次官のウィリアム・ベヴァリッジから出された戦後の社会保障の形についての提案であった。その中では、医療保険、失業保険、その他の社会保障プログラムを統合し、全国民を含むものにするために拡大することが提案された。

ベヴァリッジ報告書は新たな社会保障制度を確立するために、次のように強調した。「第一の原則として、将来のための提案をする時には、過去の経験から得られたものをすべて利用すべきではあるが、過去の経験から生じた党派的な利害対立に制約されるべきではない。戦争がすべてのものを破壊している今こそ、過去の経験を基に更地に新たなものを作るべき機会である。歴史において革命が起きているような瞬間というのは、つぎはぎをやる時ではなく、革命を起こす時なのである[13]」。ベヴァリッジは戦時を社会保障の抜本的改革を行なうための機会だと位置づけたのである。

この報告書はアメリカの改革派を勇気づけた。報告書が提出されると、政権内で社会保障政策の立案に携わっていたウィルバー・コーエンは「途方もなく大きい関心」を持ってこれに接し、報告書の内容などをアメリカ英語に修正するなどしてアメリカのメディアにことの重要性を理解させるために尽力した[14]。また一九四三年一月には、社会保障局の月刊誌である『社会保障会報』において、戦時以外の時には達成しえないような改革を、今こそやり遂げようとするベヴァリッジ報告の方向性を支持する記事を掲載した[15]。

ワグナー＝ミュレイ＝ディンゲル法案

戦時に大きな社会保障制度改革を起こそうとする動きは、社会保障局が原案を作成して一九四三年六月三日に上下両院で提出された法案として一つの形となった。上院ではロバート・ワグナー（民主党、ニューヨーク州）とジェイムズ・ミュレイ（民主党、モンタナ州）、そして下院ではジョン・ディンゲル（民主党、ミシガン州）が提出者となった。法案は、ワグナー＝ミュレイ＝ディンゲル法案と呼ばれた。法案提出翌日には、『ニューヨーク・タイムズ』紙が法案を「アメリカ版ベヴァリッジ・プラン[16]」と呼んで詳細を伝えた[17]。

この法案は、高齢者向け年金保険の拡充や失業保険運営の連邦による一元化など、複数の社会保障関連プログラムが含まれている包括法案であった。この中に公的医療保険の創設が含まれていた。この法案では、連邦レベルによる単一の医療保険基金が創設され、労働者は年収（最初三〇〇〇ドルまで）の一・五%、雇用主もそれと同額を基金に拠出する。自営業者は三%を基金に支払うものとする。導入される公的医療保険プログラムに参加する専門医や病院についての基準は連邦政府が定め、被保険者はその中から自由に選択できる。そして医師や病院への支払いは、出来高払い、人頭払い、定額給与方式などから診療分野によって多数決で決定するとされた[18]。

有力な労働組合は法案支持を表明した。アメリカ労働総同盟はこの法案に対して「アメリカにおける困窮への不安を一掃する法案[19]」であると評した。また、産業別組合会議（CIO）は、この法案が「平時における完全雇用を達成するための助け[20]」になるであろうとした。

しかし、『ワシントン・ポスト』紙が法案提出直後から報じていたように、議員の間ではこの法案の早期成立は難しいと考えられていた[21]。その予測通りこの法案は結局、本会議で審議されることはなく廃案となった。その背景には、アメリカ医師会が、このプログラムによって医師や病院が連邦政府の監督下に置かれ、それが医療従事者や患者にも不利益となると主張したことが挙げられる[22]。しかし、この法案は大きな議論を呼び起こし、労働組合などは支持を訴える運動を展開した。一九四三年に提出されたワグナー＝ミュレイ＝ディンゲル法案は失敗に終わったが、改革派はその後に希望をつないだのである。

大規模な公的医療保険が実現に至らない一方で、連邦政府は戦時の要請に応える形で、より直接的に戦争に関与するグループを対象とした医療政策の形成に着手した。軍隊に入隊すると、本人は軍の医療サービスを受けることができる。しかし、問題となったのは、兵士の家族であった。兵士の多くは二〇代で、その妻や子供を置いて戦地に赴いていた。そして兵士の妻には妊娠している者も少なくなかった。連邦政府は、アメリカ国内に残した家族に対する兵士の心配を少しでも軽減するために、一九四三年度第一次補正予算に緊急妊産婦幼児健康プログラムへの予算を計上した。これは州を通して下士官の妻や幼児に充実した産科医療と小児医療を提供するものであった[23]。戦争は確実に医療の公共性を強めるという事実が、連邦政府による医療への介入に正当性を与えていったのである。

戦時動員と民間医療保険の拡大

このように、戦時動員をより効率的に進めるために大規模な公的医療保険プログラムの導入を訴える動きが強まった。他方、大量の戦時動員は民間医療保険が拡大する契機ともなった。これは、連邦政府が民間保険を発展させることを目的に政策を実施したのではなく、いわば賃金統制政策の副産物であった。しかし、総力戦という歴史的出来事と、一九三〇年代までの民間保険の発展がなければ、一九四〇年代前半に起こった民間保険の拡大は起こりにくかったといえる。

一九四二年に急速に戦時動員が進み、多くの若者が戦地に赴き、さらに軍需産業が労働力を必要とした。その中で一般企業からは人手不足の声が上がり始めた。それに拍車をかけたのは賃金統制である。一九四二年七月に、連邦政府はリトル・スティール・フォーミュラを採用することを決めた。これは一九四一年の、鉄鋼企業の賃金に対する規制を基にしていた。すなわち、これは企業にインフレーション率以上に賃金を引き上げるのを禁ずるものであった。

企業側は、高い報酬を約束すること以外に、質の良い労働者を確保する方法を見つけなければならなかった。このようなことを背景にして、一九四二年の歳入法によって連邦政府は、民間企業が被用者に医療保険などを給与外手当てとして提供した場合、その費用はその所得から差し引くという税の優遇措置を認めたのである。これは、企業に対して戦時中に膨らんだ税金の支払いを軽減する役目も果たした。その後、医療保険は雇用主と労働者との間の団体交渉の一部となることが多くなり、民間医療保険は拡大していく。ヘレン・ベイカーとドロシー・ダールは、この時期における民間保険の拡大には様々な要因があることを認めながら、「政府による賃金抑制政策がその中でも最も重要な要因であった[24]」と述べている。

いったん医療保険が労使交渉の材料となることが多くの企業に広まると、その慣習は戦後にも続いていった。結果として、民間医療保険に加入する人の数は、一九四〇年の人口比九・三％から、一九四五年には二四％に増加し、一九五〇年には過半数を超えるまでになった[25]。

退役軍人医療サービスの拡大

戦争は一九四三年に入ると、四二年六月のミッドウェイ海戦、四三年二月のガダルカナル島での戦闘の結果もあり、少しずつアメリカを含む連合国軍側に有利に進んでいることが明らかになってきた。そこでこの頃から、戦後急速に進むであろう動員解除の結果生み出される大量の退役軍人を、どのようにアメリカ社会に迎え入れるのかについての議論がなされるようになった。そのような議論を行なうこと自体が兵士のみならず本土に残された家族にも安心をもたらすものであった。そしてその中で退役軍人向けに医療サービスを提供する公的プログラムの拡大の必要性が唱えられたのである。退役軍人医療サービスの大きな発展は、戦時中だけでなく戦後の医療政策をめぐる議論に大きな影響を及ぼした。それは、退役軍人医療サービスの内容が「社会主義的医療」だったからである。

退役軍人向けの公的医療サービスは、第二次世界大戦以前から存在していた。退役軍人に対する現金支給プログラムは建国期から存在していたが、医療サービスを提供するプログラムが最初に作られたのは一九世紀半ばになってからである。そしてそれが大きく拡大するのは第一次世界大戦の時であった。

一八三四年、連邦政府は海軍保護院を設立した。そこでは海軍の退役軍人に対する医療サービスが提供された[26]。一八五〇年代までに同様な施設がワシントンDC周辺に作られた。そして南北戦争後の退役軍人を対象に負傷兵国立保護院が一八六五年に設立され、各地には分館も作られた。しかしこれらの場所で提供される医療サービスは、現代の病院のものとは比較にならないほど原始的で、負傷したり生活に窮したりする退役軍人に対して応急処置をする程度のものであった[27]。しかし、第一次世界大戦によって急速に現代化が進むこととなった。

アメリカが世界大戦に参戦し、戦地から復員してくる者が増えてくると、軍務によって生じた負傷への対策が連邦政府に迫られた。そこで連邦政府は、退役軍人に対する医療サービスの提供への責任を明確に示した。一九一七年の戦争危険保険法の成立において、連邦政府は「手足の切断がある、視力、聴力、その他に関わる永続的な障害を持っている、などの退役軍人に対して機能回復や職業訓練に努める責任がある[28]」と示した。その理由としてウィリアム・マカドゥー財務長官はこう述べた。「政府の軍役に徴集されたその時に、これらの明確な保証や保険が、慈善としてではなく政府の強制により、行なった極度に危険な仕事に対する正当な補償として与えられるということを、すべての人々は知るべきである[29]」。

一九一九年には多くの軍関係の病院は合衆国公衆衛生局に移管され、新たに認可された病院とともに退役軍人への医療サービスを提供することになった[30]。そして一九二二年、それらの病院は前年に設立された連邦退役軍人局に、その管轄が移された[31]。

このように第一次世界大戦によって、退役軍人病院が拡大した。しかし戦後間もなく問題になったのは、この病院が「誰を」対象とするかであった。この問題によって、退役軍人医療サービスが、一般市民向けの医療制度改革との接点を持つことになったのである。

第一次世界大戦中の退役軍人向け医療サービスの拡大は、もともと軍務関連障害に対する治療の場を提供するためになされたものである。軍務関連障害とは「大戦中の陸軍及び海軍での兵役によって起きた、もしくは悪化した症状[32]」が定義となる。

しかし、一九二四年の世界大戦退役軍人法によって、軍務に直接関係しない障害についても退役軍人病院でのサービスが受けられるようになった[33]。その結果、一九二五年から四一年の間の退役軍人病院の患者のうち、七三・六%は直接軍務に関係しない障害を持つという状況になった[34]。

その結果起きたのは、退役軍人向けの医療費の増大であった。そしてそのための財政負担は大恐慌によってより大きな問題となった。一九三三年にローズヴェルト大統領が成立させた政府関連支出削減のための経済法には、退役軍人医療サービスの予算削減が含まれていた[35]。

そこでアメリカン・リージョンなどの退役軍人団体はその法律の見直しを迫り、一九三四年の経済法を改正することに成功した[36]。その改正によって、基本的に退役軍人は一九三三年以前の状態を再度手にしたといってよい。それは、軍務関連障害を持つ者は退役軍人医療サービスを受けることができる、そして軍務に関係しない障害を持つ者も、もし財政的に困難な状況であれば退役軍人病院に通うことができるというものであった。さらには、財政的困窮は所得証明などの書類によってではなく、自己申告で済むとされたのである[37]。それは暗に軍務に関係がない障害を持つ者に対しても退役軍人医療サービスへのアクセスを認めることとなり、その需要を満たすために新たな病院の建設も進んだ。その結果、第二次世界大戦前には、退役軍人病院システムは九一の病院を持ち、全米で最も大きなネットワークとなるまでに成長した[38]。

退役軍人医療サービスをめぐる議論は、その財政的負担だけが問題なのではない。より重要な問題といってよいのが、政府が退役軍人の生活にどのような責任を持つのか、そして医療経済への介入がどの程度許されるのかという問題をも含んでいる。

多くの人々から賛同を得られる点としては、退役軍人というのは国家のために他の多くの市民よりも多くの犠牲を払った者として政府から認識されている存在だということである。特に、第二次世界大戦は未曾有の動員数を必要とした総力戦であった。その戦争の中にあって、退役後に市民社会に問題なく復帰するということだけではなく、払った犠牲に見合うだけの報酬を得ることを政府が保障しなければ、兵士や残された家族の士気を維持することはできなかったのである。

退役軍人に対して連邦政府が何らかの責任を持つということは当然だと考えられていたが、どのような責任を持つべきかについては様々な議論が存在した。というのは、軍人は政府に雇用されているいわば公人であるが、兵役を離れた退役軍人はいうまでもなく民間人であるからである。退役軍人に対して連邦政府が財政的支援をするということは、連邦政府が経済に介入するということになる。それは退役軍人医療サービスでも同じことであった。

アメリカ医師会は、連邦政府が退役軍人病院を拡大することによって、他の開業医たちの患者が減ることを心配した。また、退役軍人病院における医師の地位がアメリカ医師会を警戒させた。退役軍人病院で働く医師は基本的に給与制の公務員であり、これはまさにアメリカ医師会が最も警戒する「社会主義的医療」の姿であったからである。

一九二八年のアメリカ医師会の年次総会では、退役軍人医療サービスが将来医療の完全国有化につながるのではないかという懸念が確認された。法医学及び立法局は、「退役軍人に提供する医療の拡大によって医療が社会主義

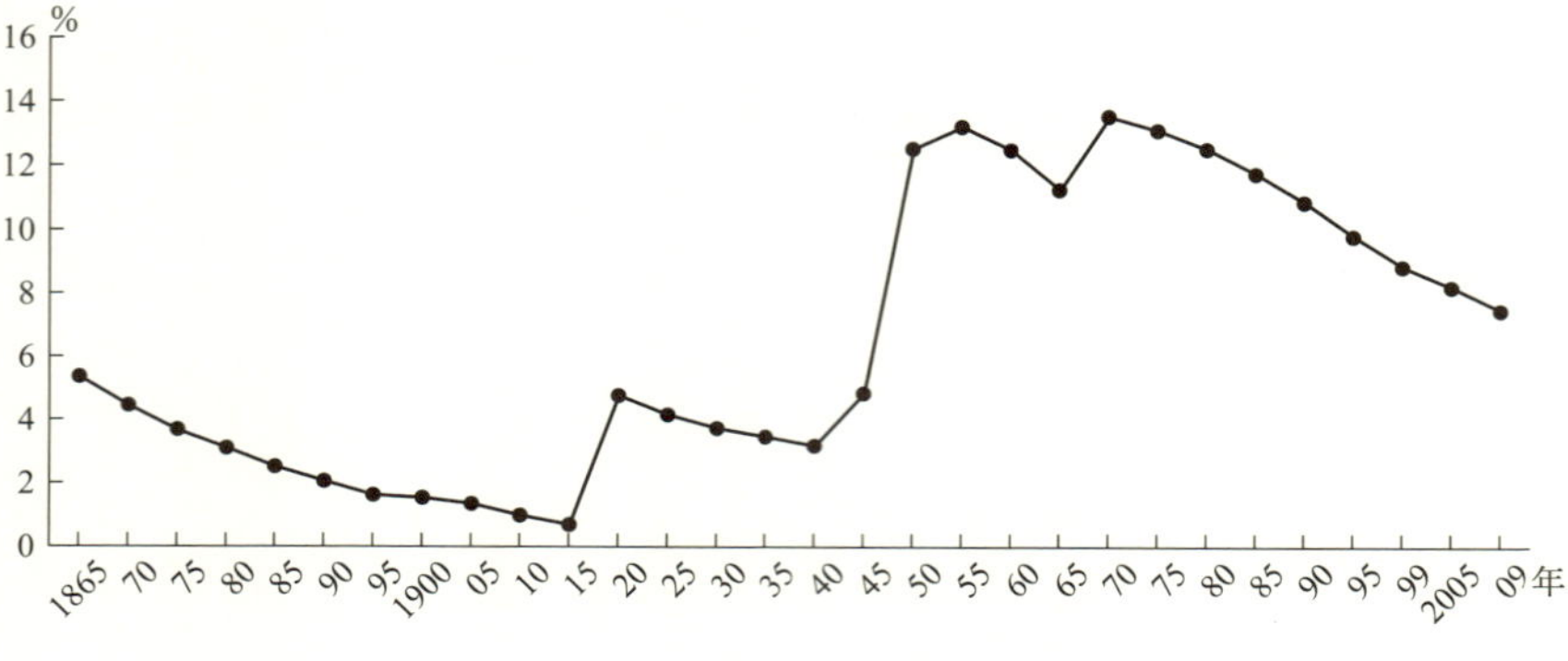

図 3　退役軍人の数の推移（1865-2009 年，人口比）

出典：以下を基に作成。Susan B. Carter et al., *Historical Statics of the United States : Earliest Times to the Present*, Millennial Edition, Volume 1 Population（Cambridge : Cambridge University Press, 2006), 28-29 ; Volume 5 Governance and International Relations, 406-407 ; Census Bureau, Statistical Abstract of the United States : 2012, http://www.census.gov/prod/2011pubs/12statab/pop.pdf, accessed on November 15, 2012.

化されること」[39]を警戒するように同会代議員会に報告した。また、一九三〇年には、代議員会は、障害が軍務に関係するか否かに関わらず退役軍人に連邦政府が医療補助をすることに反対するという決議を採択した[40]。

しかし、第一次世界大戦後の退役軍人医療サービスをめぐる議論は、第二次世界大戦後のものとは異なり、その規模が小さかった。それは退役軍人の数の差が大きな原因である。第一次世界大戦によって生み出された退役軍人の数は、第二次世界大戦に比べて約三分の一だったのである（図3）。また第一次世界大戦の退役軍人は一九三〇年代にはまだ比較的若く、軍務関連障害を持つ患者以外は、医療サービスを必要とする者が少なかったこともある。しかし、第二次世界大戦が終わると、退役軍人の絶対数も増え、前大戦の退役軍人を含めて将来の高齢化を考えると、アメリカ医師会にとって退役軍人医療サービスがより大きな脅威となった。ただ、戦時の愛国的ムードの中、なおかつ実際に大量の復員兵が出始める一九四三年頃になると、アメリカ医師会などからの反対の声は小さくならざるをえなかったのである。

他方、一九四三年九月に行なわれたアメリカン・リージョンの年次総会には、医療サービスを含めた退役軍人向けプログラムの拡充を求めるレポートが提出された。そこにはこのように書かれていた。「我々は大規模な戦時動員を進めるために、完全な勝利を手に入れ平和を勝ち取るために協力をしてきた。そして我々のうち、戦地で戦う者たちは復員した後に適切な補償を受け、障害を受けた者は保護を受け、自由な国アメリカの中で仕事に就き、市民社会に復帰できるように協力してきた。さらには、生きて帰国できなかった者の未亡人や孤児の人生を保護するために協力をしてきた[41]」。退役軍人は自らが国を守るために払った犠牲に対する連邦政府からの見返りを求めたのである。

議会の中からもそれに呼応する声が出てきた。連邦政府による医療への介入を積極的に訴えてきたクロード・ペッパー（民主党、フロリダ州）は、退役軍人医療サービスの拡大についてこのように述べた。「戦後において、この戦争と前の戦争（第一次世界大戦）の退役軍人が人口の大きな部分を占めることになる。（……）従って、退役軍人医療サービスについての我々の関心は、兵士たちの今後の福祉を向上させるという責務からだけでなく、アメリカ市民全体の健康度を向上させ維持させる必要性からも生じているといえる[42]」。その家族を含めると人口の四分の一から三分の一にもなる退役軍人に対する医療サービスの重要性をペッパーは強調したのである。

一九四四年六月、退役軍人援護法が成立した。アメリカン・リージョンの代表（全国司令官と呼ばれる）であるエドワード・シャイバーリングは、退役軍人援護法はアメリカン・リージョンが「発議し、戦い、そして議会を通過させたのである[43]」と、自らの団体が積極的に果たした役割を讃えた。

退役軍人援護法は、教育、住宅ローン、そして起業家への補助を含む包括的なプログラムであり、「退役軍人向けの手当てについての考えを画期的に変化させた[44]」といわれている。そして、その中には医療サービスの拡大も含まれていた。まず初年度には新たな退役軍人病院を建設するために五〇〇〇万ドルの予算が認められた[45]。そして五年間で連邦政府の退役軍人医療サービス施設関連予算は、一五八〇万ドル（一九四五年度）から一億五一五二万ドル（一九五〇年度）へと約一〇倍に膨らみ、ベッド数も八万一一三三から一一万六二八七へ増加した[46]。退役軍人医療サービスは、第二次世界大戦によって、大きな発展を遂げたのである。

戦時政策の一部として皆保険制度の実現を図ろうとした改革派は、戦争終結が目前に迫ってくると、今度は戦後再建政策の一部として改革の必要性を訴え始めた。同じようにイギリスでも、戦後にかけてベヴァリッジ案を実現させようとする議論が強まっていた。戦争による破壊から国家を再建するという目的の下、改革派は経済や社会に対する政府の介入を正当化した。

2　戦後再建と医療保険（一九四五―五二年）

第二次世界大戦が終わると、すぐにトルーマン大統領は公的医療保険プログラムの創設という仕事に着手した。公的医療保険の創設はローズヴェルトが一九三五年の社会保障法に含めることを断念したものであり、いわば「ニューディールの孤児」[47]だったのである。

しかし戦後、改革派の主張はアメリカ市民には受け入れられず、戦後再建期における皆保険の実現は叶わなかった。その背景には、再びアメリカ医師会の影響力があった。アメリカ医師会は、戦時から強まってきた皆保険への動きを挫折させるために、新しい戦略をもって対抗した。それは、それまで基本的に反対の姿勢を貫いてきた民間医療保険の拡大を支持することであった。そして同時に、「社会主義的医療」であると批判してきた退役軍人医療サービスへの攻撃を強めていった。その結果、民間人の多くに民間保険が行きわたるようになったのである。

トルーマン大統領の皆保険案

ローズヴェルトが一九四五年四月に病に倒れた後、副大統領から昇格したトルーマンは、前任者の社会保障についての遺志を引き継ごうとした。同年一一月一九日、トルーマンは皆保険をアメリカに導入すべく、医療問題だけに特化した特別教書を議会に送った。これは議会史上初めての出来事であった。その中でトルーマンは次のように述べた。「何百万人もの人々が、良い健康を手に入れ享受するための十分な機会を与えられていない。何百万人もの人々は、疾病から生じる経済的な影響からの保護を受けていないし防衛策も講じられていない。その機会と保護を実現する時が今やってきたのである。（……）私たちの新たな『経済的権利の章典』は、すべての人々への医療保障を意味している。それはどこに住んでいるか、兵士としてどこに駐留しているか、そしてどの人種に属するかには関係なく、アメリカに住むすべての人々なのだ(48)」。

「経済的権利の章典」とは、一九四四年一月にローズヴェルトによって示された「第二の権利の章典」と呼ばれるものであり、ローズヴェルトの演説とよく似た言い回しを使用して前政権との継続性を主張した。この教書でトルーマンは、医師と病院の偏在の解消、公衆衛生や母子への医療サービス拡充、医学研究と専門化教育の発展、疾病が原因の収入減に対する保障などを訴えた。そして、その中には最も議論を呼んだ公的医療保険プログラムの創設も含まれていた。

トルーマンは、戦時中に拡大した民間医療保険の不十分さを次のように訴えて公的医療保険プログラムの導入を訴えた。「過去一五年間で、病院サービス対象の（民間）保険プランは、多くのアメリカ人にリスクを分散することの魅力について教えてくれた。任意加入の医療サービス対象の保険プランは近年になって拡大したが、それらの成長の度合いを考えると、このプランが我々の需要を十分に満たすものになるという考えは、妥当性がないといえる。現在包括的な医療保険に加入している者は、人口のたった三％か四％程度にすぎない(49)」。そして反対派を意識してこのように述べた。「繰り返し述べる。私が提案しているのは社会主義的医療ではない。社会主義的医療とはすべての医者が政府に雇われる身になるということである。アメリカ人は誰もそのようなシステムを欲しない。そのようなシステムを提案しているのではないのである(50)」。

トルーマンが特別教書を送った同日、議会ではワグナー＝ミュレイ＝ディンゲル法案が再提出された。一九四三年に提出されたものと異なる点は、今回提出された法案は医療分野に政策が限定されていたということである。この法案の目玉は公的医療保険プログラムの創設であり、人口の七五％から八〇％に医療保険が行きわたるような設計になっていた。そして一般医のみならず専門医の診察や治療、検査、歯科治療、高額な医療機器、入院や在宅看護も適用範囲とされた。そしてプログラムの運用について医療関係団体などの利害を調整する場として、連邦医療政策諮問委員会を設立すること、そして最終的決定権を合衆国公衆衛生局長に与えることとした。[51]

トルーマンは、この法案を成立させ実施するための体制作りも同時に行なった。一九四六年五月には連邦官僚組織の再編を実施することを議会に求め、連邦保障庁の設立を達成した。この機関の機能は「国家の人的資源の発展維持」であり、「小児医療、教育、医療、社会保険、福祉（貧困者や障害者への医療）、そしてリクリエーション（公園運営などは除く）[52]」が含まれた。そして連邦保障庁に社会保障局を吸収することによって、社会保障行政の地位と政策能力を向上させたのである。

「平常への復帰」再び

しかし、一九四六年の中間選挙の結果によってトルーマンは窮地に立たされた。民主党は、下院で一九四四年に獲得した二四二議席から一八八議席、上院では五七議席から四五議席に議席数を減らした。その結果、一九三二年以来ずっと民主党が上下両院において多数派であったが、初めて共和党が上下両院で多数党の座を奪還した。また、民主党の中で最もリベラルな六九人の現職議員のうち三九人が敗北するという結果となった。[53]

選挙期間中、共和党は「もう十分だろ？（Had Enough?）[54]」というスローガンを使って、戦時中に拡大した連邦政府の権力に警鐘を鳴らした。そして多くのアメリカ市民がその「平常への復帰」の訴えに共感したのである。トルーマンの医療制度改革案も選挙中は不人気であった。民主党は党綱領に医療制度改革を含めない決断をした。そして民主党の候補者たちの多くは、トルーマンが自らの選挙に関わることを拒絶した。彼は「場違いで暫定的なペンシルヴェニア通り一六〇〇番地（ホワイトハウスの住所）の主[55]」であると見られたのである。

味方になってくれるリベラルな民主党議員が減ってしまい、さらには上下両院を共和党に抑えられた状況で、トルーマンやその取り巻きの改革派は行き詰まってしまった。改革派の一人であるイェール大学医学部のチャールズ＝エドワード・ウィンスローは選挙後約一ヶ月経った時に、かつての教え子であった政権内のイシドア・フォークにメモを送り、次のように述べた。「私は今の状況について深く考えてきた。そして時が過ぎるにつれて、次の議会に生産的になることを期待することは無理だということが、より明確に分かってきたのだ(56)」。

それでも一九四七年五月には、トルーマンは共和党議会に二度目の医療に関する教書を送り、同時にワグナー＝ミュレイ＝ディンゲル法案が再度提出された。トルーマンは教書の中でこう述べた。「健康な市民は一番重要な国家資源であるといえる。戦時と同じように、平時でも我々の強さの基本になるものは我々の市民の強靭さにある。（……）連邦政府による健康保険は、国家の医療に関する需要を満たす最も効果的な道なのである(57)」。しかし、共和党議会がトルーマンの訴えに応えることはなかった。

それでもトルーマンは医療制度改革を進めるための戦いをやめることはなかった。一九四七年八月には社会保障庁の長官に、「政府が運営する医療保険の遠慮のない支持者(58)」として知られていたオスカー・エウィングを任命することで政権内の体制を立て直そうとした。彼は全一八六頁に及ぶ「国家の医療――一〇年計画」という通称「エウィング・レポート」と呼ばれるものを作成した。そしてその中で、医療に携わる人員や施設を拡充させ、皆保険を実現させることを主張した。トルーマンはこのレポートを支持し、それは州など地方の公衆衛生を担当する部署、州医師会、その他医療関係団体などに送付された(59)。

このようなトルーマン政権による動きは、反対派を刺激した。一九四八年の選挙を控え、議会の反対派は様々な手段を用いてトルーマン政権の皆保険に向けての動きを封じようとした。共和党議会がとった戦略の一つに、トルーマン政権が作成した医療保険に関する宣伝パンフレットについて、そのような宣伝を行なう権限は行政府にはない、そして政権内の共産主義者がその計画の背後にいると攻撃するものがあった。

下院にある行政省庁の支出に関する委員会の、フォレスト・ハーネス（共和党、インディアナ州）議員が率いる政府の広報及びプロパガンダに関する小委員会は、公金を使って皆保険の実現を訴えるような広報活動を行なうのは違法であると追及した。そして公衆衛生局、児童局、社会保障局など医療に関係する機関が、違法行為を行なっている機関のリストに含められた[60]。

この小委員会は、トルーマン政権の広報活動を違法であると主張するだけでなく、トルーマン政権の考え方が共産主義に近いとの印象をアメリカ市民に植え付けるという目的も持っていた。委員会の最終報告には次のように書かれている。「アメリカの共産主義者は、この（医療保険）プログラムをその目的の中で極めて重要なものと見なしている。そして、いくつかの例に見られるのは、連邦政府の省庁の中の共産主義者と彼らの仲間が、連邦のお金でモスクワの政党（共産党）の目指す方向性をさらに進めるために熱心に働いていることである」[61]。そして、ハーネスは司法長官のトーマス・クラークに対して「考慮と適正な行動」[62]を要求した。アメリカ医師会はすぐさま『アメリカ医師会雑誌』の論説でハーネスのこのような動きを伝えた[63]。

モスクワとのつながりを主張するこうした共和党の訴えは、ＦＢＩが関与するまでに発展したが、結局その主張が認められることはなかった。しかし、共和党やアメリカ医師会によって煽られた「医療マッカーシズム」の動きはトルーマン政権にとって向かい風となった[64]。そして共和党議会の下ではトルーマンが法案を通過させるのはほぼ不可能であったといえる。一九四六年の中間選挙の結果によって、トルーマンは戦後において皆保険を実現させるために大きく運動を拡大するはずであった貴重な二年間を失うだけでなく、反対派を勢いづかせることになったのである。

一九四八年選挙における勝利の結果

しかし、一九四八年の大統領選挙と議会選挙の結果は、改革派にかすかであっても希望を抱かせるものであった。

一九四八年の大統領選挙戦では共和党の候補者のトーマス・デューイが現職のトルーマンに対して優勢であると伝えられることが多く、ギャラップの世論調査もそれを裏付けていた[65]。しかし、結果はトルーマンの再選であった。さらに議会においても、民主党が下院で二六三議席（一九四四年は一八八議席）、上院で五四議席（一九四四年は四五議席）に増やし、上下両院で多数を奪還した。

エウィングやアルトマイヤーなどの政権内の改革派は、この選挙の結果によって医療制度改革への信任を有権者から得ることができたと考えた。アルトマイヤーは「彼（トルーマン）の選挙と、民主党議会をもたらした選挙は、社会保障の立法を行なうための信託を受けたものである[66]」と述べた。一九四八年の選挙によって、改革派は今こそ戦後改革の流れの中で皆保険の実現を図ろうとする動きを強めたのである。

しかし、民主党が多数を占める議会ではあったが、改革派の期待に簡単に応えてくれるものではなかった。それは、この選挙で民主党の中でリベラル派の議員が大幅に増えたわけではなかったからである。民主党の中でも南部州から選出された議員の多くは、共和党議員とともに皆保険に反対していた。そして南部州選出の民主党議員には当選回数が多いものが多く、彼らは議会の委員会で要職に就き続けることで法案形成を妨害したのである[67]。

さらに、議会の外からも皆保険反対の圧力が強まった。アメリカ医師会は、一九四八年の大統領選挙で民主党大統領が再選されるのを受けて、「アルマゲドン（世界の終末における善と悪との最終決戦）がやってきた[68]」と会員に対して警鐘を鳴らし、一会員当たり二五ドルの特別会費を徴集して「トルーマンとの戦争[69]」をするための一大キャンペーンを展開した。

一九四八年の選挙によって、改革派は戦後改革の中で医療制度改革を実現させるための戦いを再び行なう準備をする一方で、反対派は生死を分けるといわんばかりの最終決戦をする決意を表明した。一九四八年の選挙は、結果的には、改革派よりも反対派の方を勢いづかせることになったのである。

アメリカ医師会は二つの戦略をもってその戦いに臨んだ。一つは、公的医療保険は「社会主義的医療」につながるということを強調する従来通りの戦略である。これは第二次世界大戦後に変化した国際情勢の中において、より効果的な攻撃となった。一九四六年三月にはイギリス元首相のウィンストン・チャーチルがヨーロッパにおける資本主義社会と共産主義社会の分断を「鉄のカーテン[70]」と評した。そして、一九四八年六月にはチャーチルの言葉がベルリン封鎖によって目に見えるものとして現れたのである。このように国際政治上における社会主義国ソヴィエト連邦との緊張関係が高まるにつれ、アメリカ医師会の用いる「社会主義的医療」というレトリックが人々の恐怖をいっそう煽る効果を持ったのである。

医師会会員一人一人に反対運動のためのパンフレットが配られ、そしてそれは診療所の待合室に置かれた。そのパンフレットには「社会主義的医療は、人生の他の局面をも社会主義化することになるだろうか。レーニンはそう思うだろう。彼は社会主義的医療こそが社会主義国の基礎になるものであると宣言したのである[71]」。同様に配布されたポスターの中には、医師と病気の子供が描かれており、そこに「この光景から政治を排除せよ！[72]」という文言が挿入されたものもあった。さらに、医師など医療関係者は、トルーマンの医療制度改革がいかに害になるものかを、公共の場所で話すための訓練も受けた[73]。アメリカ医師会は、変化する国際情勢を利用しながら会員一人一人を使って反対運動を行なったのである。

アメリカ医師会の民間医療保険支持

アメリカ医師会はもう一つ、それまでとってこなかった戦略を採用した。それは、民間医療保険の拡大を積極的に支持するということであった。前章で述べたように、アメリカ医師会は一九二〇年以来、公的であろうが民間であろうが、医療保険というものに対しては基本的には反対をしてきた。しかし、戦時中から戦後にかけての、医療制度改革を実現しようとする動きの盛り上がりを見て、アメリカ医師会はこのまま代替案なき反対を続けることは困難であると感じ始めていた。そこに一九四八年の選挙が起こったのである。

既述したように、民間医療保険は一九三〇年代から量的にも質的にも変化してきた。量的拡大は戦中から戦後にかけても続いていた。戦時政策のインフレ対策の中で、医療保険が給与外手当てとして雇用主に対する税控除の対象となるという政策は継続され、雇用を通して民間保険に加入する労働者が増えていった。一九四〇年には何らかの民間保険に加入している者の数は、人口比で九・三%であったのが、一九四八年には四一・五%になっていた（図4）。

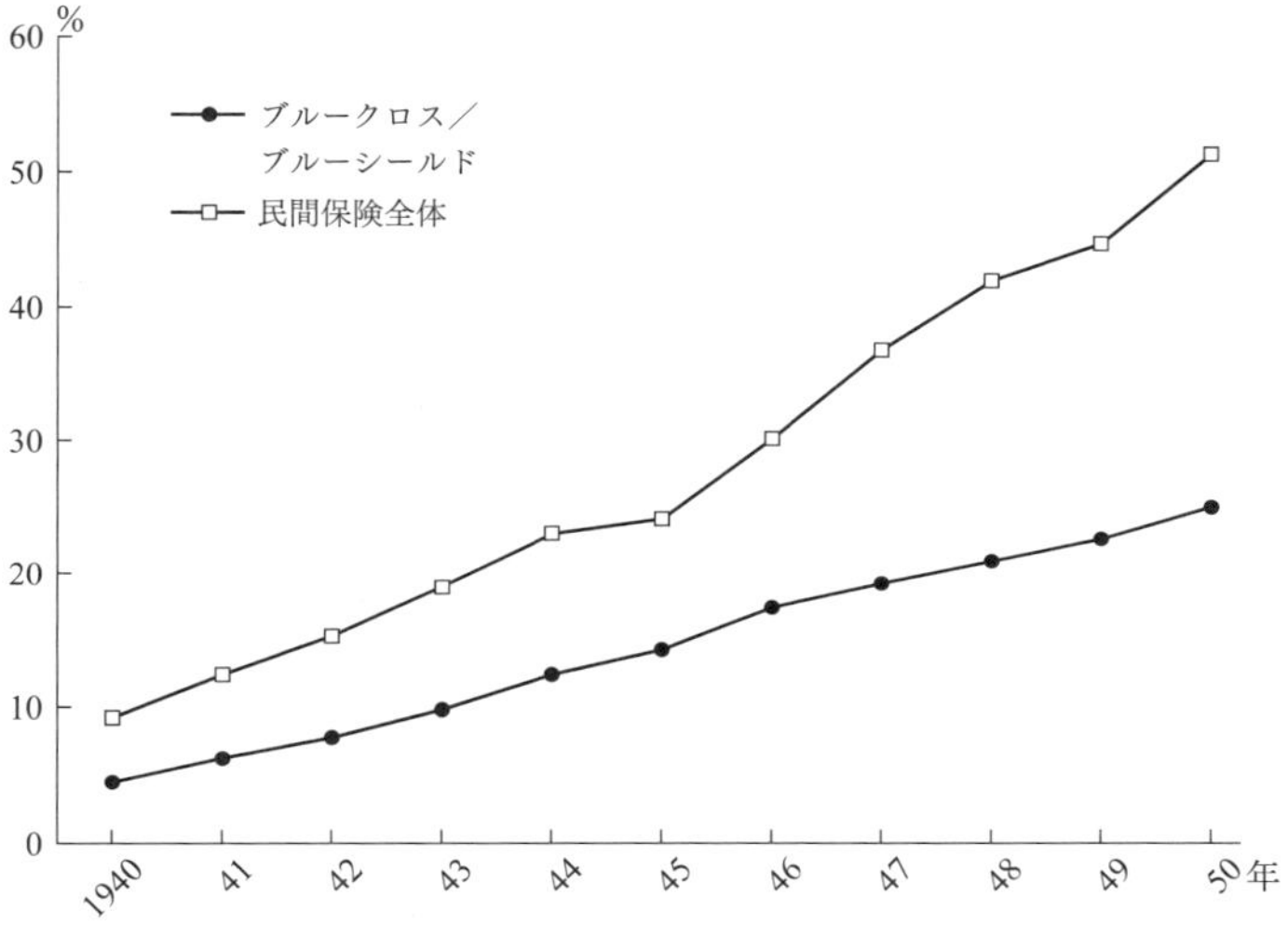

図4　民間保険の適用者の数の推移（1940–50年，人口比）

出典：Bartholomew H. Sparrow, *From* the *Outside in*: *World War II and the American State* (Princeton: Princeton University Press, 1996), 50.

民間医療保険の量的拡大に加えて重要なのは、医療提供者に、より親和的な民間保険が登場していたことである。病院自体が始めた病院サービスを対象としたブルークロスと呼ばれた保険は、アメリカ病院協会の支持を受けて発展した。それに刺激を受けて、医師サービスを対象とする同様な形の保険の発展が始まった。地方の医師会の中には、積極的に保険について研究し導入に至る者も出てきた。しかし、全国組織のアメリカ医師会としては現物支給を原則とする保険に対しては反対を貫いていた。だが、地方で医師会が運営に関与するブルーシールドと呼ばれる保険の成功例が増えてきていることは、アメリカ医師会の知るところでもあった。

このような医療提供者が直接運営に関与する民間

医療保険に加入する者は、一九四〇年には人口比で四・六%であったのが、一九四八年には二〇・八%に増加した。アメリカ医師会にとっては、民間保険を支持することはブルーシールド以外の営利保険会社のプランも認めることになり、支持するか否かは重大な決断であった。それでもアメリカ医師会は、一九四八年の選挙後に民間保険を拡大することで、公的保険拡大に対抗しようと決断したのである。

この決定の背後には、ウィテイカー・アンド・バクスターというコンサルタント会社がいた。この会社は、カリフォルニア州のアール・ウォーレン知事が給与税を財源とする公的強制医療保険の創設を訴えた時に、反対派のカリフォルニア州医師会を助けて法案を廃案に追い込んだ実績を持っていた。ウィテイカー・アンド・バクスター社は、愛国主義的な言説を使いながら反対キャンペーンを行なった。その一環として州議会の議員たちに送られた葉書には、次のように書かれていた。「我々は『お役人医師』に強制的に診察を受けさせられることだけは、どうしても避けたいと思っている。また医師に診てもらっても診てもらわなくても、その医師が支払いを受けることにも耐えられない。この制度はドイツで生まれたものであり、これは我々の子供たちが海外で戦った相手の一部もしくは全部ともいえる。これ（医療制度改革法案）は廃案にしよう[74]」。

また、ウィテイカー・アンド・バクスター社は、カリフォルニア州医師会に対して民間医療保険の拡大を積極的に拡大することを訴えた。「何も提案しないで何かを倒すことはできない[75]」と医師会を説得したのである。既述したように、カリフォルニア州では地方医師会がその運営に関与するブルーシールドと呼ばれるようになる民間保険が誕生していたこともあり、カリフォルニア州医師会は提案された戦略を採用して戦うことを決めた。その結果、州知事の試みを挫折させることに成功したのである。

カリフォルニア州において知事の提案を阻止したという実績を見て、一九四八年にはアメリカ医師会がウィテイカー・アンド・バクスター社を雇って全国的な反対運動を行なうことに決めた。同社はカリフォルニア州医師会に対するのと同じ助言をアメリカ医師会に対して行なった。一九四九年二月に同社はアメリカ医師会へ、「我々は医療保険業界にいる人々がこれまでなかったぐらい保険を販売することを望んでいる」[76]と伝え、民間医療保険を拡大することで公的医療保険の拡大を阻止する姿勢を示した。そして次のように結論づけた。「我々がもし次の年に一〇〇〇万人を、そしてその次の年にさらに一〇〇〇万人を（民間）保険に加入させることができれば、この国における社会主義的医療の恐怖は消え去るだろう」[77]。

アメリカ医師会の政治活動のための財力は、改革支持派のものとは比べものにならないほど強力であった。一九四九年におけるアメリカ医師会の予算は一五〇万ドルであった。これは著名な皆保険支持者であったマイケル・デイヴィスに率いられた国家の健康委員会の約一〇万ドルの予算と比べてみると、その金額がいかに大きなものであることが分かる。ウィテイカー・アンド・バクスター社の指揮で行なわれたアメリカ医師会の政治活動は、それまでで最も高額なものであった[78]。

さらにアメリカ医師会は、一九五〇年の中間選挙のために二二五万ドルを費やした。一九五〇年五月に医師たちに伝えられたメッセージに、次のようなものがあった。「もしさらに二〇人の急進派の下院議員か、五、六人の急進的な上院議員がこの秋に選ばれたら、（医師たちの）戦いは敗北に終わり、我々は社会主義的な医療と生きていかなければならなくなるであろう」[79]。アメリカ医師会の努力は報われた。特に象徴的だったのは、長年上院で医療制度改革に携わってきたクロード・ペッパー（民主党、フロリダ州）を予備選挙で敗北に追い込んだことである。そして代わりに、八人もの改革反対派を上院に送り込むことができた。そして一九五〇年の中間選挙によって生まれた議会からは、皆保険を達成させようとする大きな運動は生まれなかったのである[80]。

民間医療保険と共存していくことを選んだアメリカ医師会は、民間保険が医師に脅威とならないように念を入れた。戦後、医師会が運営に関与できる非営利のブルーシールドのような保険プランが拡大するのと同時に、営利保険会社が続々と医療保険の事業を拡大していった。ブルーシールド・プランは市や州などをまたいで加入者を集めることは基本的にできなかったが、営利保険会社はそれができることもあり、両者は対立関係にあった。特に後者は医師にとっては脅威となる可能性があった。そこで、医師たちは州議会に働きかけ、州に医療保険を規制する部署を作った。そして、しばしばそこに医師会の代表を送り込むなどして影響力を保持したのである。一九五〇年までには、ほとんどの州が、そのような保険を監督する部署を作った[81]。

労働組合の民間医療保険支持

アメリカ医師会がトルーマンとの戦いに勝利を収めることができたのは、医師会自身の財力や政治力だけが原因ではなかった。民間医療保険の拡大によって公的医療保険の支持者となるはずの労働組合が、その戦略を変更したことも大きかった。労働組合は、一九三〇年代から戦時中も一貫して公的保険の拡充を訴えてきた。しかし、一九四六年の議会選挙で民主党が大敗し医療制度改革が前進する気配がなくなると、いつまでも実現できない夢を追っているわけにもいかなくなった。そこで彼らがとった戦略は、民間保険と生きる道を受け入れることであった。

戦後数年しても公的医療保険が導入されないのを見て、産業別組合会議（ＣＩＯ）のウォルター・ルーターは「我々が救いを求めるためには議会に頼るべきだとする考えが正しいという証拠は全くない[82]」と述べた。他方、民間医療保険は給与外手当てとして増え続けていたのである。アラン・デリクソンはそれを次のように評している。「逆説的ともいえることだが、社会保険のためのうまくいかない運動を続けているうちにも、労働組合は多くの民間医療保険を獲得するための交渉をしていた[83]」。

労働組合は、連邦政府が運営する公的医療保険と労使交渉で得られる民間医療保険と、どちらが労働者にとって金銭的に有利であるかという計算もしていた。特に大きな労働組合の中には、医療保険の保険料のほとんどを雇用主に提供してもらうことができていた組合もあった。そのような組合では、新たな連邦政府のプログラムのために給与税を取られるよりは、既存の民間保険に入っていたほうがよいという結論に至るものもあったのである[84]。

さらに、戦争をはさんで民間医療保険が拡大するうちに、そのことが組合を拡大するために重要な武器になることを労働組合は理解し始めた。労使交渉で民間保険を給与外手当てとして獲得または拡充することは、労働組合にとって賃金上昇とともに雇用主との重要な交渉材料になった。したがって、労働組合にとって組合員に民間保険を提供するということが、組合員を獲得するための目玉の一つとなっていた。また労働組合の中には、自らが医療保険の運営に関与するものも出てきて、雇用主から労働者に提供される民間保険は、労働組合の勢力の維持・拡大のためにいっそう重要なものとなっていったのである。

戦後になって賃金統制がなくなり、雇用主の中には給与外手当ての削減を図るものもいた。しかし、労働組合側はこれに反発し、給与外手当てをめぐって労働組合によるストライキが起こされることもしばしばあった(85)。また、労使間の争いは法廷にまで及び、結果的に一九四九年には最高裁判所において、医療保険や年金保険などの給与外手当てを団体交渉の一部として認めないことは不当であるとの判決が下されるまでになった。こうして、労働組合は、民間医療保険と共存する構造の中に組み込まれていったのである(86)。

また、アメリカ医師会などの反対派には、ブルークロスやブルーシールドなどの非営利保険者をはじめ、その他の営利保険会社が加わった。彼らにとっては、連邦政府が運営する公的医療保険プログラムによる皆保険が達成されれば何らかの制約を受けることは間違いなく、最悪の場合には廃業に追い込まれる可能性も考えられた。産業界もその大半が皆保険の導入には反対の姿勢をとった。彼らも、連邦政府が管理する公的保険プログラムよりも、自分たちが直接影響を及ぼすことができる雇用主提供保険の方がより良い選択であると考えたのである(87)。このように戦時中に民間医療保険が拡大したことで、医師会を中心に皆保険に反対する政治連合は拡大し、そのさらなる拡大を押し進める原動力となった。

退役軍人医療サービスをめぐる争い

第二次世界大戦が、戦後における医療保険をめぐる政治的争いに対して与えた影響としてもう一つ重要なものがある。それは退役軍人医療サービスである。これは結果的には、三つの点で皆保険の実現の可能性を低下させた。第一に、退役軍人とその他の市民を分断してしまったことである。第二に、退役軍人医療サービスの拡大が医師会などに恐怖心を抱かせたことで、皆保険反対派をより結束させたことである。そして第三に、退役軍人医療サービスは「社会主義的医療」がもたらす悪い例として医師会など反対派に利用されたことである。(88)

一九四四年に成立した退役軍人援護法が議論されていた時に、ローズヴェルト大統領は当初退役軍人のみに手厚い社会保障プログラムを用意することに疑問を持っていた。なぜならば、ローズヴェルトは、戦争を戦う上では兵士だけでなく、アメリカ市民全体が犠牲を払うのであって、その犠牲に連邦政府は報いなければならないと考えていたからである。(89)しかし、ローズヴェルトが好ましいと考えていた、一般市民全体を対象とする社会保障プログラムを導入しようとする試みの多くが挫折する一方で、元兵士を対象とした退役軍人援護法は結果として成立したのである。

そして、退役軍人援護法が成立したことで、退役軍人とそれ以外という、アメリカ社会保障制度の中に二つのグループが作られることになった。

ただ理論的には、退役軍人医療サービスの拡大は「福祉国家に向けての先例のないステップ(90)」となり、将来の皆保険の実現の可能性を高めることもありえた。すなわち、退役軍人医療サービスがうまく機能することで公的医療保険の良い前例となり、公的保険に対するアメリカ市民の抵抗感が少なくなるのではないかという見方である。しかし、実際にはこうした希望的観測通りにはいかなかった。退役軍人サービスは民間医療提供者と競争関係にあるため、医師会などを敵に回すことになった。(91)そのため退役軍人医療サービスは、アメリカ医師会をはじめ皆保険に反対するグループを結束させることになり、さらには公的保険に対する不信感についても減らすどころか増幅させる結果をもたらしたのである。

ローレンス・カビーは、退役軍人援護法が議論されていた頃の様子をこう述べる。「退役軍人に対する医療サービスの提供は、政府の責任であることを誰も疑わなかった。それを社会主義的医療であるとは誰も見なさなかった。そしてそれが民間医療の破滅につながるようなものだと抗議をする者は誰もいなかった」[92]。しかし、すぐに退役軍人医療サービスが誰を対象とするのかが問題となった。すなわち、軍務関連の障害を持つ者だけを対象とするのか、それともそれ以外の退役軍人にも医療サービスを提供するべきかということについての議論である。まさに、第一次世界大戦後に起こった議論の繰り返しである。しかし、第二次世界大戦の議論が前の大戦後の状況と異なったのは、前者が後者よりもはるかに多くの退役軍人を対象としていることと、冷戦の深化という国際情勢の変化である。退役軍人医療サービスは、第一次大戦後とは比べものにならないほど大きな政治問題となった。

第二次世界大戦後の退役軍人医療サービスの拡大によって、多くの退役軍人たちは、それがより拡充され、軍務に関連する障害だけでなく、それ以外の障害についても退役軍人病院で診察・治療を受けられるようになることに期待を寄せていた。第二次世界大戦までは、前述したように、軍務関連障害を持つ者と、財政的理由で他に選択肢のない者だけが退役軍人医療サービスへのアクセスを認められていた。ただ、財政的に困難かどうかは、所得・資産調査が行なわれたわけではなく、自己申告によって証明されるとされていた。すなわち、事実上、連邦が定める貧困ライン以上の所得を持つ多くの退役軍人にも退役軍人医療サービスへの門戸が開いていたのである。

第二次世界大戦中、この自己申告を廃止しようという動きが強まった。この自己申告は「貧困者の宣誓」と呼ばれていて、それを国のために犠牲を払ってきた退役軍人に強制するのは辱めを与えることであると考える者がおり、議会でもその廃止が議論された[93]。当時最大の退役軍人団体であったアメリカン・リージョンも一九四六年の年次総会で、退役軍人は、その障害が軍務に関係しているか否かに関わらず、退役軍人医療サービスの対象とされるべきであると主張とする決議案を採択した[94]。しかし、誰が退役軍人医療サービスの受益者になるべきかについての議論は、結論を見ないまま戦後を迎えることになった。

退役軍人援護法がその医療サービスの運用について不確実性を残す形になったのには、技術的な理由と政治経済的な理由があった。技術的な理由というのは、そもそも退役軍人の障害が軍務に関連するのかどうかの線引きが難しいということである。軍務に関連する障害は、軍役に服している間に発生した、もしくは悪化した障害のことを指す。戦地で受けた外傷などの例は比較的判断が容易であるが、肩腰痛や精神的障害などはそれが軍務に関連するのかどうかの判断が難しい。また退役後しばらく時間が経過してから症状が出る事例などは、判断をより困難にする。このようなことから一概に軍務関連障害といっても、その線引きが医学の発展などによっても変化してくるのである。

政治経済的な問題は、既述したように退役軍人医療サービスが民間人を対象とすることによる。公の機関である退役軍人病院が民間人を診断し治療するとなると、民間の医師や医療機関などとの直接的な競争になる。第二次世界大戦は第一次世界大戦の三倍にも及ぶ退役軍人を生み出していたため、民間の医師や医療機関は、連邦政府が退役軍人医療サービスを通して民間人医療の中で権力を拡大していくことに大きな警戒心を持ったのである。

アメリカ医師会の退役軍人医療サービスへの攻撃

アメリカ医師会はその他の保守派と共に、第二次世界大戦後間もなく提案されたトルーマンの公的医療保険への反対運動を続けていた。そして同じように医療分野における公的権力の拡大を目指す退役軍人医療サービスに対しても反対し、さらにはトルーマンの提案と退役軍人医療サービスの両者を関連させながら反対運動を拡大しようとしたのである。

一九四八年のアメリカ医師会の年次大会では、同会の退役軍人問題委員会が退役軍人医療サービスについての報告を行ない、このように述べた。「現在の収容能力以上に退役軍人向けの施設を拡大することは、軍務に関係しない障害を持つ退役軍人の利益のためである」[95]。アメリカ医師会はこれまで繰り返してきた、軍務に関係しない障害を持つ者を退役軍人医療サービスの対象に含めることに反対することを確認した。そして、退役軍人医療サービスと民間医療との関係について、次のように説明した。「退役軍人庁の拡大政策と民間病院の拡大政策は、次第に競争関係を強めている。その競争というのは、人員、運営のための資金、そして必要な資材などについてである」[96]。一九四六年には病院調査及び建設法、通称ヒル＝バートン法が成立して民間病院の増床が進められており、アメリカ医師会は、その計画と退役軍人病院の拡大計画とが矛盾していることを指摘したのである。

アメリカ医師会は、退役軍人医療サービスの医療提供の仕組み全体にも攻撃の矢を向けた。すなわち同会は、退役軍人病院という公的病院を設立せずに必要な医療サービスを提供する方法があるのではないかと提案し、一九四八年の年次大会において代議員会は次のような決議案を採択した。「このアメリカ医師会代議員会は退役軍人庁に対して、軍務に関連する障害を持つ者に対する画一的な（医療の）在り方を、自由な選択ができるような規制に改めることを要求する」[97]。より具体的には、軍務関連障害を持つ退役軍人に補助金を提供し、彼らに民間の医療提供者の中から選択させるという案であった。

戦後のまだ愛国的雰囲気が残る中で、なぜアメリカ医師会は退役軍人に対して、このように軍務関連ではない障害を持つ者を排除し、そして退役軍人病院を削減することまで提案できたのか。大きな要因となるのは、アメリカの建国期につながる伝統的な価値観である。すなわち、国家権力からの自由である。アメリカ医師会はこの価値観に則って議論を展開したのである。決議案は、退役軍人の医療サービス提供者を選択する自由を制限することは、「退役軍人の観点から、そして退役軍人の自由という観点から見ても賢明ではない」[98]としていた。

退役軍人団体のジレンマ

退役軍人医療サービスの受益者であり、本来はプログラムの拡充を訴える側に立つはずの退役軍人団体側は、アメリカ医師会のこのような議論を受けて守勢に回らざるをえなかった。なぜならば退役軍人団体というのは、国防の任務を技術的に果たすだけではなく、国の依拠する理念や価値を守ろうとする団体でもあるからである。

当時最大の退役軍人団体であったアメリカン・リージョンでも、その規約の序文に書かれている目的に、それが明確に示されている。一〇の目的のうち最初の三つに、「アメリカ合衆国憲法を支持し守ること」「法と秩序を維持すること」「一〇〇%のアメリカニズムを育成し永続させること」[99]とある。アメリカニズムというのは、アメリカ独自の価値、すなわち自由、平等、民主主義、個人主義などの価値の総称といってよい。これは、アメリカを支える価値は崇高なものであり、アメリカは世界で特別な存在だとするアメリカ例外主義としばしば関連づけて議論される。第一次世界大戦後に形成されたアメリカン・リージョンは第二次世界大戦中に、それが拠り所とする価値の重みに初めて気づかされることになる。

第二次世界大戦が始まると、アメリカン・リージョンは戦時動員のために積極的な後方支援を行なう。その中で、アメリカン・リージョンは、アメリカの伝統的価値の重要性、すなわちその価値を守ることこそが大戦に勝つための目的であると説いた。一九四二年九月の参戦後初めてのアメリカン・リージョンの年次大会で採択された決議に、次のようなものがある。「戦時動員のために中央集権的な政策の重要性と必要性は理解する一方で、我々はアメリカの制度の基本的な考え方に忠誠を誓う。それはすなわち、連邦政府は主権を持つ州によって構成されること、連邦政府に与えられていない権力は州や人民に留保されているということである。（……）これらの理念はアメリカの生活様式を守るために不可欠なものであると考える[100]」。

そして一九四三年二月には、アメリカン・リージョンによる刊行物である『アメリカン・リージョン雑誌』に「何のために我々は戦っているのか」という論説が掲載され、その中でアメリカが戦っているのは「世界を民主主義にとって安全な場所にするため[101]」であることとが述べられた。さらに一九四三年には、アメリカン・リージョンのロアン・ワリング全国司令官は次のように強調した。「我々が戦っている戦争は連合国と枢軸国の戦いであり、ここで我々が守ろうとしているのは自由な政府であり、自由な企業経営であり、自由な労働なのである。（……）ヒトラーを打ち破るためには、戦時中の民主主義は、これまでの国家の歴史の中での民主主義と同じように効果的に機能しなければならない」[102]。アメリカン・リージョンは戦時動員を後方支援する中で、アメリカの伝統的価値観を繰り返し強調したのである。

このようなアメリカン・リージョンの姿勢は、動員解除が増加し始め、そして戦後復興の議論がなされ始めた時にもその主張に影響を及ぼした。アメリカン・リージョンは一九四四年六月の退役軍人援護法の成立のために尽力したが、それは退役軍人に対する連邦政府の役割をやみくもに支持したものではなかった。ドナルド・グラスコフ全国副司令官によると、退役軍人援護法は「退役軍人に、まさにこれまでそのために戦ってきたものを提供するものであり、またすべてのアメリカ人が望むもの、すなわち私的な場でも公の場でも一切強制されることなく一人一人の努力と能力によって成功するための機会を提供するものである」[103]。グラスコフは、退役軍人への連邦政府の支援の拡充を訴える一方で、アメリカの伝統的価値であある自由と関連づけてそれを正当化しようとしたのである。

一九四五年八月に終戦を迎えると、エドワード・シャイバーリングは「アメリカニズムの新たな誕生」と題する記事を『アメリカン・リージョン雑誌』に寄稿し、その中でこれまでアメリカン・リージョンが主張してきたことを再び強調した。「アメリカン・リージョンは、地球上の他の誰にも享受されたことのない、我々だけが手にすることができるアメリカニズムというものを強固に支持している」[104]。そして戦争がもたらした新たな社会的・心理的問題に対しては、「建国の父たちの意図と精神を体現したアメリカニズムの新たな誕生によって」[105]対処すべきであることを主張した。

アメリカ医師会などは、戦後大きく拡大していく退役軍人医療サービスに対する反対運動を強めていった。それを受けて、アメリカン・リージョンのペリー・ブラウン全国司令官は「退役軍人への手当てに対する攻撃の増大」と題した記事を一九四九年に『アメリカン・リージョン雑誌』に寄稿した。その中で彼は、「一生懸命手に入れた退役軍人への手当てに対して、危険な、無責任な、そして場合によっては貪欲さに満ちた攻撃が多方面から加えられている」[106]と述べ、そして特に医療サービスについて、アメリカ医師会とアメリカ病院協会が、退役軍人病院が軍務に関係しない障害を持つ多くの者を診察し入院させているとして、その経費の削減を求めていることに対する警戒心を示した[107]。

しかしブラウンは、退役軍人医療サービスへのアクセスはすべての元兵士にとっての権利であるとは主張できなかった。彼は代わりにこのように述べた。「退役軍人への手当ては戦争にかかる費用の一部なのである。そして戦争に勝利したからといって約束を破るのは卑怯な行為である」。しかし、医療サービスにことが及ぶと歯切れが悪くなる。彼は次のように反論する。「軍務に関係しない障害を持つ退役軍人は、単にその者の障害が軍務関連であると認定されていないというだけのことである。（……）アメリカン・リージョンは一九四六年以前の退役軍人医療サービスにおける経験から、社会主義的医療には反対の姿勢をとっている。我々は退役軍人病院に官僚主義的な医療を復活させるものでは絶対ない」。このようにアメリカン・リージョンは、軍務関連障害とそうでないものの不明確な線引きと、退役軍人医療サービスにおける官僚主義の撤廃に対するアメリカン・リージョンのそれまでの働きかけを挙げながら、アメリカ医師会などに反論しようとした。

しかしアメリカン・リージョンは、基本的にはアメリカの伝統的価値を第一に尊重するというアメリカ医師会と同じような立場をとるため、医療への連邦政府の介入につながる退役軍人医療サービスの拡大を単純に訴えることは難しかった。一九四八年の年次総会で退役軍人医療サービスの在り方をより民間のサービスを利用したものに改革すべきであるとの議論の中で、アメリカ医師会は、アメリカン・リージョンが直面する困難を見透かしたように「我々はアメリカン・リージョンとの話し合いを持ってこのような特定の手当て（医療サービス）の在り方を変えるための前向きな提案を行なうべきである[108]」と述べている。

退役軍人医療サービスをめぐる争いがアメリカン・リージョンに不利な流れになっていったのには、もう一つ原因があった。それは、戦後冷戦構造が固定化して行く中で、共産主義者を排除しようとするいわゆる赤狩りの動きが強まってきたことである。

アメリカの伝統的価値を重んじるアメリカン・リージョンは反共産主義の旗振り役の一つであった。アメリカン・リージョンはＦＢＩなどとも緊密な関係を保ち、さらにその他の反共産主義の団体とも協力しながら、共産主義の影響を排除する運動の先頭に立っていた。ジェイムズ・オニールは反共産主義の運動について次のように述べた。「アメリカン・リージョンの三〇〇万人を超す会員は、立ち上がり、警鐘を鳴らし、そして残りの一億三九〇〇万人の市民を確実に指導するであろう。やるべきことは明確である。武器と道具は揃っている。さあ戦おう！」[109]。

このような国内政治環境において、アメリカン・リージョンは社会主義的医療と攻撃された退役軍人医療サービスを擁護することはできなかったのである。退役軍人医療サービスは一九五〇年代以降、軍務関連障害を持つ者への医療は継続される一方で、それ以外の者については自己申告制が廃止され、所得調査が設けられるようになった[110]。いわば、国際政治でアメリカがソ連「封じ込め政策」を行なっている一方で、国内政治ではアメリカ医師会は退役軍人医療サービスの、軍務関連障害を持つ者と生活困窮者への「封じ込め」に成功したといえる。

トルーマン案の挫折

他方、トルーマンは医療制度改革の必要性を訴え続けた。一九五二年一月の一般教書演説で「私は国家の医療に関する需要を綿密に調べるために、公平な委員会を立ち上げた。この委員会が取り組むことの一つは、現在の医療費をすべての市民の手の届くところにまで抑えるには、どのようにしたらよいのかということである。私はこれまでこの目標を達成するためには、繰り返し連邦レベルの健康保険プログラムが最善の方法であると主張してきた。他により良い答えがあるとすれば、その委員会が見つけてくれることを願っている。しかし私にとって一つ明らかなのは、何かはやらないといけないということ、そしてそれはすぐにやらなければならないということである」[111]。

しかしトルーマンがこの教書を読み上げる頃までには、すでに彼の皆保険案が成立する可能性はなくなっていた。そして一九五二年の大統領選挙に民主党から立候補したアドレイ・スティーヴンソンは、トルーマンの皆保険プランの成立を選挙戦で明確に訴えることをしなかった。[112] このように戦後、時間が経つにつれて、皆保険が実現する可能性は低下していったのである。

アメリカ医師会は、トルーマンに反対する勢力の中で重要な地位を占めていた。同会は、トルーマンが提案した公的医療保険プログラムの成立を阻み、さらに退役軍人医療サービスの拡大も阻止することができた。一九五二年までにはアメリカ医師会は「金曜の日没から月曜日の正午までに議会の中で一四〇票を集めることができる唯一の組織である」[113] と『ニューヨーク・タイムズ』紙に評されるまでになったのである。さらに、このようなアメリカ医師会の政治力は、その集票力や集金力だけに起因しているのではなく、第二次世界大戦をはさんで民間医療保険が拡大したこと、そして戦後政治が保守化したこともその背景に大きく影響していた。

第3章　民間医療保険の拡大と変容

一九四〇年代の戦時と戦後再建期に起こった民間医療保険の拡大によって、アメリカ医師会など利害関係者は、民間保険を中心とした医療制度を維持していくための政策選好を持つようになった。そして民間保険は、一九五〇年代に雇用を通してより多くの人々に普及していった。しかし、これで医療制度改革の必要性がなくなったわけではない。なぜならば、高齢者など、雇用を通して保険に加入できない者たちの問題が残っていたからである。

一方、戦後、時間が経つにつれ民間医療保険も少しずつ変容した。民間保険者間の加入者獲得のための競争が激しくなり、その結果、民間保険プランの内容に変化が出てきた。大企業は比較的被用者の年齢が若く、また被用者数も多いため、民間保険者は優遇する。他方、中小企業や個人で加入する者への保険は、その分保険料が割高になった。このような動きが特に顕著になってくるのは一九七〇年代になってからだが、五〇年代から少しずつその兆候が見られていた。

さらに、一九八〇年代になると世界経済状況の変化により、大企業の中でも、寛容な給与外手当てを維持することが困難になる企業が出てきた。その結果、伝統的な医療保険プランよりも保険料が安くなるマネイジド・ケアと呼ばれる種類の民間医療保険プランが急速に拡大した。しかし、次第にマネイジド・ケアが患者にもたらす弊害が明るみになっていった。

戦時から戦後にかけて拡大したもう一つの制度である退役軍人医療サービスについても変化が起こった。同サービスは、一九八〇年代まではその質が悪化し続けた。特に多くの軍務関連障害を持つ元兵士を出したヴェトナム戦争後には、退役軍人医療サービスがその受け皿としての機能を果たしていないことが、多くのメディアによって取り上げられた。しかし、一九九〇年代半ばになって退役軍人医療サービスの改革が行なわれた結果、二〇〇〇年代に入るとその効率性と効果において評価が改善していった。

このような民間医療保険と退役軍人医療サービスの制度発展の中で、改革派は皆保険の実現を図るために運動を続けた。しかし、戦後にワグナー＝ミュレイ＝ディンゲル法案によって示された、連邦政府が大きな保険者となるような形での皆保険の実現は不可能であると判断した。そして彼らは、民間保険の適用を受けることができない層を対象とした公的プログラムの創設を選んだのである。戦後の医療制度改革は漸進的、パッチワーク的なものであった。

1　「偉大な社会」と医療保険（一九五三―六八年）

一九五二年の大統領選挙で当選したのは、共和党のドワイト・アイゼンハワーであった。アイゼンハワーは第二次世界大戦のヨーロッパ戦線における総司令官であり、アメリカ市民の中での知名度も高かった。共和党の候補者が当選したのは実に二四年ぶりであったが、アイゼンハワー政権は社会政策においては、基本的にはローズヴェルト、トルーマン両政権で形成された政策を踏襲するという姿勢をとった。そしてアイゼンハワー政権の後を引き継いだのはジョン・F・ケネディ、リンドン・ジョンソンの民主党政権であった。これらの民主党政権はニューディール期に始まった社会政策改革の動きを大きく進め、貧困なきアメリカ社会、ジョンソンのスローガンを借りれば「偉大な社会」を建設しようとしたのである。医療制度改革もその中で両政権における重要課題の一つとされた。

そして一九六五年には主に高齢者を対象としたメディケア、そして貧困者にはメディケイドが成立した。ただ、それは、戦後の雇用主提供の民間医療保険を中心とした構造を抜本的に改めるものではなく、それを補完するものであった。

アイゼンハワー政権と民間医療保険

ヨーロッパ戦線の英雄であったアイゼンハワーは、大統領就任演説で「自由」という言葉を三一回も使用し、その重要性を強調した。彼は、第二次世界大戦で自由主義世界を守ったという自負があり、自由という考え方こそが戦後のアメリカの基軸になることを訴えたのである。「自由は奴隷制に対峙するものだ。それは暗闇に対する光なのである[1]」とする彼の言葉はそれを示している。

ただ、アイゼンハワーは一九二〇年代の「小さな連邦政府」を信奉した共和党大統領に比べると、連邦政府の役割をより広く認めていたといえる。彼は、民主党と共和党の主張の中間に当たる政策を行なう「道の真ん中[2]」を行く選択をしたのである。それはローズヴェルト、トルーマン両民主党政権の下で作られた社会保障政策などは基本的に踏襲するが、さらなる連邦政府権力の拡大につながらないように警戒するということであった。その姿勢は医療分野にも表れていた。

アイゼンハワーは一九五四年の一般教書演説で、次のように、リベラル派が主張する医療制度改革への反対姿勢を示した。「私は医療の社会主義化には断固として反対する。病院サービスや医師サービスの需要の大部分は民間の計画を進めることで解決することができる。ただ、医療費が高騰しており、それが多くの家族に大変な困難を既に強いていることは不幸な事実である。連邦政府はそれを和らげるために多くのことを行なうことができるが、それによって医療の社会主義化が起こることは注意深く避けなければならない[3]」。そしてアイゼンハワーは、医学研究を奨励するとともに、州の保健プログラムへ補助を行ない、そして一九四六年に成立した病院調査及び建設法をさらに拡大して民間病院の建設を進めることで、医療を質的にも量的にも改善させることを提案した(4)。

このようにアイゼンハワーはこの教書で、医療へのアクセスが十分に保障されていないことを認めながら、民主党リベラル派の主張とは異なる方法で対処しようとした。

ここではまず、アイゼンハワーが行なった民間医療保険を奨励する政策を見る前に、一九五〇年代の医療費の増加と民間保険の質の変化について述べる。そうすることで、アイゼンハワーの政策が民間保険の発展の中でどのような意味を持ったのか、より明確に理解できるからである。

一九四〇年代末から五〇年代にかけて起こっていたのは、医療費の増加と民間医療保険の拡大である。一九四八年には国家の医療支出は七六億ドルだったのが、一九五八年には一六四億ドルに膨らんだ。医療費の増加の原因として重要な事柄の一つは、放射線治療機器などをはじめとする医療技術の発達である。しかし、病院調査及び建設法によって病院の絶対数が増えたことも医療費増大の背景として重要である。さらに、この法律のために地域によっては、病院ベッド数が過多となり、病院は激しい競争の中でより費用がかかる医療器具を揃えたり、また医師などの医療従事者を雇うために、より高い人件費を払うなどの対処をせざるをえなくなったことも、医療費がかさむ原因となった(5)。

医療費を増加させるもう一つの原因は、民間医療保険が拡大したことで実際に医療を利用する人が増えたことである。一九五〇年代の一〇年間で病院保険に加入するものは五四〇〇万人から一億二一〇〇万人に増加した。医師サービスを対象とする保険も、二二〇〇万人から八七〇〇万人に増加した。そのような状況の中で、非営利のブルークロスは、一九四八年から五八年までにその加入者を三〇〇〇万人から五二〇〇万人に増やし、ブルーシールドは同時期に八〇〇万人から四〇〇〇万人に増加させた。医療保険を持つ人々が増えることで、医療サービスを受ける絶対数も多くなり、さらには入院などの日数も増え、全体として医療費を押し上げる結果をもたらしたのである(6)。

一九五〇年代には民間医療保険の量的な拡大が起こったが、同時にその質的な変化も起きていた。それは民間保険全体がより営利化したことである。この時期は、非営利団体であるブルークロスやブルーシールドの加入者も増えたが、営利保険会社が提供するプランもそれ以上に増加した。ブルーシールドは一九四八年から五八年の間に絶対数としては増加したが、市場占有率は四九％から四四％に減少していた[7]。非営利のブルークロス、ブルーシールドと、営利民間保険会社との競争は、民間保険の質を変化させることになった。

ブルークロスやブルーシールドは雇用グループを対象にその加入者を増やしてきた。しかし、多くのプランでは地域料率制が採用された。すなわち、同じ地域に住んでいれば雇用グループに入っていようがいまいが、基本的には保険料は変わらなかった（ただし、雇用されていなければ、雇用主の負担分も自分で支払う必要があった）。しかし、営利保険会社の多くは、健康レベルが高い特定の被用者グループに割引された保険料を提示することで加入者の増加を図ったのである。どの程度割引を行なうかは、対象グループが使用する医療費を見積もる経験料率制によって決められた[8]。

そうなると、ブルークロスやブルーシールドも対抗するために、同様に経験料率制度の導入を検討せざるをえなくなった。非営利団体ということもあり、公共性を重視するリーダーからは反対の声が上がった。ブルークロスでは、ジョン・マニックスやウィリアム・マクナリーなどが経験料率を採用することに反対した。しかし、非営利団体であっても経営存続を第一に考えなければならない状況下では、競争相手の手法に追随せざるをえなかったのである。カリフォルニア州アラメダ郡のブルークロス・プランの最初の理事長であったフィロ・ネルソンは、理想と現実の狭間の苦しい状況を次のように述べた。「私は（地域料率制に固執する）彼らに反対の立場をとる。なぜならば我々は自立した経営をしていかなければならないし、私たちはこれ（経験料率制）を組織として生き残るために採用しなければならない[9]」。このような経験料率の広がりは、雇用ベースの保険に入る者とその他の人々との格差の広がりを意味していた。

アイゼンハワー政権は、このような民間医療保険の質的変化が起こっている中で医療保険を拡大するための政策を進めたのである。それは、連邦政府の権力の拡大を極力抑えながら民間保険の拡大を促そうという発想に基づいた政策であった。ジェイコブ・ハッカーによると、アイゼンハワーによる政策においては、以下の三つが重要である。

第一に、一九五四年のアイゼンハワー政権による再保険についての提案である。これは、民間保険会社が突発的に多額の損失を被った時に連邦政府が補塡するというものであった。これは民間保険会社に高齢者などのリスクが高い人々への保険提供を促すためのものであった。民間保険会社は、当初は大筋で賛成の姿勢を示していたが、予算が限られていたことと、収支内容を連邦政府に開示させられることを嫌って反対に転じた。さらに、アメリカ医師会やアメリカ病院協会なども再保険の必要性に疑問を呈し、さらには「社会主義的医療」への一歩となると反対した。結局この提案は成立には至らなかった(10)。

この再保険の失敗は、連邦政府の医療分野における権力の拡大に対して、各利益団体が引き続き敏感であったことを示している。アイゼンハワーの提案は新たな公的医療保険プログラムを作ろうとするものではなく、結果的には民間医療保険の拡大を進めようとするものであった。しかし、再保険制度によって民間保険提供者の収支など、その在り方に連邦政府が介入してくるなどということは、彼らにとって認められることではなかったのである。

第二に、一九五四年歳入法である。これによって、雇用ベースの医療保険に関する税の在り方が明らかにされた。それ以前にも、雇用主が被用者に医療保険を提供する際には税控除が認められていたが、立法によるものではなかった。一九五四年歳入法はそれに法的根拠を与えたのである。アイゼンハワーは一九五四年一月の予算教書でこのように訴えた。「明らかにしなければならないのは、雇用主がその被用者を一つのグループとして医療保険を提供する場合には、その費用はその企業の収入として見なされるべきではないということだ。すなわちその分には税が課されるべきではない。この原則は医療サービスと病院サービスに適用され、そして病欠の場合の収入補塡についても全額であれ、部分的な額であれ、同様に適用されなければならない(11)」。この歳入法によって雇用ベースの民間医療保険を提供するための法的環境が整えられた。

歳入法は、連邦政府は再保険の時のように直接の支出をもって医療財政に介入しようとすべきではなく、税制というより間接的な介入の仕方をすべきであるということを示した。ハッカーはこのような税控除について、「税制というだけではなく、明らかに受益者のための社会政策[12]」であると評している。また、クリストファー・ハワードは、このような形での社会政策を「隠された福祉国家[13]」と呼んでいる。このような連邦政府による社会保障分野への間接的な介入の方法は、その後も政策の選択肢として支持を集めていった。

第三に、連邦政府がその職員に医療保険を提供するために、一九五九年に成立させた連邦政府職員健康プログラムである。連邦政府を対象とするプログラムは、公的医療保険によって運営されたわけではなく、民間医療保険が利用された。このプログラムでは、連邦政府職員に、ブルークロスとブルーシールド、カイザー、エトナやその他特定の地域に存在する保険者などがプランを提供する。そして保険の内容には低オプションと高オプションという二段階を設けて、その中から選択させる。ただし、連邦政府は低オプションの保険料の半額を負担し、高オプションに加入する者、さらに重度障害のための保険を加える者については、その分は被保険者の負担となる[14]。

この連邦公務員向けのプログラムと、いわば元公務員である退役軍人医療サービスとを比べると、その性質の違いが明らかになる。退役軍人医療サービスは、自前の公的病院を設立し、自前の医師などの医療従事者を雇った。他方、連邦政府職員健康プログラムは、医療提供体制については民間に任せたのである。連邦政府が果たした役割は、被保険者が支払う保険料の一部を補助する、そして被保険者の選択肢をある程度狭めるということのみであった。このようなプログラムの在り方を、当時のニューヨーク市ブルークロスのJ・ダグラス・コールマンは「規制された競争[15]」と呼んだ。このように政府が一定の補助金を個人に提供し、政府が認める複数の民間医療保険から選択させる方法は、アメリカ医師会が退役軍人医療サービスを抜本的に改革するために一九四〇年代に訴えていたものに近い。この連邦政府職員健康プログラムは、その後民主党リベラル派が公的医療保険による皆保険の実現を訴える時に、共和党の穏健派から出てくる代替案の一つとなる。[16] そして、それが最終的には、オバマ大統領による医療制度改革が依拠した一つのモデルとなるのである。

民主党リベラル派による高齢者向け公的医療保険案

このようなアイゼンハワー政権の民間医療保険を拡大する動きが活発化する一方で、民主党左派は公的医療保険による皆保険の創設を夢見るだけで、それを達成するための具体案を出すことができなかった。ジョン・ディンゲル下院議員は、議会が招集される度に公的保険プログラムの形成のための法案を提出したが、支持を集めることはできなかった。他方、上院ではさらにリベラル派の医療制度改革案への風当たりが強く、アイゼンハワー政権下では一度しか法案が提出されることはなく、それはもちろん通過することはなかった。さらに、一九五六年の選挙に向けて民主党が用意した党綱領でも医療保険について言及されることはなかった。[17] 公的保険による皆保険を目指すリベラル派にとっては絶望的な状況であったのである。

しかし、オスカー・エウィングや彼の下で働いていたイシドア・フォークやウィルバー・コーエンなどは、政治的現実を直視しながら実現可能な改革案の形成に取り組み始めていた。[18] そこで光が当てられたのが高齢者向けの公的医療保険プログラムである。彼らは市民全体を含む公的保険プログラムを一気に実現することは困難であることを認識し、高齢者向けの公的保険プログラムをまずは形成し、少しずつ自らの理想に向けて進んでいくことにしたのである。[19]

トルーマン政権末期には、そのような動きが少しずつ目に見える形になっていた。一九五一年六月にエウィングは記者会見を行ない、社会保障法の枠組みの中で、病院サービスを対象とする保険プログラムを創設する提案を行なった。彼は次のようにその効果を説明した。「それによって彼ら（高齢者）は病院サービス代を支払うために民間の施しや公的救済を求めなくてもよくなる。そして連邦、州、市などの公的扶助のための支出を削減することができる」[20]。ただし、トルーマンの皆保険の提案に対して大きな逆風が吹く時期において、この提案も多くの賛同者を得ることはできなかった[21]。しかし、これは改革派が大規模な改革をひとまず棚上げにして、実現可能な小規模な改革の模索に入ったことを示していた。

高齢者向けの公的医療保険については、アイゼンハワー政権になってからその注目度が次第に上昇していった。ジェイムズ・サンクイストは、それまで医療保険の議論とは直接関係がなかった高齢者問題が政治争点として浮上したことが、その背景にあったと指摘する。高齢者の中の貧困問題は、大恐慌に苦しんだ一九三〇年代から指摘されており、それが一九三五年の社会保障法に高齢者向け年金保険が含まれる背景にもなった。しかし、一九四〇年代になっても高齢者の貧困問題は解決せず、さらに劣悪な住環境、コミュニティからの孤立、そして慢性疾患の広がりなどが指摘されるようになった。そして一九四八年に連邦保障庁の長官が高齢者問題を研究するための委員会を立ち上げ、それを皮切りに全国的にも議論が広まっていったのである。高齢者問題に取り組もうとする声は民主共和両党の議員から上がり、アイゼンハワーも一九五六年三月に高齢者に関する連邦委員会を設立するに至った[22]。

医療問題と高齢者問題をつなげる役割を果たしたものの一つに労働組合があった。民間医療保険の適用が拡大を続ける一九五〇年代において、労働組合はもはや公的医療保険による皆保険の実現は困難であるとし、民間保険が行き届かない人々への公的保障を主張するようになっていた。そしてその中で高齢者に焦点が当てられていくようになった[23]。

しかし、この労働組合の行動の背景には、その内部に抱える問題もあった。労働組合の多くは団体交渉で医療保険の提供を雇用主側から勝ち取ってきた。しかし、それと同時に一つのジレンマに直面していた。それは組合員から組合に対して退職後も就業時と同じような医療保険を獲得してほしいという要求がなされていたことである。これは組合にとってみれば難しい問題であった。なぜならば、その要求を認めたとしても、高齢者医療はその費用がかさみ、それが組合員の負担となる可能性があったからである。そこで労働組合は、労働者を退職後も守ることができ、さらには自らの財政負担を軽減することも可能となる高齢者向けの公的医療保険プログラムの創設に前向きな態度をとったのである。[24] セオドア・マーモアは、労働組合がこのプログラム創設のための「最も強力な圧力の源であった[25]」と評している。

労働組合が公的医療保険について賛成に回るという事態は、医療政策をめぐる政治的争いの構図を変化させた。トルーマンが皆保険を訴えたとき、アメリカ医師会やその他共和党を中心とする保守派が反対運動を行なった。その時に、本来トルーマン案を支持するはずの労働組合が、アメリカ医師会ほど積極的ではないにしろ民間医療保険の拡大を支持する動きを見せた。労働組合の積極的な支持を失った民主党は、この時絶望的ともいえる状況に陥ったのである。しかし高齢者向けの公的医療保険の設立をめぐっては、労働組合は民主党案を支持する側に回った。

アメリカ医師会など反対派にとって事をさらに難しくしたのは、公的医療保険プログラムの対象が高齢者であったことである。高齢者向けのプログラムの方が、労働者向けのものよりも世論の支持を得られやすく、反対派もあからさまに、社会的にも経済的にもより弱い立場に置かれていると考えられていた高齢者を対象とするプログラムの創設に反対できなかったのである。このプログラムの創設を訴えたエウィングは「感情を持った人ならばこれ（高齢者向け公的保険）に反対するようなことは私には想像しにくい[26]」と弱者救済の正当性を主張している。

しかし、このような利益集団内の変化も、連邦議会の立法活動を大きく進めるには至らなかった。その背景として重要であったのは、下院で社会保障など税に関することがらを所轄する歳入委員会の陣容が、保守派で固められていたことである。一九五八年一月からその委員長を務めていたのが民主党のウィルバー・ミルズであった。ミルズは南部アーカンソー州から一九三九年に当選した議員で、リベラル色が強い公的医療保険案については反対の姿勢をとってきた人物であった。社会保障の立法のために最重要である歳入委員会の民主党からの委員長は、社会保障法が議論され始めた一九三三年以降、ずっと保守的な南部州選出の議員が務めていたのである。

コーエンなどを中心とする政権内の改革派は、この歳入委員会の委員の中で法案の提出者になってくれる議員を探していた。最も当選回数が多い順から交渉を始めたが、やっと四番目のエイム・フォーランドから合意を取り付けることができた。歳入委員会で公聴会が開かれるようになると、アメリカ医師会は予算を五倍に増やして反対活動を展開した。そして一九五九年に一七対八でその法案を退けた(27)。

保守派からの対案

このように法案自体は歳入委員会から本会議に上程されることはなかったが、フォーランド法案に関する政治的争いは、一つの副作用を生み出した。アメリカ医師会が反対運動を大々的に展開したことで、高齢者医療問題の注目度はさらに上がり、もはや放置しておくべき問題ではないとの認識が広まったのである。そこで登場したのが、高齢者向け公的扶助プログラムの中に含まれる医療サービスを拡充させるという案であった。

反対派の中には、収入の多い少ないに関わらず強制的に加入させられることが、メディケアの問題であると議論する者がいた。その代表であったのが、下院歳入委員会委員長のミルズであった。彼は、所得調査を行なって貧困であると認められた高齢者にのみ公的医療サービスを提供する政策を成立させれば、問題は解決すると考えた。この案は一九六〇年に下院歳入委員会委員長のミルズと上院財政委員のロバート・カー議員（民主党、オクラホマ州）が提出したカー＝ミルズ法案として形となり議会で成立した。この法律によって、州が高齢者の医療のために支出する総額の五〇％から八〇％を連邦政府が負担する（貧しい州はより高い負担額）ということになった。そして提供される医療サービスには医師サービス、病院サービスから、医薬品、歯科医サービスに至るまで幅広いものが含まれた。ミルズとカーが高齢者医療を福祉プログラムとして位置づけたのには、両者が比較的貧しい州の出身であったということもあった(28)。

当初、アメリカ医師会はこの法案に懐疑的であった。しかし、法案を受け入れることが政治的に有用であることを間もなく認識することになった。ミルズは高齢者医療問題の最も深刻な箇所に対処するこのプログラムを、「将来におけるメディケアの成立を阻む一つの方法[29]」と考えており、当初は懐疑的であったアメリカ医師会もミルズのこの戦略に同調したのである。しかし一九六〇年に行なわれた大統領選挙でケネディが当選したことで、ミルズの思惑は少しずつ外れていくことになる。

ケネディ政権と医療制度改革

一九六〇年代はケネディ大統領の誕生というニュースで幕を開けた。ケネディは宗教的に少数派のカトリック教徒であるという不利な条件を乗り越えて、アイゼンハワー政権の下で副大統領を務めたリチャード・ニクソンを僅差で破って当選した。若くてエネルギッシュなケネディは、多くの人に新たな希望を抱かせた[30]。一九五〇年代、アメリカ経済はおおむね順調に成長していたが、国外でもソヴィエト連邦が計画経済によって経済成長を続けていた。また一九五七年一〇月にはソヴィエトが世界初の宇宙衛星の打ち上げに成功したという衝撃のニュースが報じられた。この通称「スプートニク・ショック」と呼ばれる出来事によって、アメリカは科学技術分野で世界最先端を走っているという考えが打ち砕かれた。ケネディ大統領はそのような時期に登場したのである。

ケネディは、民主党の全国党大会における指名受諾演説で「ニューフロンティア」という考え方を示した。彼は、次のように述べた。「(世界を開拓しそこに自由を広めるための) 戦いはすべて終わったという人もいるだろう。(……) しかしここに集まっている人たちは誰もこんな考えに同意しない。なぜならば問題の多くは解決されていないし、すべての戦いに勝利しているわけではないからである。私たちは今日『ニューフロンティア』の際に立たされている。一九六〇年代のフロンティアは、知られざる機会と苦難に直面するフロンティアであり、すべてが明らかになっていない希望とすべてが明らかになっていない脅威に直面するフロンティアである[31]」。ケネディはこのようにフランクリン・ローズヴェルトから続く民主党の伝統を引き継ぎ、社会改革の必要性を訴えたのである。

一九五〇年代は、アメリカの人種関係も少しずつ変化しており、大きな社会的変化も予見されていた時期である。

一九五四年五月に最高裁は、ブラウン対教育委員会判決で、公教育の場での人種隔離政策は違憲であるとの判断を下した。これは、一八九六年に最高裁で下されたプレッシー対ファーガソン判決で認められた、人種によって分離されていたとしても、その施設や待遇が同様なものであればよいとする「分離すれども平等」という方針を否定するものであった。それに反対した南部州の白人指導層は、黒人が白人と同じ公立高校に通うことを阻止するための措置をとった。それに対して連邦政府は連邦軍を送り、人種統合を強制的に実現させた。黒人問題は、それまで北部州に住む白人の多くにとっては遠い場所での現実感のないものであった。しかし人種差別をめぐる騒動がテレビで報じられ、さらには人種差別撤廃運動が全国的に広がっていく中で、黒人問題が南部の問題ではなく全国的な問題へと変化してきたのである。(32)

また、順調に見える経済発展の中に問題が潜んでいることが指摘されるようになったのも、一九五〇年代末頃からである。一九六二年に刊行されたマイケル・ハリントン著の『もう一つのアメリカ』(33)は、黒人など少数派に比べ裕福であると考えられていた白人の中に、何世代にもわたって貧困に苦しむ層がいることを明らかにした。そして、貧困問題は、白人の問題としても黒人の問題としてもその関心が高まっていったのである。

このような文脈の中で、ケネディは一九五〇年代にずっと議論されてきたメディケアの実現にも、力を注ぐ約束をした。ケネディは、一九六一年一月三〇日に行なわれた一般教書演説で次のように述べた。「医学研究は驚くべき成果を出してきた。しかしこの成果は多くの人々の手の届かないところにある。なぜならば（特に高齢者の）収入が不足し、病院のベッド、介護施設、そして医師や歯医者が不足しているからである。社会保障法の枠組みの中で高齢者に医療サービスを提供し、そして施設や人員の供給を拡大する政策は、今年中に実施されなければならない」(34)。ケネディの登場によって、メディケアを成立させようとしてきた改革派は新たなエネルギーを得ることになった。

ただし、ケネディの当選は、議会の民主党リベラル派を大幅に増やしたわけではなかった。一九六一年、保健教

表 2　高齢者医療における 2 つのアプローチ

	社会保障アプローチ（キング＝アンダーソン法）	福祉アプローチ（カー＝ミルズ法）
受益者	社会保障法が適用されている高齢者	65 歳以上で医療費の支払いに困難をきたす者（社会保障法適用外の者も含む）
給付内容	病院と養護施設におけるサービス	医師サービス，歯科医サービス，病院サービス，養護施設サービス，医薬品など包括的給付
財　源	社会保障税（逆累進的）	連邦所得税（累進的）と州のマッチング・ファンド
運営形態と給付基準	社会保障庁によって全国的に統一された基準を基に運営	州によって基準が異なり，州やその下位政府が運営を行なう

出典：以下を基に作成。Theodore Marmor, *The Politics of Medicare* (New York : Adline, 1970), 35.

育福祉省は、メディケアに確実に投票する議員の数を一九六と予測していた。これは単純過半数を取るには、二三票足りない数字であった。さらに下院歳入委員会においては、引き続き委員長であったミルズをはじめ二五名いる委員のうち一六議員が反対の姿勢をとっていた。南部民主党議員と共和党議員の保守連合は、一九六〇年の選挙を経ても崩されることはなかったのである。[35]

　しかし改革派は、メディケア成立のための動きの速度を緩めることはなかった。一九六一年二月、下院歳入委員会における賛成派のクリントン・アンダーソン議員（民主党、ニューメキシコ州）と上院財政委員会のセシル・キング議員（民主党、カリフォルニア州）がメディケア法案、通称キング＝アンダーソン法案を提出した。その内容はフォーランド法案に類似しており、受給資格基準は公的高齢者年金保険のものを用いた。しかし、フォーランド法案と違って、アメリカ医師会などからの反対の可能性を考慮に入れ、医師サービスについては排除することをより明確に示した。[36]法案提出者の二人はそれぞれの委員会で上位委員ではあったが、メディケアのような論議を呼ぶ法案については、ミルズのような強大な影響力を持つ議員が法案提出者になることが通例であった。また福祉方式のカー＝ミルズ法が先に成立していたこともあり、それがメディケアの成立のための障害になると多くの人に考えられていた（両者の違いについては表2を参照）。すなわち、社会保障方式のメディケアを支持する者は、カー＝ミルズ法を覆さなければならないと考えられていたのである。その意味ではキング＝アンダーソン法案の先行きは明るいものではなかった[37]。

他方、カー＝ミルズ法を支持する者にとっても、その執行過程において問題点が明らかになり始め、そのことも反対派を勢いづけた。カー＝ミルズ法は、州が行なう、経済的に困窮状態にある高齢者を対象とした医療サービスに対してマッチング・ファンドを提供するというものであった。問題の一つは、州のプログラムへの参加が任意であったため、一九六三年になっても五〇州のうち三二州しか参加していなかったことである。二つ目の問題は、連邦政府が出す助成金に、州によって大きな差が出てきたことである。カリフォルニア、ニューヨーク、マサチューセッツ、ミシガン、ペンシルヴェニア州などの比較的裕福な州のためにカー＝ミルズ法の予算の九〇％が使われている実態が明らかになってきたのである[38]。

しかし、法案提出者のカーもミルズもこのような問題が起きることは想定しており、批判が起きるとすぐさま反論した。カーは雑誌『ナショナル・ビジネス』のインタビューにおいて、カー＝ミルズ法の優れている点として、その給付内容が医師サービスや病院サービスから医薬品までを含み、包括的であることを主張した。そしてキング＝アンダーソン法案は「主に病院や養護施設の支払いのみを提供するだけである[39]」と述べた。

アメリカ医師会もカーやミルズの側に立って、キング＝アンダーソン法案への攻撃を行なった。下院の公聴会で、アメリカ医師会はこの法案を「不必要だというだけではなく、アメリカの医療システムを支える基本的な理念への脅威となる[40]」と訴えた。そして、州が大きな決定権を持つカー＝ミルズ法との対比を行なうよう、次のように述べた。「メディケア法案は、実は『フェディケア（Fedicare）』なのである。それは官僚による高費用な策謀であり、非道徳的な医療であり、そして予算的にも均衡が取れていない[41]」。

この二つの政策をめぐる議論の行方は、ケネディ大統領の判断に委ねられた。メディケアは、ケネディにとって重要な政策ではあった。しかし、彼には大統領として他にも取り組まなければならない政策があった。例えばケネディは、ニューフロンティア政策の一環として税制改革や貿易に関する規制の変革を訴えており、それらを達成するためには、下院歳入委員会で大きな権力を握るミルズの協力を得ることが必須条件であった。そのような状況で今後の政権運営のことを考えると、ミルズの反対を押し切ってメディケアの成立を推進するようなことはできなかった。メディケアの成立を政権の目標の一つとして船出したケネディではあったが、一九六一年の時点ではそれをあきらめざるをえなかったのである。(42)

一九六二年の議会選挙の結果は、民主党が下院で二五九議席（一九六〇年には二六三議席）、上院で六六議席（一九六〇年には六四議席）を獲得して上下両院で多数党を維持した。しかしこの選挙でリベラル派議員の数が急増したわけではなく、メディケアを進めたい改革派の困難な状況に大きな変化はなかった。ただし、下院歳入委員会の新たな議員を選出する際には、反メディケアの議員を選ばないということが行なわれた。その結果、歳入委員会における反メディケア議員は減少し、賛成派委員の数は多数派となるまでに、あと一票というところにまでいった。他方、上院はキング＝アンダーソン法案に対して基本的には賛成多数であったため、あとは下院でメディケア成立のための条件が揃うかどうかが焦点となった。(43)

ジョンソン政権とメディケア及びメディケイドの成立

そこに起こった悲劇がケネディ暗殺であった。一九六三年一一月二二日、その次の年に行なわれる大統領選挙に向けて、ケネディがメディケアを含めた改革案の準備を行なっていた時である。大きな悲しみがアメリカ全土を覆った。しかし同時にその悲劇は「アメリカに利他的な道義心の風を吹き込んだ(44)」。副大統領から昇格したジョンソンはそのような環境下でケネディが進めようとした改革を実現させようと訴えた。それは暗殺直後に行なわれた以下のジョンソン大統領による演説に見て取れる。「一九六一年一月二〇日に、ケネディはアメリカ市民に、我々の国としての取り組みは『これからの一〇〇〇日間に、この政権が終わるまでに、そしてこの地球上に我々が存在し続けている間に』終わることはないであろうと言った。『しかし、さあみんなで始めよう（Let us begin）』と彼は言った。今日、新たな決意を胸に抱くこの時、私は全アメリカ市民にこのように言いたい。さあみんなで継続させよう（Let us continue）」[45]。ジョンソンは、ケネディがやり残した改革を実現させることで、ケネディ暗殺という悲劇をアメリカ全体で乗り越えようと訴えたのである[46]。

ジョンソンは一九六四年五月のミシガン大学における演説の中で、アメリカが目指すべき姿を「偉大な社会」の樹立という形で示した。ジョンソンはこのように述べた。「我々が必要だと思うところに進歩が生まれるような社会を作るか、または古い価値観や新しい考えが、勒のない馬の走りのような無秩序な成長の下で混ぜこぜになるような社会を作るかは、あなたの想像力、進取の気性、そして憤りの程度次第である。今こそ、最も金銭的に豊かな国、最も権力を持つ国になるというだけでなく、『偉大な社会』の樹立に向けて動き出す機会なのである」[47]。

さらに一九六四年七月には、いわば建国以来の懸案であったといえる人種差別問題を解消するために、公民権法が成立した。これによって、公共の場において人種差別を行なうことが法的に禁じられた。また、同年八月には「貧困との戦い」のための立法として、コミュニティの再開発や職業訓練を含む経済機会均等法が成立した。一九六四年夏までの、このようなジョンソンの「快進撃」は、同年一一月の選挙でも支持されたのである。

そしてケネディが暗殺されジョンソン政権が発足して約一年後に行なわれた選挙は、まさに改革への動きを大きく進める決定的な選挙となった。大統領選挙は、ジョンソンが共和党候補のバリー・ゴールドウォーターを破って当選した。選挙人の獲得率が九〇・三％にも及んだのに加え、一般得票率が六〇・一％となる一九三二年以降最高の数字であった。まさにジョンソンの地滑り的勝利であったといえる。

ジョンソンの勝利が大差だったということよりも、メディケアの行方を左右するという点で重要だったのが、議会で民主党が大勝したことである。下院では前回の選挙よりも三六議席増やし二九五議席（一九三八年以降最高）

を獲得し、上院では二議席加えて六八議席（一九四〇年以降最高）となった。保守派の共和党議員の多くがこの選挙で落選したのに加え、共和党と共にメディケアに対して反対をしていた民主党の中の保守派議員の多くが、この選挙でよりリベラルな議員に取って代わられたことは、メディケアの成立に向けて追い風となった。早速、新しい議会が招集されると、キング＝アンダーソン法案は上下両院で最初に提出される法案となった。

選挙の結果は、それまで下院でメディケアの成立への大きな障害となっていた歳入委員会にも影響を及ぼした。選挙後に招集された委員会の構成は、民主党議員が一七人、共和党議員が八人になった。これまでは多数党と少数党の委員の数は三対二であった。しかしそれが変更され、議会での構成を委員の数にも反映させるという方式になったのである。そして歳入委員会における民主党リベラル派の勢力は拡大し、メディケアは歳入委員会で可決され、本会議に送られることが確実となった。マーモアは次のように述べている。「一九六四年選挙まではキング＝アンダーソン法案は成立するかもしれないというだけのものであると考えられていたが、それが今や立法が確実なものとなった。残された唯一の問題は、医療保険の立法がどのような形のものになるかということであった[48]」。

このような状況の変化の中、アメリカ医師会は戦略の変更を余儀なくされた。ただし、それまで強硬に反対をしてきたメディケアを受け入れることはできなかった。そこでアメリカ医師会は、福祉ベースの高齢者医療サービスの拡大をより積極的に訴える戦略に出た。そしてこのサービスの拡大を意図する下院歳入委員会の反対派のトーマス・カーティス（共和党、モンタナ州）とシドニー・ハーロング（民主党、フロリダ州）が提出した法案、通称ハーロング＝カーティス法案を支持した。その法案は、州を運営主体とした、財政的に困窮している高齢者に医師サービスなどを含む包括的な医療サービスを提供するものであり、カー＝ミルズ法を拡大するものであった[49]。

これはキング＝アンダーソン法案に対する批判を意識した戦略であった。キング＝アンダーソン法案が基にしたフォーランド法案は、もともとアメリカ医師会などの反対派に配慮して、医師サービスなどをその中から排除した経緯がある。さらに、すべての高齢者を対象とすることが想定されることから、その費用が膨れ上がるのを懸念し、適用されるサービスも限定されていた。そのような状況に対して、民主党リベラル派からもキング＝アンダーソン法案への不満が示されるようになった。アメリカ医師会はそのような批判を利用して、ハーロング＝カーティス法案の対象者を生活困窮者に限定することでその数を減らし、そして提供する医療サービスは包括的なものにするという考えを支持したのである。(50)

しかし、共和党の一部からもう一つ異なる動きが出てきた。共和党の指導部の中には、アメリカ医師会などに同調してメディケア法案に対して全面的に反対したことが、一九六四年の選挙において共和党が大敗した原因の一つであると考えている者がいた。彼らが主張したのは、まずメディケアへの加入を任意とすること、そして医師サービスは、連邦政府職員健康プログラムにおいて民間保険会社であるエトナが提供している保険に似たものを提供することであった。彼らはカー＝ミルズ法の拡大は高齢者の医療問題の解決としては不十分であるとし、さらにキング＝アンダーソン法案への代替案を提案したのである。それがジョン・バーンズ（共和党、ウィスコンシン州）が下院に提出した通称バーンズ法案というものであった。(51)

下院歳入委員会では、キング＝アンダーソン法案、ハーロング＝カーティス法案、そしてバーンズ法案について議論を行うことになった。委員長であったミルズは、もはやカー＝ミルズ法は問題解決のためには不十分なものであることを認めざるをえない状況にあった。

ここでミルズは、保健教育福祉省でメディケアの法案形成に携わっていたコーエンを「驚愕させる」(52)提案を行なった。それは三つの法案を合わせる形で法案を形成する可能性の示唆である。すなわち、(1)社会保障プログラムに参加する高齢者には、病院サービスを提供する公的医療保険への加入を強制する、(2)それには医師サービスも含めるが、それは任意加入とする、(3)生活困窮者に対しては年齢を問わず医療サービスのさらなる拡充をする、というものであった。(53)ミルズのこの行動は、メディケアとメディケイドの成立を自分の手柄にしたいという意図があったといわれるが、(54)いずれにせよこの提案によって、法案の成立に向けて一気に動き出すことになった。この提案は、

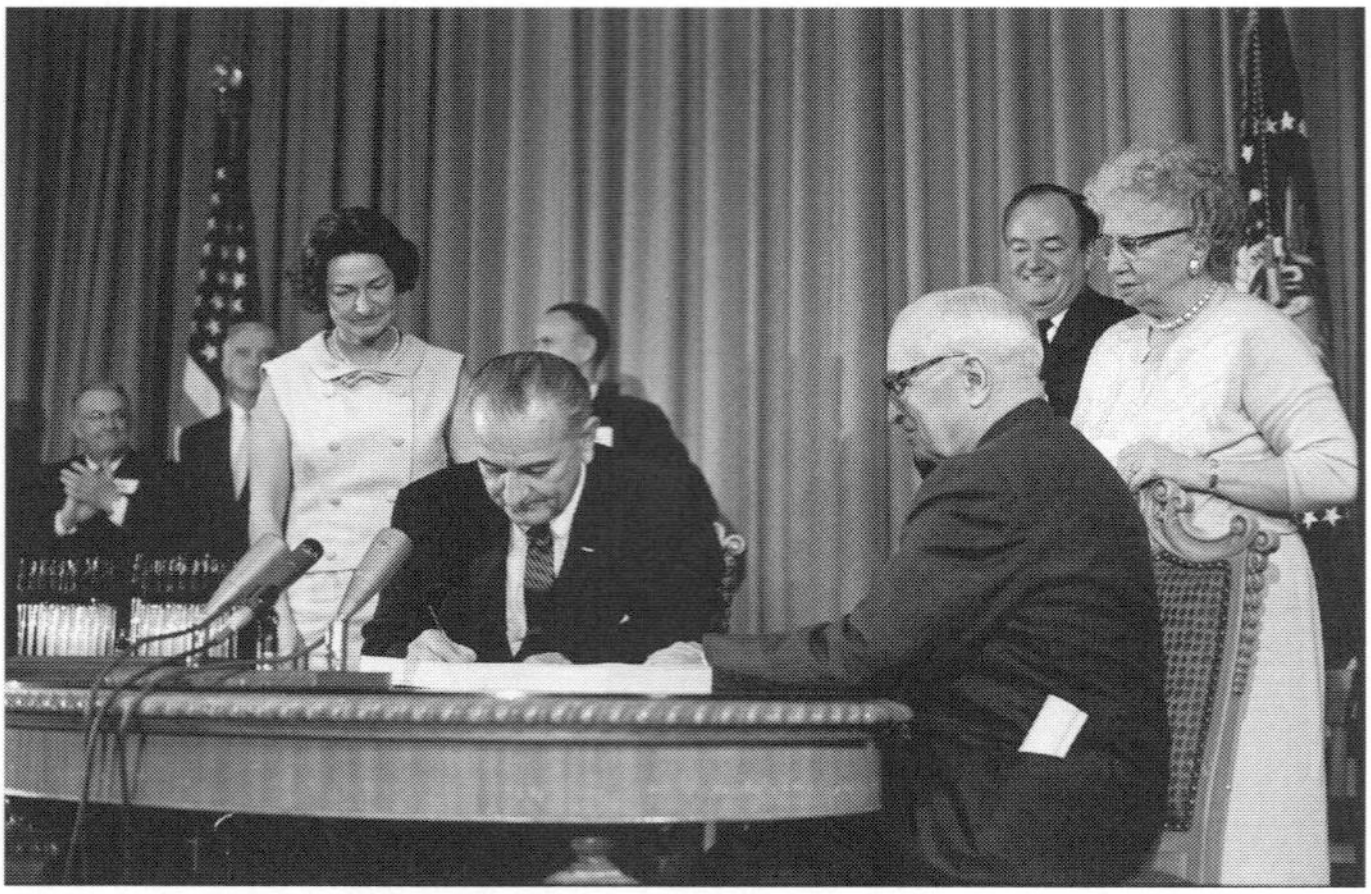

図5　メディケア法案に署名するジョンソン大統領

出典：ハリー・トルーマン図書館及び博物館。
注：隣に座るのはトルーマン元大統領。

民主党のリベラル派、民主党の穏健派、そして共和党の一部からの提案をすべて取り込んだものであったからである。

歳入委員会では党派に沿った投票がなされて一七対八の支持を受け、本会議に上程されることが決定された。その法案は通称ミルズ法案となり、二九六頁にわたるものになった。そしてその法案は下院で三一五対一一五の圧倒的多数で可決され、上院に送られた。下院と比べてよりリベラルな上院では大きな修正が行なわれることなく、法案は六八対二一で可決された。そして両院協議会で両院の法案が擦り合わされたものがもう一度両院で審議され、下院では三〇七対一一六で、上院では七〇対二四で可決された。そして一九六五年七月三〇日、ジョンソン大統領は、約二〇年前に皆保険を導入することができなかったトルーマン元大統領が隣で見守る中で法案に署名したのである（図5）。

トルーマン元大統領は署名式において次のように述べた。「(ジョンソン）大統領、私は長生きして、メディケア法案が今日署名されるのを見届けることができてうれしい。あなたの的確なリーダーシップと、それに前向きに呼応した議会が一緒になって歴史の中でこの日が来るのを可能にしたのだ」。ジョンソン大統領は、それに応える形でこのように述べた。「アメリカ全土が、彼（トルーマン）が与えた希望が多くの市民のみなさんのために現実となるこの時に、彼がここにいるということに対する私の喜びを共有してくれていると思う」[55]。トルーマン元大統領が同席したことは、メディケアとメディケイドの成立がアメリカ医療制度の歴史の中で大きな出来事であることを象徴していた。しかし、トルーマンが約二〇年前に夢見た皆保険の導入が実現したわけではなかった。メディケアとメディケイドの成立は既存の医療制度を補完するものであっても、抜本的に改革するものではなかったからである。

第一に、民間医療保険が行き届きにくい貧困層と高齢者に公的医療保険が適用されるようになったものの、その他多くの人々はまだ民間保険に加入することが期待されるという状態が続いていた。保険への加入が義務化されていないため、民間保険に加入しない、または加入できない者が存在し続けたのである。

第二に、メディケアやメディケイドを運営する過程における連邦政府の権限は限定されていた。トルーマンの提案では、保険料や給付内容を決定する上で連邦政府に大きな権限が認められていた。他方、メディケアやメディケイドにおいては、ハッカーがその役割を「民間医療保険に対する受動的な資金提供者」[56]と評するように、連邦政府の権限は限定されていたのである。

メディケアにおいてはブルークロスやブルーシールドなどの非営利団体をはじめ、その他民間保険者の参加が認められ、さらにメディケアの診療報酬は「合理的かつ民間保険市場に合わせた」額ということにされ、連邦政府がメディケアの診療報酬を抑制するための権限は制限されていた。また、メディケイドは連邦政府と州政府が協力して出資・運営することとされ、州政府に診療報酬や給付内容についての決定権が広く認められていた。そしてアメリカの連邦制の精神を反映して、州のメディケイドへの参加は任意とされた。

このように、メディケアとメディケイドの成立は歴史的な出来事ではあったが、経済的弱者には公的医療保険、その他の人々には民間医療保険という基本的構造は変わらなかった。また、新たな公的プログラムを管理・運営するための大きな権限が連邦政府に与えられたわけではなかった。コリン・ゴードンは、「高齢者（メディケア）と所得審査（メディケイド）の組み合わせは、民間保険にとって最悪な危険性を摘み取るという意味で、民間保険を支えることになった[57]」と、一九六五年に行なわれた改革をまとめた。トルーマンが皆保険の設立を訴えてから二〇年後にジョンソンが祝った医療制度改革は、このように民間保険に依存した医療制度を温存するものであったのである。

しかし、民主党リベラル派にとっては希望もあった。それは、一九六四年の選挙の結果を、戦後間もなくしてしぼんでしまった社会改革への動きが再び活性化したと見ることもできたからである。特に民主党の内部において南部保守派議員の影響力が低下したことで民主党のイデオロギー的な一体感が強まったことは、民主党リベラル派にとっては喜ぶべきことであった。そして、メディケアやメディケイドのように市民から支持を得ることができれば、アメリカ医師会など保守派の反対があっても何らかの改革が実現することが分かった。また、メディケアとメディケイドの成立によって、アメリカ市民の「社会主義的医療」に対するアレルギーが少なくなるのではないかという期待も彼らにはあった。しかし、さらなる医療制度改革を夢見る民主党リベラル派は、アメリカ政治全体の環境が彼らにとってより敵対的なものに変化していることにすぐに気づくこととなる。

2　「大きな連邦政府」の見直しと医療保険（一九六九―九四年）

一九六八年の大統領選挙では、共和党のニクソンが民主党リベラル派のヒューバート・ハンフリーを破って当選した。それまでローズヴェルトによって形成されたニューディール連合は盤石であり、「大きな連邦政府」への支持が続くと考えていた者たちにとっては驚きの結果であった。一九六四年にジョンソン大統領が地滑り的勝利で当選を果たした時には、それからわずか四年後に共和党大統領が誕生するということは予想し難い出来事であったのである。

ケネディ政権、ジョンソン政権では、貧困政策などによって経済的弱者の救済がなされ、公民権法によって人種差別に苦しんできた黒人を救うなどした。ジョンソンはそれによって「偉大な社会」が築かれることを約束した。実際に法律上の人種の統合は進み、貧困問題についても改善は見られた。しかし、一九六〇年代のこのようなリベラル色が強い政策は、七〇年代の反動を生み出した。その原動力となったのは、一九六〇年代を通してアメリカ社会が混乱していったのではないかと感じていた白人たちであった。

連邦政府が貧困政策に積極的に取り組んで貧困率が下がっても、貧困自体が社会からなくなることはなかった。当然といえば当然の事実ではあるが、ジョンソン政権の「貧困との戦い」、「偉大な社会」という大げさなレトリック通りに現実が進まなかったことに失望する者は多かった。

また、一九六〇年代の人種統合についても、法的に人種差別をなくしても実質的な人種差別はなくならないとの不満が黒人から出てきた。それに不満を持った黒人グループは、より暴力的な行為をもって実情を訴えようとした。マルコムXに率いられた運動などは、その代表的なものである。そして、これまでの人種差別社会で既得権益を得ていた多くの南部白人には、これまで支持してきた民主党への忠誠心を低下させることになった。ジョンソンは公民権法案に署名した後に、補佐官に「我々は南部を一世代にわたって失った[58]」とつぶやいたといわれるが、それが現実のものになったのである。

そしてそこに追い打ちをかけたのが、ヴェトナム戦争の泥沼化である。テレビのニュース番組では連日ヴェトナム戦争の悲惨さや、街で反戦デモと警察が衝突している様子が流された。政治的な関心が薄く、デモなどに参加したことのない多くの人々は、それをリビングルームのテレビで見ながら、アメリカという国の行末に不安を感じた。その「静かなる多数[59]」がニクソンの当選を後押ししたのである。

ニクソンは大統領就任式で次のように述べた。「我々は物質的には豊かであるといえる。しかし精神的にはくたびれきっている。（……）我々は、お互いに怒鳴り合うことをやめない限りお互いから学び合うことはできない。我々が静かに話して初めて我々の言葉や主張が聞いてもらえるのだ。そうすれば政府も耳を傾ける。我々は、静かな苦悩の声に、言葉にならない主張に、心の訴えに、疲れきった声に、懸念を示す声に、聞き入れてもらうことをあきらめた声に、耳を傾けるという新たな努力を行なう」[60]。ニクソンは、怒りに満ちたアメリカ社会に疲れ、彼に新たな連邦政府の方向性を示してほしいと願う人々のために働くことを宣言したのである。

ニクソンは国内政策の方向について「新連邦主義」というスローガンを掲げた。これは連邦政府の権力を抑制するものである。ただしこれは、後に述べる一九八〇年に大統領に当選する同じ共和党のロナルド・レーガンのように、連邦政府の存在を否定するようなレトリックを使いながら、市場原理主義を用いて問題を解決しようとするものではなかった。ニクソンは連邦政府の存在を認めながら、その問題解決の仕方を修正しようとしたのである。

民主党リベラル派がジョンソン政権で行なった政策には、旧来の貧困対策や失業対策などとは違って、貧困者を問題解決の計画を作る過程に参加させようとするものがあった。それが意図したのは、経済的な救済を行なうとともに政治的にも動員することで貧困状態から脱出させるということであった。経済機会均等法の目玉政策となったコミュニティ・アクション・プログラムはその代表的なものであった。

貧困政策の対象とならない白人に、このような野心的プログラムに反発する者が出てきた。彼らは、一九六四年にジョンソンが示した「偉大な社会」を作ろうとする考えには賛同した。しかし、連邦政府が、意図的に貧困層、特に黒人を政治的に動員することによって地方の政治権力図が変わってくることに対しては反対する者が多かったのである[61]。そして、それに既述した黒人運動の先鋭化と反ヴェトナム戦争運動の盛り上がりが重なって、多くの中流階級の白人層の間には、連邦政府は正しいことを行なっていないのではないかという印象が広がっていったのである。

一方、ニクソンも、四年前の一九六四年における大統領選挙においてゴールドウォーターが大敗した後に共和党を再建するために、新たな共和党連合の形成を目指さなければならなかった。そこでニクソンはリンカーンの政党（黒人解放をした政党）としてのイメージを一掃し、共和党支持者に黒人を取り込むことをあきらめた。そして南部白人、白人労働者、そしてラティーノを共和党に引き込もうという戦略を採用したのである(62)。

このようなニクソンの試みは医療制度改革の方向性にも影響を与えた。ニクソンは、皆保険を目指すことは支持するが、その方法として、民主党リベラル派が訴えるような単一保険者の公的医療保険プログラムを作るという考え方は否定した。代わりに、雇用主に被用者への医療保険を提供することを義務化すること（以下、雇用主提供義務化）で、皆保険に近づけようとしたのである。

一九七〇年代の民間医療保険

ニクソンが大統領に就任した時の医療制度の状況は、ジョンソン政権が始まった時とは大きく異なっていた。まず、メディケアとメディケイドが誕生したことで、医療リスクが高いグループである高齢者と貧困者が公的プログラムによって保護されることになった。その結果、メディケアとメディケイドの対象とならない人々、すなわち民間医療保険に加入することが可能だと考えられているのに加入していない人々の問題が議論の中心となった(63)。

さらにニクソンは、深刻化する医療費高騰の問題に取り組まなければならなかった。これは戦後間もなく顕在化してきた問題であるが、一九六〇年代末までにさらなる医療技術の革新が起こったことや、アメリカ市民の医療に対する需要が増えたことによって、医療費の増加の速度が早くなっていたのである。

医療費が高騰すると、民間保険者にとっては支出増の圧力が強まる。その結果、民間医療保険の保険料の上昇が起こる。そして民間保険者の中では、できるだけ医療リスクが高い者の加入を回避し、できるだけ医療費がかからない若くて健康な者だけ加入させる、いわゆる「サクランボ摘み」の傾向が非営利、営利の保険者の中でより強まっていった。

特に非営利団体のブルークロスとブルーシールドは苦境に立たされた。ブルークロスとブルーシールドは公共の利益を追求するという設立方針を受けて、「サクランボ摘み」には反対の姿勢を当初はとってきた。しかし、既述したように一九五〇年代までにはブルークロスやブルーシールドは、高騰する医療費と営利保険会社との競争の中で、地域料率制の前提を見直し経験料率制を採用し始めていたが、ますます激しくなる営利会社との競争の中でブルーシールドやブルークロスの中には、もはや存続のためには営利会社のように振る舞うしかないと主張するものが増えていったのである。

このような経験料率制の拡大は、政治的にも重要な意味を持っていた。地域料率制の下では、コミュニティと保険者との交渉などによって保険料や給付内容などが決められた。しかし、経験料率制度では、保険料や給付内容は会社によって、そしてその他自営業者などは個人によって変化することになった。この経験料率制度が持つ政治的意味についてハッカーは次のように述べている。「それ（経験料率制）は、より多くの人々を対象とする公的社会保険を支持する可能性がある層を、さらにばらばらにさせ引き離させた[64]」。このように経験料率制の広まりは、連邦政府による大規模な改革の可能性を低下させる効果を持っていたのである。

民間医療保険には一九七〇年代に入るともう一つ重要な変化が起こった。医療保険市場は一九五〇年代に拡大し競争が激化し、一九七〇年代までには既に供給過剰状態となっていた[65]。そして医療費の高騰を受けて、保険料を負担する雇用主や、保険料の上昇を抑えたい民間保険者によって状況を打開する方策が模索されていた。そこで注目されたのが「マネイジド・ケア」という方式である。

マネイジド・ケアは、医療保険者が医療費を抑制するような仕組みであった。これまでのほとんどの民間医療保険プランでは、医療提供者は医療サービスを提供すればするほど収入を増やすことができるという出来高払い制であった。他方、マネイジド・ケアでは、医療提供者への支払いは、基本的には報酬は患者一人当たりで決められている人頭式であった。医療提供者の中にできるだけ少ない医療サービスによって効果を出そうとする意識を生み出す、というのがこのプランの目的であった。

マネイジド・ケアの起源の一つに、ヘンリー・カイザーが作り上げた前払い制の医療保険プランがある。一九四二年にカイザーが鉄鋼工場をカリフォルニア州に建てた時に、その労働者の健康を向上させるために病院を建設して、労働者に医療サービスを提供した。そこで使用した保険方式が前払い式のものであったのである。まさに「戦争の落とし子[66]」であったプログラムであったが、それは戦後も継続していった。しかし、カイザーによるプログラムは、医師など医療従事者を給与制で雇用したり、割引料金でサービスを提供する特定の医師と契約を結んだりする形式をとったため、アメリカ医師会などは反対の姿勢をとった。

しかしその医療保険プランの仕組みが、一九六〇年代末になって再度注目されたのである。その背景には、医療費の高騰を抑えるためには、医療提供者に何らかの制約を求めなければならないことが明らかになってきたということがあった。また、供給過剰状態の医療保険市場において医療保険者にも、加入者を新規獲得するために、そして加入者を維持するために、マネイジド・ケアによって保険料を抑えようとする動きが見られるようになったのである。

一九七〇年代のメディケア・メディケイド

ニクソンが医療制度改革に積極的な姿勢を示した背景には、メディケアとメディケイドが成立したこともあった。これによって、連邦政府にとって医療費の高騰は、アメリカ市民の財政の問題としてのみならず、連邦政府自身の財政問題として位置づけられるようになったからである。ジョンソン政権は、メディケア設立直後は、基本的には各医療機関が設定してきた診療報酬に見合う報酬を支払うことを強調していた。ロバート・ボール社会保障庁長官は、アメリカ病院協会との会合でこう述べていた。「(プログラムが)意図するものは、医療機関ごとに実費がどれだけ大きく変わろうが、それに見合う報酬を支払うことである[67]」。

しかし一九六〇年代末になるとメディケア関連費用の急速な増大が始まった。ブルッキングス研究所から出された予算に関するレポートにおいて、メディケア関連予算の伸び率は年間六%になり、特に病院サービスの費用がそれを牽引するであろうと予測した[68]。すでに一九六九年には、ラッセル・ロング上院財政委員長はメディケアについて「暴走するプログラム[69]」であると評している。

他方、医療提供者からはメディケアによる診療報酬に対する不満が高まっていった。一九六〇年末には既に病院はメディケアの診療報酬の伸び率がインフレ率よりも低いことに苦言を呈し始めていた[70]。医師たちも、社会保障庁による診療内容や手続きに関する新しいレポートが次々に出されるという事態に直面していた。ロチェスターのブルークロスとブルーシールドを取りまとめていたデイヴィッド・スチュアートは「規制は天候よりも早く変わっていた[71]」と当時のことを振り返る。

メディケイドに関しては、より大規模で議論を呼んだメディケアと比べて、その創設当初は市民、メディア、政府関係者からの注目がほとんど払われなかったといってよい。一九六六年一月一日にプログラムが開始されると、二年間に二六州が、そして五年後までにはアリゾナ州を除く全州が参加した[72]。すると間もなくその費用が州の財政をすぐに圧迫し始めるようになった。連邦政府は参加を決定した州政府に対してその財政状態に応じて五五%から八三%までのマッチング・ファンドを提供するとしたが、免責額や窓口支払いを設定することは事実上禁止されていた[73]。また、メディケイドの受給資格は所得水準で判断されるのではなく、必要とされる医療費によって困窮するかどうかが判断材料にされていた。このような条件を背景にメディケイドの患者は増加し、メディケイドにかかる費用は州の財政を圧迫していったのである[74]。

このように一九六五年に創設された公的医療保険が開始される一方で、一九六〇年代に起こった医療費のさらなる高騰を受けて、民間医療保険の中ではマネイジド・ケアという方式に注目が集まった。出来たばかりのメディケアとメディケイドにおいて費用抑制のために診療報酬や内容についての規制が強化されていった。

ニクソン大統領の医療制度改革案

共和党のニクソンは、連邦政府が単一の保険者となる皆保険制度の創設には反対の立場を貫きながらも、メディケアとメディケイドはそのまま残し、それらの対象にならない人々に民間医療保険をできるだけ拡大するための政策を模索した。そしてニクソンは医療費を抑制しながら医療保険の加入者を増やすために、マネイジド・ケアという医療費を抑制するためのメカニズムを広めるという選択を行なった。それが一九七四年二月六日、ニクソンが議会に訴えた医療制度改革である。

その内容は、まず雇用主提供義務化で、被用者のすべてを保険加入者とすること。メディケアの内容を改善して、これまで含まれなかった医療サービスや手当てを加えること。低所得者には補助金を提供することで医療保険への加入を促すこと。保険の給付内容については、医師サービス、病院サービス、人命に関わる医薬品、検査など、包括的なものであり、子供に至っては一三歳までの歯科医療まで含まれた。そしてマネイジド・ケアの拡大によって医療費の抑制を目指すことなどが含まれた[75]。保健教育福祉省は、マネイジド・ケアの拡大を主張していたミネソタ州の医師ポール・エルウッドの協力を取り付け、ホワイトハウス及び行政管理予算局と連携をとりながら医療保険改革案を作成した[76]。

ニクソンは上院の財政委員会が法案についての公聴会を行なう直前の五月二〇日に、ラジオを通してアメリカ市民に医療制度改革の必要性とその意義を訴えた。「二五〇〇万人のアメリカ人が医療保険に加入していない。そしてさらに何百万人もの人々が不十分な保険に加入しているだけの状態である。(……)一九七四年を、アメリカの医療制度をより良いものに、より効率的にするための新たなきっかけとなる年にすべきだ。(……)アメリカ人に最良のサービスを提供するために、そのようなプログラムは三つの基本的な原則を含まなければならない。それは患者自身が、医師を選ぶ自由を維持しなければならない。それは既存の民間の医療制度の多様性とその能力を壊してその代わりに連邦政府が支配する費用がかかるものを作るのではなく、既存の制度の上に作り上げなければならない。そしてそれは消費者、医療提供者、保険者、州政府などすべての関係者に、医療制度が機能すれば直接的な利益を得られるようにする、ということである」[77]。そしてニクソンは、あらためてこの提案が国家による医療支配ではないことを確認した。「我々の医療制度を社会主義化すべきであると信じている人々がいる。この考えは全市民に医療サービスへのアクセスをもたらすかもしれない。しかしそれは、提供される医療の質を低下させてしまう。それは、我々の医療サービスを提供する者たちが向上心を持つための動機付けを失わせてしまうのだ」[78]。

このようなニクソン側からの提案に対して、ジョン・F・ケネディの弟であるテッド・ケネディ（民主党、マサチューセッツ州）とミルズも独自の医療制度改革案を提出した。それは強制加入を前提とした連邦政府が運営する公的医療保険プログラムの創設であった。これは、アメリカ全市民に包括的医療サービスを提供するために、税金を財源に、連邦政府によって運営される医療保険プログラムである。いわば、メディケアをモデルに対象範囲を全市民にまで広げようとするものであった。

アメリカ医師会は、マネイジド・ケアについては概ね反対の立場をとった。なぜならば、それは医師の自主性を侵害するものであると見られたからである。マネイジド・ケアは効率性を求めるが故に、医師の診療内容についても制限を設けることになり、さらには医師の収入も減る可能性が高かった。しかし、一九七〇年代までに起こっていた医療費の高騰によって、アメリカ医師会と通常は協力して反対運動を行なう産業界の中に、ニクソンの提案に柔軟な姿勢を示すものが出てきた。医療制度改革をめぐる政治的争いが少しずつ変化してきたのである[79]。

ニクソン側とケネディやミルズは妥協案を模索した。ミルズらは、連邦政府が運営する公的医療保険の創設を断念し、雇用主提供義務化を受け入れるための準備をしていた[80]。このことからも何らかの法案が議会を通過するのではないかという憶測が広がった。しかし間もなく医療制度改革の望みは絶たれた。ミルズは下院歳入委員会で法案の内容についての合意が得られないことを理由に審議を中断し、そのまま改革のための審議は進まなくなってしまったのである。

ロバート・カニンハムらが指摘するように、改革が実現しなかった背景には様々な理由があった。まずは一九六〇年代と違って一九七〇年代には、経済成長の減速が顕著になっていた。またニクソンがウォーターゲート事件で辞任に追い込まれた後に副大統領から昇格したジェラルド・フォードには医療制度改革を行なうためのリーダーシップが欠けていた。(81) さらに、「メディケアのマエストロ(82)」であった下院歳入委員長のミルズの政治的影響力も低下していた。(83) 最後に、大統領が共和党である一方で、議会上下両院で民主党多数（下院：民主党二四二議席、共和党一九二議席。上院：民主党五六、下院四二議席）という「分割政府」の状況もミルズの下で意見がまとまらなかった一つの要因であっただろう。

フォードの後、一九七六年に大統領に当選したのは、ジミー・カーターである。彼は選挙期間中には皆保険案について言及することはあったが、結局主導権を発揮して改革を行なおうとはしなかった。彼が大統領に就任した時は、アメリカ経済力の低下がさらに顕著になっていた頃である。日本やドイツの経済発展は目覚ましく、世界市場でアメリカのシェアを奪っていった。アメリカ経済はスタグフレーション、すなわち、インフレでありながら景気は低迷するという状態に陥っており、カーター政権はこれに対して有効な手だてを講じることができなかった。その結果、カーターが当選後に医療政策において行なおうとしたのは、インフレが進む中、既存の医療制度の枠組みで医療費を抑制しようとする政策に限られていた。彼は保険加入者を積極的に拡大するための制度改革には消極的であった。(84)

ニクソンによって改革が唱えられた時は、ジョンソン政権の時に続き、もう一つの「満潮時(85)」がやってきたといえる。しかしこれは実現しなかった。この改革の失敗は、その後の改革案の方向性に影響を与えた。一つは、ニクソン案が挫折した原因の一つであるウォーターゲート事件によって、大統領のみならず連邦政府全体に対する市民の不信感が強まってしまったことである。ニクソンが大統領として権力を濫用しようとしたのを見て、多くの国民は「帝王的大統領(86)」への警戒心を増幅させたのである。

ニクソン案の挫折がもたらしたもう一つの遺産は、その後の改革案の内容についてである。共和党のニクソンから、雇用主提供義務化という改革案が出てきたことは重要な出来事であった。このニクソンの義務化案には、医療保険に関しては任意加入にこだわる共和党の主流派の多くは反対した。しかし、共和党の中でも穏健派の大統領から義務化案が出されたことによって、将来的に民主党との超党派による改革の可能性に小さな光がともされたのである。だがそれ以降、短中期的には闇が深まるばかりだったといえる。民主党内でメディケアを全市民に拡大することで皆保険を達成しようとする動きは続き、他方、共和党の主流派は義務化に対する嫌悪感が強かった。そして、一九八〇年の大統領選挙によって、民主党と共和党の溝は大きく広がってしまう。

レーガン大統領と医療保険

一九八〇年の大統領選挙によってレーガンが選出されたことは、アメリカ政治に大きな変化がもたらされることを意味していた。レーガンは共和党保守派として「小さな連邦政府」を標榜していた。レーガンが政治家として全国的に知名度を上げたのは、一九六四年にジョンソン相手に大敗を喫したゴールドウォーターへの応援演説であった。

既述したように、民主党にとって一九六四年の選挙は、その内部から共和党に近い勢力を減退させる役割を果たした。同じようなことが共和党の中でも起こっていた。ゴールドウォーターは国内・対外政策において保守色が強すぎたことが選挙での敗北につながった。しかし、彼の登場によって共和党の中における保守派の勢力がまとまるきっかけとなったのである。そのような一九六四年の選挙で全国的に有名になったレーガンが一九八〇年に大統領に当選したことは、一九六四年には異端的であると退けられた保守的な考え方が、一六年後には広く受け入れられたということである。

レーガンは、一九八一年一月二〇日に行なわれた大統領就任演説でこう述べた。「我々は歴史の中で最も長期にわたる、そして最も取り除くことが難しいインフレーションに苦しんでいる。それは我々の経済に関する決定を歪め、倹約の精神を持つことを罰するようなものであり、そして若年層や年金受給者である高齢者を打ちひしいでいる。（……）この現在の危機において、政府は問題の解決者ではない。政府は問題そのものである。しばしば我々は社会が複雑になりすぎて、自主では運営できなくなっており、エリートグループによる政府が、市民の、市民による、市民のための政府よりも優れているとつい思ってしまっている。だが、もし我々の中で誰も自分を統治することができないのであれば、我々の中で誰が一体他人を統治する能力があるのだろうか。我々が一緒になって、政府の中であろうが外であろうが、その責務を全うしなければならない」[87]。

レーガンは、アメリカ経済の弱体化は連邦政府の権力の肥大化がもたらしたものであるとし、国内政策における連邦政府の権限を大幅に縮小させることを提案した。それは医療についても同様であった。レーガンは就任演説直後の経済復興に関する議会での演説の中で、次のように述べた。「保健や社会サービス分野だけで、我々が提案している計画で四六五頁分の法律、一四〇〇頁分の規制、そして二万五〇〇〇の場所で七六〇〇もの補助金を現在運営している五〇〇〇人の連邦職員を削減する」[88]。このような主張を行なうレーガンからは、連邦政府の職員を大幅に拡大するような公的医療保険の創設という発想は出てこなかった。

レーガン政権においては、財政的に少しずつ悪化してきたメディケアとメディケイドの費用を抑制するための政策が行なわれた。一九七〇年代から労働省や議会予算局などで医療政策に関わり現在アメリカン・エンタープライズ研究所で医療政策の研究を行なうジョゼフ・アントスは、一九八〇年代に医療政策がより政治化され、その大きな原因となったのはメディケア関連支出の増大であり、特に対ＧＤＰ比で医療費支出が一〇％を超えたことは議論に大きな影響を与えたと振り返る（医療支出の推移については図6を参照）。レーガン政権は、それまである意味では放置されていたといってよいメディケア関連支出を抑制するための方策を進めた。これによって、メディケアの費用抑制の方向性が明確になったということで、アメリカ医師会などは警戒を強め、そして限りある資源の分配を

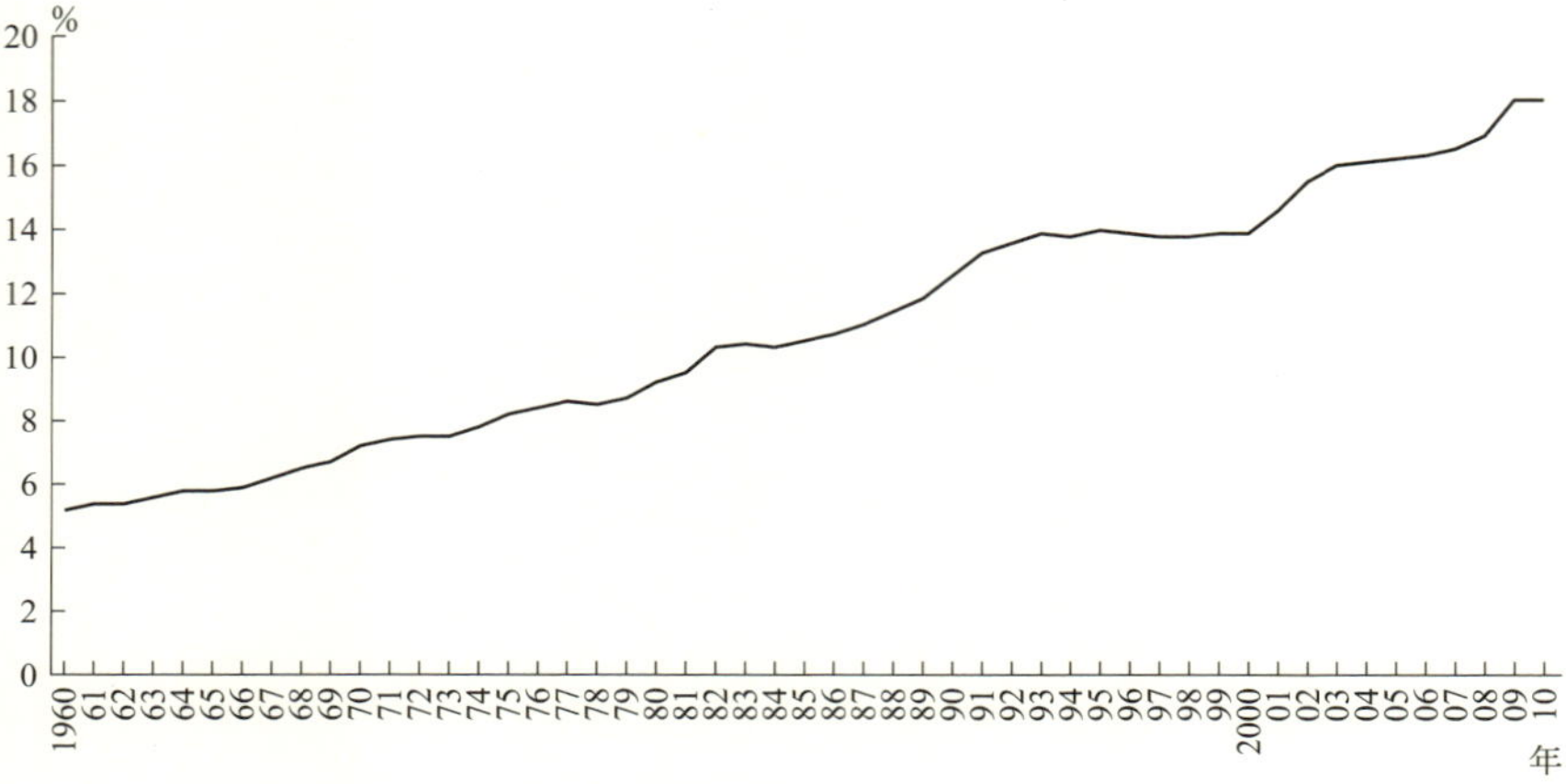

図 6　医療関連支出の変化（1960–2010 年，対 GDP）

出典：以下を基に作成。Centers for Medicare & Medicaid Services, "Historical," http://www.cms.gov/Research-Statistics-Data-and-Systems/Statistics-Trends-and-Reports/NationalHealthExpendData/NationalHealthAccountsHistorical.html, accessed on February 20, 2013.

めぐって一般医と専門医との間で対立が生まれるなど医療提供者の間でも軋轢が生じはじめた。[89]

メディケア関連費用の抑制策の一環として、一九八二年に成立した赤字削減法によって一九八三年メディケアに包括支払い方式が導入された。これは疾病を四六八に分類（診断群分類）し、その治療のために分類ごとに規定した報酬を支払うというものであった。もし医療提供者がその報酬額を超える治療を行なった場合には、医療提供者側がその費用を負担しなければならないとされた。これは従来の出来高払いを前提とした診療報酬制度を見直すものであった。[90]

レーガン政権はメディケイドについても費用抑制のための政策を行なった。それは、連邦政府からのマッチング・ファンドの上昇率に、インフレ率と関係なく上限を設けることであった。また、州政府に対して受給資格を制限することを認め、同時に診療報酬についても州政府がより柔軟に切り下げることができるようにした。これによって、メディケイド受給者も、そしてメディケイドの患者を引き受ける医療機関も減少した。[91]

一九八〇年代後半には、レーガンの医療費抑制策の弊害も指摘されるようになり、民主党議会からメディケアに処方薬を含めるなどの拡充策や、メディケイドの受給者を増やすための方策が提起された。しかし前者は、成立後すぐに富裕高齢者からの反発もあって破棄となってしまい、後者についても妊娠女性に対象が拡大するにとどまった[92]。

最後に、レーガンの登場によって医療政策に宗教的な側面からの議論が強調されるようになった。それはレーガンがキリスト教的価値観を重んじる宗教右派からの支持を受け、彼自身も女性の妊娠中絶に反対する姿勢を明確にとっていたからである。彼のこのような姿勢は、一九七三年のロー対ウェイド判決と関係していた。この判決はそれまで中絶を禁止してきた州法を違憲とし、中絶を女性の権利として認めた。これによって中絶問題が、医療制度改革の議論の中で重要な争点として位置づけられるようになる。

レーガン大統領は、告別演説の中で、アーベラ号に乗ってアメリカ大陸にやってきたジョン・ウィンスロップについて触れ、アメリカにおけるキリスト教的価値観の重要性を強調した。「過去数日の間、私は家の上階の窓の側に立つ度に、『丘の上の輝ける町』について思いを馳せてきた。この言葉はジョン・ウィンスロップによるものであり、彼が想像したアメリカを描写したものである。彼が想像したものは重要であった。なぜならば彼は歴史的に早い時期の清教徒であり、また自由を信じた人だったからである。（……）二〇〇年以上、二世紀以上経った今も、アメリカという国は強く立ち続け、そしてその基盤も強固である。そしてアメリカはいまだに、暗闇の中で人生を行きていかなければならないような状況から逃れようとするすべての清教徒、そしてその他すべての人々にとっての高台のかがり火であり、引きつける存在なのである[93]」。

当時、宗教的観点で問題とされていたのは、メディケイドに中絶サービスを含めるべきか否かということであった。中絶に反対する勢力が成立させたのがハイド修正条項である。これによってメディケイドには中絶サービスが含まれないことが確認された。他方、民主党内ではロー対ウェイド判決を支持する女性がその政治的影響力を強め、女性特有の医療サービスをメディケイドの中にも含めるべきだとする主張を行なっていた。このような双方からの動きはその後も続き、オバマ改革をめぐる議論でも再び登場することになる[94]（第5章第2節参照）。

一九八〇年代の民間医療保険

民間医療保険市場にも一九八〇年代に変化が起こった。一九七〇年代から競争がますます激しくなっていった民間保険市場において、より多くの雇用主が医療費関連費用の削減を行なうようになったのである。アメリカ企業は日本とドイツの台頭による国際競争の激化の中で生き残っていく術を考えた。そして多くの企業が下した決断が、医療保険などの給与外手当ての削減であった。戦後、労働組合との交渉で多くの雇用主が給与外手当ての拡充を行なったが、それが企業の国際競争力を削ぐ原因の一つとなったと雇用主側は捉えたのである。

その結果、より多くの雇用主が被用者への医療保険をマネイジド・ケアに切り替えるようになった。このような流れの中で医療提供者への制約がますます増加していった。ハッカーは次のように述べる。「皆保険の導入失敗とともに進んだ民間保険の拡大は、医療提供者にとっては政府の管理から逃れるための材料であった。しかし医療提供者がその成長を助けた放蕩な医療産業は、彼らが思い通りに動かせるわけではなかった。医療サービスの財政や提供体制に関しては、政府だけでなく企業や保険者もそれぞれの利害を持っている。そして彼ら（民間保険産業）の費用抑制についての懸念は、医療従事者の収入を維持し独立性を維持しようとする動きと調和するものではない[95]」。雇用主の医療関連費用の削減の強化に伴うマネイジド・ケアの拡大は、医療提供者に大きな圧力をかけていったのである。

一九八〇年代に、民間医療保険の間で一つの新たな仕組みが登場した。それは、自社保険の増加である。一九七四年に成立した被用者退職所得保障法は、雇用主が外部の民間保険者から購入する年金・医療保障プランでなく、自らが労働組合と共同で作った信託機関が運営するものを提供すれば、給付内容や準備金に関する州の規制の適用外となるとし、また保険料にかかる州税も免除されるとした。その結果、一九八〇年代半ばには約半数の雇用主提供医療保険が自己保険となり、一九九〇年代前半までにはそれが三分の二にまで増加した。ただし規定によって中小企業が自社保険を運用することは制限された[96]。

このような大企業を優遇するような政策によって、雇用主提供保険プランの中で大企業のものと中小企業のものとの間に大きな質的差異が生じた。またこれは、自営業など個人加入を余儀なくされる層に適用されるものではなく、彼らの保険と大企業の雇用主提供保険との間の溝も広がった。その結果、大企業はその特権を失うことにつながるような改革には反対する姿勢を強めていき、改革のために中小企業、その被用者、そして自営業者との政治的な協力関係を作るのはますます困難になっていったのである。

悪化する退役軍人医療サービス

包括的な医療制度改革に対するレーガンの消極的な姿勢を見ながら、民主党リベラル派はなお急進的な改革の可能性をあきらめずにいた。しかし彼らの動きにとって逆風になる制度発展が起こっていた。それは特にヴェトナム戦争以降、退役軍人医療サービスがその質を悪化させている事実がメディアや研究者の中で指摘され、そしてそれが大きな社会問題となっていたことである[97]。

ロバート・クラインは『傷ついた人々、破られた約束』という本を一九八一年に発表し、多くの退役軍人への聞き取り調査の結果も含め退役軍人医療サービスの実態を明らかにした。クラインは、主要な退役軍人団体の一つであるアメリカ退役軍人障害者協会が一九七九年に行なった会員へのアンケートの結果（約一万三〇〇〇通の回収）を紹介した。その中の四三％が一時間以上の待ち時間を経験し、一五％は三時間以上の待ち時間を経験したことがあると答えた。また、三七％が処方薬の情報が間違っていたり遅れたりする経験があったと答え、二一％が医療スタッフから無礼な態度をとられたと答えた[98]。その背景として、不十分な予算のため医療スタッフが不足している、最新の医療技術の導入が遅れている、政策決定過程に問題があることなどが指摘された[99]。

このような状況は改善されることなく、一九八〇年代末には退役軍人医療サービスの解体論も出た。これを唱えた中の一人が、著名なジャーナリストであったダニエル・グリーンバーグである。彼は一九八七年に退役軍人病院システムの閉鎖を主張した。彼はその理由を次のように述べた。「退役軍人庁の医療分野は、庁の予算二七〇億ドルのうち一〇〇億ドルを使っている。しかし、退役軍人向けの医療がその質において絶賛されることはほとんどない。退役軍人は現代医療の主流に身を置く必要がある。彼らは単に時代遅れで、過度に官僚主義的なシステムに追いやられているのである。さらにそのシステムは費用が高く、危険なほど人員不足で、粗悪なものである」[100]。そして彼は閉鎖されることで節約される一〇億ドルによって、「政府によらない一流の医療」[101]を退役軍人に与えるべきであると主張した。退役軍人医療サービスは、もはや持続可能な状態ではないと彼は結論づけたのである。

このような議論に対して、退役軍人病院の問題はもっと予算を投入すれば解決するという反論を行なう者もいた[102]。しかし時代は、レーガンの登場によって「大きな連邦政府」への懐疑心が広まっていた頃である。また、国際政治においても、ソ連がゴルバチョフの指導の下、市場主義に則った経済改革を行なおうとしていた。このような外的環境の変化を考えると、アメリカの中で「社会主義的医療」といわれてきた退役軍人医療サービスが、もはや持続不可能なものであるという考えが生まれてくるのも当然の流れであったといえる。

フィリップ・ロングマンは、退役軍人医療サービスが医療制度改革をめぐるより広い議論に与えた影響について、次のように述べる。「一九九〇年代半ばまでには、退役軍人病院の評判は地に堕ちてしまっていたことで、保守派は『社会主義的医療』につながるような動きに対する不条理な批判として、それを引き合いに出した」[103]。連邦政府の医療分野における権限を拡大しようとする改革派にとっては、退役軍人医療サービスの運営状態の悪化をめぐる議論は逆風となるものであった。

ブッシュ（父）大統領と医療保険

一九八〇年代後半になると、経済状況はレーガンが大統領に就任した時よりも改善しつつあった。それも後押しになって一九八八年にはレーガン政権で副大統領を務めたジョージ・H・W・ブッシュが大統領選挙に当選した。民主党候補者のマイケル・デュカキスはリベラル色が強すぎるとブッシュ陣営から攻撃され、また大統領候補者討論会での失態などもあり、一般得票率では約八ポイント差、選挙人獲得率では約六〇ポイント差をつけられて敗退した。

ブッシュは、一九八八年の共和党全国党大会での候補者指名受諾演説で、次のように述べた。「八年前この国の経済は瀕死の状態であった。そこに我々がやってきて、緊急の処置を行なった。規制緩和を行なうことで体温を下げ、税率を下げることで血圧を下げた。すぐにその患者は目覚め、自分で歩き出し、そして体力はこれまでにないぐらい強くなった。（……。もし当選したら）議会は私に税率を上げるように圧力をかけるだろう。そして私はそれに対して『否』と答える。また彼らが圧力をかけてきたら、私は『否』と言う。そしてさらに彼らが圧力をかけてきたら、私は彼らに言うだろう。『私の言うことをよく聞きなさい。新たな増税は絶対に行なわない』」[104]。ブッシュはレーガン政権の基本路線を受け継ぎ、規制緩和や減税の継続を訴えながら、医療制度についてもその路線を継承した。

ブッシュは一九九〇年一月の一般教書演説で、医療費を抑制する必要について述べたものの、その後は大規模な改革に言及することはなかった。ところが、一九九二年の一一月に再選のための選挙を控えた同年の一般教書演説で、ブッシュは医療制度改革の必要性についてこう述べた。「本当のことをいえば、選択肢は二つしかない。我々は国営化されたシステムに向かっていくことができる。そのシステムは患者による医師の選択を制限し、連邦政府に独断的な、サービスの消費制限を許す。そして我々が手にするのは長い待ち時間、不十分なサービス、そして巨大な税負担だ。もしくは、我々は我々自身の民間による医療制度を改善することもできる。それには様々な問題があるにせよ、我々は結果的に世界で最高の質の医療を手に入れることができる」[105]。ブッシュは、低所得の家族には上限三七五〇ドルの税額控除（タックス・クレジット）を与え、中流階級にも何らかの補助をすることによって、民間医療保険への加入を促し維持することを訴えた[106]。ブッシュは財政的補助以上の連邦政府の介入には反対したものの、何らかの改革が必要だということを主張したのである。

それまで医療制度改革についてはほとんど触れてこなかったブッシュが、この時期に一般教書演説で医療問題に大きな時間を割いたのには理由があった。それは、一九九一年一一月に行なわれたペンシルヴェニア州の上院議員特別選挙で民主党のハリス・ウォフォードが皆保険の樹立の必要性を訴えることで、一九七九年から八七年まで州知事を務めた共和党のディック・ソーンバーグを破ったことである。ペンシルヴェニア州の上院議員は過去三〇年間ずっと共和党候補者が勝利してきたこともあって、ウォフォードの勝利は全国的にも注目を集め、そして同時に医療制度改革が再び争点として浮上したのである。

クリントン大統領の医療制度改革案

一九九二年の大統領選挙で、民主党からの候補者であったビル・クリントンが、医療制度改革を優先課題の一つとして扱ったことにもこのような背景が影響していた[107]。ただし、クリントンは典型的な民主党リベラル派ではなかった。彼は民主党指導者評議会の一員であり、一九九〇年から九一年にかけてその代表を務めていた。これは、一九八四年にリベラル派のウォルター・モンデールがレーガンに地滑り的な敗北を喫したことに危機感を覚えたアル・フロームなどが設立したもので、ニューディール期以来、民主党内で主流派であったリベラル派の方向性に疑問を呈し、民主党をより中道に近づけようとする動きの中で生まれた。クリントン政権の副大統領となるアル・ゴアや、オバマ政権で上院多数党院内総務になり医療制度改革を推進したハリー・リードも、当選回数一回の上院議員としてこの評議会に参加していた[108]。

民主党指導者評議会というのは、より積極的に市場原理を利用し、連邦官僚が肥大化するのを防ごうとするものであり、クリントンは、この民主党リベラル派とは一線を画そうとする勢力の一員であったのである。クリントンは自らを「ニュー・デモクラット」と呼んで中道路線を押し出すことで民主党予備選挙に、そして本選挙では現職のブッシュ（父）に勝利した。

ただし、クリントンが直面する問題をさらに複雑にしたものがある。それは経済問題であった。ブッシュが、大統領選挙の直前に終結したイラク戦争によってその支持率が急上昇したのにもかかわらず、再選を果たせなかったのは、経済低迷による市民の不満が大きく影響していた。ブッシュが一九八八年に当選してから、経済は低迷を始めた。同年の共和党全国党大会で増税しないことを約束しながら、一九九〇年六月には連邦政府の財政赤字を削減するために増税を行なうことを決定した。『ニューヨーク・タイムズ』紙は「ブッシュ大統領は増税に反対するという誓約を破った(109)」と報じた。そしてブッシュは、経済状況を改善するための有効な手だてを示すことができなかった。

そこに「問題は経済なのだ、愚か者が！（It's the economy, stupid!）」というクリントンのメッセージがアメリカ市民の心をつかんだのである。すなわち、クリントンは、経済状況を好転させる役割を共和党の現職大統領に代わって期待される一方で、これまでの民主党リベラル派とは異なった手段で経済・社会問題に取り組んでいかなければならなかったのである。クリントンはそのような複雑な状況の中で、医療制度改革を最優先政策の一つとして位置づけたのだった。

クリントンは選挙戦中から医療制度改革の内容について、「規制された競争」という言葉を使い始めた。これは、民主党リベラル派がメディケアをモデルにした皆保険を目指すのに対して、市場原理は維持しながら、競争によって消費者が不利益を被らないように連邦政府が市場の管理を行なうというものであった(110)。

規制された競争の起源の一つは、一九五九年にアイゼンハワー政権の時に成立した連邦政府職員健康プログラムである。連邦政府は一定の財政補助を加入者に対して支給し、最低限の給付内容を決め、そして連邦政府が示した指針にあった保険を提供できる保険者を選定する。加入者はその中から自分に合った保険を選択する。連邦政府職員健康プログラムは、その創設以降、共和党穏健派が、民主党リベラル派の皆保険案への代替案としてしばしば引き合いに出したものであった。まさに、中道路線を追求するクリントンがこの中道的な改革案を考慮したのは、自然の成り行きであったといえる。

民主党全国党大会における候補者指名受諾演説は、クリントンのこのような中道路線を示すものであった。彼はまず次のように述べる。「アメリカという国では、医療を受けるということは特権ではなく権利であり、それはすべての市民に当てはまる。（もし私が当選すれば）医療で利益を貪る者たちを攻撃し、そして医療をすべての人々の手の届くようなものにするという勇気をついに政府が持つことになるのだ」。ここまでは市場原理主義に対する怒りを示すことで、民主党リベラル派に訴える。だが、クリントンはさらにこのように続けた。「しかし皆さんは自分がやるべきことはやらねばならない。それは病気の予防、出産前の健康管理、子供の予防接種などだ。これらによってお金が節約され、家族を悲惨な状態から救うことができる」(11)。このようにクリントンは、医療制度改革の必要性を訴えるが、連邦政府の役割の拡大については明言を避けつつ、個人の責任についても同時に訴える、というようにして民主党リベラル派との違いを示したといえる。

一九九三年二月に行なわれた議会に向けての演説において、クリントンは改革の必要性をこう訴えた。「もし今年中に、今から五年間ということではなく、まさに今年中に、我々の医療制度を改革するための大胆な手立てを行なわなければ、経済を強くしようとする我々の努力はすべて失敗するだろう。一九九二年、我々は全収入の一四％を医療に使った。これは世界の他の国と比べると三〇％も多い。それなのに先進国の中で唯一基本的な医療をすべての市民に提供していない国なのだ。現在の傾向を変えなければ、今から二〇〇〇年までの間に増加する赤字の五〇％は医療費ということになってしまう。そうしないと、我々の家族は危険から身を守れず、我々のビジネスは強くなれず、そして我々の政府は財政的な健全さを完全に手に入れることはできない。我々はこれを今年中にやらなければならない」[112]。これによってクリントンは、医療問題を無保険者などの人権問題というよりも経済問題としてより強く位置づけた。そして同じ演説の中で、大統領夫人のヒラリー・クリントンを中心に医療制度改革案を作ることを宣言した。

政権が発足して間もなく、ヒラリー・クリントンを座長とするタスクフォースが大統領直属の組織として始動した。タスクフォースというのはジョンソン政権から多用されるようになったもので、政策形成過程を各種利害関係団体から遠ざけることで、法案を速やかに形成することを目的としていた。クリントンは改革案を一〇〇日間でまとめ、法案提出の準備をするよう指示を出した。なぜならば大統領に就任してから最初の一〇〇日間は、議会からは比較的好意的に迎えられる時期であり、いわゆるこの、「ハネムーン・ピリオド」が終わるまでに改革の方向性を示したかったのである。

しかし、クリントンの思うようには事は運ばなかった。政権最初の課題である予算作成の作業が難航したためである。予算削減を強いられる政権が困難に直面するのはある意味で当然ではあるが、クリントン政権はより難しい政治状況にあったのである。クリントンは中道路線を主張して当選したが、議会民主党のイデオロギー的な構成はほとんど変化しなかった。すなわち、民主党は上下両院において多数党（下院で二五八議席、上院で五七議席）であり続けたが、リベラル派がいまだに大きな影響力を持っており、クリントンが示した予算案に反対する者が多かったのである。このような政党内の対立は、選挙で圧倒的な支持を集めた大統領であれば乗り越えることができるが、クリントンにはそれができなかった。一九九二年の大統領選挙においてはロス・ペローという第三党候補者が現れたこともあり、クリントンは当選を果たしたものの一般得票率は四三％という一九三二年以降最低の数字であったからである。

クリントン政権期までには、かつて南部民主党の保守的な議員が共和党議員と保守派連合を作って、リベラル色が強い政策を行なおうとする民主党大統領の前に立ちはだかった状況とは大きく様相が変わっていた。すなわち、今や中道路線を行く民主党大統領が進めようとする政策に、民主党リベラル派が反対勢力に加わるという状況に変化していたのである。クリントンの予算作成が民主党多数の上院で賛成反対が五〇対五〇となり、ゴア副大統領（副大統領が上院議長）の投票でかろうじて通過したのも、クリントン政権の議会運営の難しさを表していた。

そうした中、タスクフォース内には連邦官僚をはじめ、その他研究者や利益団体の代表などが五〇〇人以上も集められ、テーマごとに部会に分けられて議論が行なわれた。ヒラリー・クリントンが座長、そして実務的な面で指揮をとったのはアイラ・マガジナーであった。タスクフォースはクリントンの側近のジョージ・ステファノプロスなどの主張で、非公開、秘密主義で行なわれた。

当時労働省に勤務していたジョゼフ・アントスによると、連邦政府官僚の多くはこのタスクフォースに「本業そっちのけ」で取り組んだという。「大統領夫人が率いる大統領の肝入りのタスクフォースで働くことは官僚にとっては魅力的な仕事であり、何より民主党大統領で民主党議会の下、多くの連邦官僚の中で念願の医療制度改革がついに行なわれるのではないかという期待が高まっていた(113)」とアントスは振り返る。

しかし、アントスはタスクフォースが立ち上がった時の興奮がまもなく混乱に変わっていくのを政権内部から見ていた。形成チームが大きすぎ、さらには議論をまとめるリーダーシップが欠如し、まるで「議論するだけのグループのようになってしまった(114)」と彼は述べている。予算の審議で手間取っていたことも影響したが、このような内部の事情もあって、当初の一〇〇日間で改革案をまとめるという目標は守られず、タスクフォースが一〇〇〇頁以上に及ぶ報告書を提出して解散したのが五月三一日、そして最終的に改革案の全容が見えてきたのは秋に入ってからとなった。

九月上旬になると『ニューヨーク・タイムズ』紙や『ワシントン・ポスト』紙によって、クリントン改革案の内容が明らかになってきた。その内容は、まず無保険者数を減少させるために、雇用主に対して被用者をアライアンスと呼ばれる地域医療保険購買組合に加入させる義務を負わせる（五〇〇人以上の被用者を抱える企業は自前の組合を設立することができる）。そして医療費を抑制するために、各民間保険者は購買組合にプランを提示することとし、加入者獲得のための競争をさせる。また予算総枠制度を設置し、その数値目標を達成するために保険料などに対する規制を強化する。さらに財政支援として、中小企業や低所得者には政府から補助金を出す。財源はメディケアとメディケイド関連予算の削減と増税によって捻出する、とされた[115]。

クリントンによる改革案が世に示されると、すぐに反対運動が巻き起こった。その中でも有名なのは、民間保険会社の団体であるアメリカ民間医療保険協会による「ハリー・アンド・ルイーズ」と呼ばれるテレビ・コマーシャルである。このコマーシャルにはハリーとルイーズ夫婦が登場する。ハリーは妻にこう言う。「このプラン（クリントン改革案）は私たちに官営の健康アライアンスで医療保険を買うことを強制するんだよね」。そしてハリーは「とんでもなく多くの新しい官僚たちによって運営されるんだ」と続ける。それに対して、ルイーズはこのように返答する。「与えられた選択肢が私たちの好むものでなければ、それは選択肢がないのと同じだわ」。そして両者はこのように結論づける。「彼ら（連邦政府）が政策を決定し、そして私たちは敗北するのね[116]」。

九月二二日、クリントン大統領は正式に改革案を発表するとともに支持を訴えるための演説を行なった。その中でクリントンは、(1)皆保険の確立、(2)平易なシステムの形成、(3)医療費の削減、(4)患者や医師の選択自由の確保、(5)医療の質の保障、(6)市民の責任感の育成、という六つの原則を示した。そして「今こそ、この国の自由のために攻めの一撃を加えなければならない時だ。その自由とは、我が国の医療制度がそれを必要とする時に崩壊してしまっているのではないかという恐怖からの自由なのである」と述べ、改革案への支持を訴えた[117]。

改革案の内容についてクリントンは、超党派の考えに基づくものであることを強調した。クリントンは、改革案は「民間市場の力と、その競争を支える適切な公共政策を結合させる。ただし、もしその競争が特に短期的に機能せずに、（保険の）価格がインフレーションや人口増加の度合いを超えてしまう場合にはそれを制限する[118]」という考えによると述べた。

またクリントンは、改革の中心は雇用主に被用者への医療保険の提供を義務付けることによって、既存の雇用主提供保険制度を強化することであるとした。彼は「この考えを二〇年前議会に最初に示したのはニクソン大統領であった」と述べることで、クリントンの改革案は超党派の考えによるものであることを強調した。そして「それが医療システムの中における責任を確立するための一番公正なやり方であると思う」[119]と述べた。クリントンは連邦政府の権力が肥大化するような改革案ではないことを訴えた。そして第一〇三議会の閉会日に当たる一一月二〇日に、クリントンの医療制度改革法案は正式に議会に提出された。

一九九三年の秋までには、共和党のニュート・ギングリッチ（ジョージア州）は、民主党がどのような改革案を出してきても反対することを決めていた。彼は一九八九年に少数党院内幹事に就任してから共和党を議会多数党にするための方策を模索していた。しかし、共和党穏健派の中には医療制度改革に反対することは政治的に不利、すなわち次の一九九四年の中間選挙に不利となると考え、民主党との妥協を図ろうと考える者も少なくなかった。共和党保守派で改革に反対する者たちも声高に反対を行なうことについては控えようとする風潮があった[120]。

そのような共和党内の雰囲気が大きく変化したのは、実際に改革案が議会に提出された直後である。一二月三日、ブッシュ政権下でダン・クエイル副大統領の首席補佐官であり、その後メディアなどでも影響力を持つ保守派の論客であったビル・クリストルが、共和党議員にメモを送付してクリントン案への徹底抗戦を訴えた[121]。当時共和党の有力議員でクリントン案に反対の姿勢を貫いていたディック・アーミーの下で医療政策スタッフとして働いていたディーン・クランシーは、次のようにクリストルの影響について振り返る。「クリントン案が議題にのぼり始めた時には、民主党の大統領と民主党の議会だったということで、共和党の中にもいわばあきらめムードが漂い、法案に全面反対をするというよりも修正することで対応しようとする者が多かったと思う。でもそこにビル・クリストルが現れて『法案なんか読まないで反対しろ！』と言ったことで共和党が反改革でまとまった[122]」。共和党はクリストルの説得も手伝ってクリントン案への絶対反対のために団結力を強めていったのである。
共和党の反対の理由は主に二つあった。一つは雇用主提供義務化であった。共和党の議員の多くは、企業に対して新たな財政的負担を求めることになるような改革には反対する姿勢をとった。もう一つは、改革に必要な資金をどこから捻出するかということであった。タスクフォースで議論されている段階から、議論に参加していた財務省の経済学者たちから費用計算の信憑性が薄いという指摘がなされていた。そして一九九四年二月になると議会予算局が、医療制度改革に財政赤字を削減する効果は短期的にはないとの試算を発表したことも反対派を勢いづかせ、さらには一般市民の改革案への不信を高めていった(123)。

共和党の指導者の中にはギングリッチをはじめ、クリントン案に強硬に反対することが一九九四年一一月に行なわれる選挙での勝利につながると考える者が多くなった。ただし、下院に対して上院では、超党派による改革の成立の可能性を模索する動きが比較的強かった。上院少数党院内総務のボブ・ドールも民主党との妥協点を探る努力を行なったが、一九九六年の大統領選挙への出馬を考えていた彼は、共和党保守派からの説得に応じて、その姿勢を全面反対へと転換させた(124)。

クリントン案に反対する有力な団体の一つが、全国自営業連合であった。この団体はそれまでは医療政策にあまり関わってこなかったが、クリントン案が中小企業にも保険給付を義務付けていたため反対に回った。中小企業には政府の補助金を約束していたが、それでも負担増になるとして反対運動を展開した。六〇万以上の企業を会員にし、約六〇〇〇万ドルの予算を有する全国自営業連合の反対は無視できるものではなかった(125)。

このような改革に反対する団体が政治的連合を組んだことが重要であったと天野拓は指摘する。例えば、無名連合は全国自営業連合をはじめ、アメリカ民間医療保険協会など、およそ三〇もの団体を含んだ。その他、医療の合理化に反対する市民の会も主要連合の一つであった。このような団体は、クリントン改革案への反対運動を集約しその影響力を強める役割を果たした(126)。

民主党内部からもクリントン案への反対の声が高まった。その一人がドールと共同の法案を提出することを画策していたパトリック・モイニハン（ニューヨーク州）である。彼は民主党のジョンソン政権下の労働省で社会政策の立案に関わり、また共和党のニクソン政権に社会政策担当の補佐官として加わった後に、民主党の上院議員になり、クリントン政権において上院財政委員長という要職を務めるに至るという異色の経歴を持つ人物である。モイニハンは医療制度改革案を成立させるためには、共和党穏健派を取り込まなければならないと考えていた。そのためにはクリントン案の雇用主提供義務化はリベラル色が強すぎると彼は考えた。さらに彼はクリントン案によって連邦政府が負う財政負担が大きすぎることへの警戒心を持っていた。最終的にはモイニハンは「医療危機は存在しない」[127]と宣言し、改革の必要性を否定するに至った。また、民主党リベラル派のテッド・ケネディなどはクリントン案よりもさらに中央集権的な改革案の模索を行なっていた。このような民主党内の分裂はクリントン政権にとって大きな打撃となった[128]。

一九九四年九月二六日、上院多数党院内総務ジョージ・ミッチェル（民主党、メイン州）が記者会見で医療制度改革の議論を終えることを宣言し、この時点でクリントンの医療制度改革の試みは挫折した。この挫折の背景には様々な要因が考えられる。第一に、タスクフォースが大統領の監督の下で集められ秘密主義で法案形成が行なわれたことが、議会からの反発を招くことになった。第二に、医療制度改革を前進させようとしたときに、ソマリアやハイチでの出来事などに対処するために外交政策に時間が割かれた。第三に、クリントンがアーカンソー知事時代の部下からセクハラ訴訟を起こされるという、いわゆるホワイトウォーター事件が起きたことで世論の関心が医療制度改革からそれてしまった。第四に、メディアの報道が民主党と共和党の対立点にばかり注目するなど偏っており、それによって世論が混乱した[129]。

しかし、より長期的な制度・政治的変化の中でクリントン改革を見てみると、クリントン政権が乗り越えなければならなかった障害がいかに大きかったかが分かる。まずは、第二次世界大戦以降拡大した民間医療保険を支える利害関係者がクリントン改革案に抵抗した。保険業界の中には改革によって保険者らが増加することに対しては歓迎するものもいたが、それ以上に医療保険市場への連邦政府の介入が増加し既得権益が侵されることに対する警戒心の方が強かった。

また、マリー・ゴシャークが指摘するように、クリントン改革案に対して労働組合が消極的な態度をとったこともその挫折の背景にあった。主に大規模な企業の労働者を中心として構成される最大の労働組合であるアメリカ労働総同盟・産業別組合会議（AFL-CIO）に加入する者たちの多くは、現状の雇用主提供保険に対する税を含めた優遇措置を維持するために現状維持を志向した。[130] 彼らには、「このまま同じ道を歩き続けることによる代価が、変化による代価よりも高くないかどうか自分自身に尋ねてみなさい」[131] と訴えるクリントンの声は届かなかったのである。

さらにクリントン案は、アメリカ退職者協会というような高齢者団体からも積極的な支持を得ることができなかった。この背景にあるのがメディケアの成立である。メディケアが成立したことで高齢者団体は、その高齢者向けプログラムの拡充が優先事項になり、高齢者以外を対象としたクリントン案については大きな関心を払わなかったばかりか、それがメディケア予算に悪影響を与えることを警戒した。[132] いわば、メディケアの成立によって、皆保険の受益者となるはずの大きなグループがクリントン案を支えるはずの政治連合から離脱してしまったのである。

また、メディケアやメディケイドは一九八〇年に入り、財政負担の上昇と「小さな連邦政府」を志向する共和党政権によって予算削減を強いられた。その結果、メディケアやメディケイドに利害関係を持つ官庁や利益集団が政治的な働きかけを強め、医療政策は一気に政治化した。そして一般市民に映ったのは、創設当初に連邦政府が約束したようには機能していないメディケアとメディケイドの姿だった。さらに、連邦政府がより直接関与する退役軍人医療サービスは、それまでの悪循環がまだ続いており、その廃止案までも議論される中で連邦政府の医療への関与を正当化するのは難しかったといえる。[133]

クリントンが直面した大きな障壁として最後に挙げられるのは、一九八〇年以降の保守化した政治環境であった。クリントン改革案が議論された時は、レーガン政権が「小さい連邦政府」を訴えて登場し政治の保守化が続いていた時期であった。多くの人々には、「大きな連邦政府」がすべての問題の解決者にはならないというレーガンのメッセージがまだ強く残っていた。そのような人々には、いかなる内容であれ連邦政府から皆保険を創設するための案が出てきたことは警戒心を持って受け止められたのである。そのような文脈の中で、クリストルやギングリッチの訴えが大きな影響力を持った。

クリントン改革案の失敗の原因は、高齢者や貧困者などのグループには公的保険が提供される、その他は雇用主提供のものを中心とした民間保険に加入する、そしてそこから漏れる無保険者が少なからず存在する、というアメリカのパッチワーク的医療保険システムが作り上げた制度・政治的制約に大きく帰することができる。加えて、一九八〇年代に強まった、小さな連邦政府を目指し大きな官僚組織を警戒するアメリカの建国の理念を重視する政治的変化が、クリントンにさらなる困難を与えたのである。

ミルトン・フリードマンはクリントン案の挫折を次のように評した。「この政策（クリントン案）を人々に納得させるための『歌詞』は見つけたようだが、受け入れられるために必要な『楽曲』はまだ見つけることができないようだ」[134]。アメリカの社会政策研究者であるシーダ・スコッチポルもハッカーも、アメリカにおいてその後近いうちに大規模な改革が起こる可能性は低いと結論づけた[135]。クリントンの下で皆保険を導入しようとした者たちにとっては、大きな試練の時期を迎えることになったのである。

ただ、クリントン改革案をめぐる政治的争いの中で、改革派にとっての望みがすべて絶たれたわけではなかった。第一に、アメリカ商工会議所など大企業を会員とする団体が、クリントン案に一定の理解を示したことである。大企業は基本的には政府による規制に対しては懐疑的であることから、皆保険についても反対をしてきた。皆保険への反対が多少にせよ緩和した背景には、大企業にとって被用者への医療保険に関する費用の増大が大きな負担になってきたという事実がある。一九七〇年代から始まったこの傾向は、一九九〇年代までに大企業の業績を大きく圧迫するまでになり、看過できない問題となっていたのである。その結果、当初アメリカ商工会議所はクリントン案の支持を表明したのである。その後共和党や会員からの反発があり、その支持は撤回されたが、一時期であれ賛成の姿勢をとったことは、反対運動の中にも現行の医療制度に疑問を持ち、根本的な改革の必要性を感じている者がいたということを示していた[136]。

それまでは医療制度改革に反対してきたのだが、クリントン案には賛成の意を示した主要団体がもう一つある。それはアメリカ医師会である。アメリカ医師会はブッシュ（父）政権下の第一〇二議会において皆保険導入の動きが議会に出た際に、皆保険導入には基本的に賛成することを明らかにしていた[137]。多くの医師がマネイジド・ケアの広まりによって、診療の内容や報酬について、保険者に対する医師の声が大きく減じられてしまっていることに危惧を抱いていたことが、その背景にある。そして一九九四年七月、アメリカ医師会はクリントン案への賛成を表明した。アメリカ商工会議所と同じように、その後反対派からの強い反発でそれを撤回せざるをえなくなったが[138]、アメリカ医師会のこのような改革に対する「揺れ」は、一九四〇年代後半に自らが主導して形成した、民間医療保険を基礎としたアメリカ医療制度が歴史的に変容したことで、もはや多くの医師たちがその恩恵を感じなくなってきたことを示していた。

3　「一九九四年革命」と医療保険（一九九四―二〇〇八年）

クリントン政権の最初の二年間は、医療制度改革の挫折を含め、多くの人に失望感を与えた。また、その失望感は一九八〇年代以降の保守化の流れと重なり合い、一九九四年の中間選挙における民主党の大敗につながった。選挙の結果、共和党が下院で前回の選挙から五四議席増やし二三〇議席（民主党二〇四議席）を獲得して多数党になった。さらには上院では五二議席（民主党四八議席）を獲得して、前回の選挙から議席を九議席伸ばした。その結果、上下両院で共和党が多数となったのである。一九八〇年にレーガンが当選したことによって共和党保守派の大統領が誕生していたが、その後も議会はほとんどの場合、民主党が多数を抑えており、両院で共和党が多数となったのは初めてであった。このような保守色が強い共和党議会と、民主党中道派のクリントンとの間で行なわれたのは、福祉政策の大幅な縮小・見直しであった。こうした環境の中で医療制度改革も漸進的なものにとどまらざるをえなかった。

「アメリカとの契約」と福祉改革

一九九四年の議会選挙で立役者となったのはギングリッチであった。彼はこの議会選挙に向けて、歴史的に稀に見る戦略で臨んだ。それは、政策方針を示した文章を作成して候補者に署名させるというものであった。アメリカの連邦議員が議会で投票行動をする際に、日本で見られるような党議拘束はない。同じ政党の議員が提出した法案であっても、採決では反対票を投じる議員が多数出現することがしばしば起こる。このような環境では、選挙の時に候補者たちに、ある政策方針に署名を求め、当選後の政策実施への協力を約束させるというのは、通常はありえないことなのである。

中間選挙まで約一ヶ月に迫った一九九四年九月二七日、ギングリッチは「アメリカとの契約」を発表した。そこには、もし共和党が次回の選挙によって多数党となった場合に、議会に提出する法案の内容が記されていた。その中には、財政均衡、治安対策強化、国防強化、中間層向け減税、そして福祉改革などが含まれていた。

「アメリカとの契約」には、その全体の精神についてこう書かれていた。「四〇年にもわたる一党支配の後、今年の選挙は下院に議会の働きを変える新たな多数派を誕生させる機会である。その歴史的変化は、大きすぎで、私的領域に介入しすぎで、そして税金を軽んじすぎる政府の時代に終止符を打つだろう。それはアメリカの家族の信仰を共有し、価値を尊重する議会の到来となるだろう[139]」。

「アメリカとの契約」の目玉は福祉改革であった。一九八〇年以降、チャールズ・ミュレイやローレンス・ミードなどの研究者は、連邦政府による福祉政策は、福祉依存を生み出し、その結果家族を崩壊させたと論じ、既存の政策の代わりに、働く意識を高めるようなプログラムを導入すべきだと主張した。いわゆる「Welfare（権利としての福祉）」から「Workfare（労働義務を前提とした福祉）」への移行を訴えたのである[140]。

この提案は、勤労を重視するアメリカの文化を反映するものであると同時に、既存の福祉政策に不満を持つ白人の心理に訴えるものでもあった。貧困問題は、黒人が多く住む大都市の問題と共に語られることが多かった。高い犯罪率、高い麻薬犯罪率、高いアルコール依存症率、そして世帯主が女性である家庭の割合、これらが貧困問題と結びつけられて語られた。そして「黒人女性が世帯主の都市部に住む家族が、長期的に福祉を受給している」というイメージが定着していた[141]。意識的にせよ無意識的にせよ、福祉削減を対黒人プログラムの削減と重ねて捉える白人がいたのである。

彼らが問題にしたプログラムの一つが一九三五年の社会保障法によって誕生し、一九六〇年代に拡大した要扶養児童家庭扶助（ＡＦＤＣ）である。これは連邦政府が定めた所得を下回りさえすれば無期限に補助が行なわれるという、いわゆるエンタイトルメント・プログラムと呼ばれるものであった。保守派がＡＦＤＣに加えてもう一つ問題としたプログラムがメディケイドである。保守派は、両プログラムを連邦政府から州政府への財政的補助を一定額とするものへ変更することを目指した[142]。

ＡＦＤＣを支えてきたのは、貧困というものは個人の責任というよりは社会全体の責任であるという、ニューディール政策から「偉大な社会」プログラムを通じて前提とされてきた考え方であった。しかし、福祉改革が訴えた福祉受給に労働義務を課すというものは、貧困に陥る原因は個人にあるという考え方を前提にしており、このような前提の転換は社会保障政策全体を大きく転換することにつながる。

議会選挙の候補者に対して、具体的な政策方針を示したものに署名を求めるという異例の戦略によって上下両院で多数党となった共和党であったが、他方、大統領は依然として民主党のビル・クリントンであった。しかしクリントンは、ＡＦＤＣの改革については下院議長になったギングリッチと協力して改革を進めた。そして福祉改革は、一九九六年八月に成立した個人責任・雇用機会調和法となって結実した。それによってＡＦＤＣは廃止され、その代わりに貧困家族一時扶助（ＴＡＮＦ）が作られた。これによって、運営権限の多くを連邦政府から州政府に移管し、またこれまで無期限で与えられてきた生活扶助に五年間という期限が設けられた。[143]

このような民主党大統領と共和党議会とが福祉を大幅に削減する合意を行なうということは、それまでの民主党大統領の下では起こりえないことであったといえる。クリントンは一九九二年の大統領選挙で中道路線を打ち出したが、一九九六年までには、政治補佐官のディック・モリスの助言によって展開された敵対する政党からも政策案を取り入れ超党派的な政策を実現しようとする「トライアンギュレーション戦略」という考え方が、それをさらに後押しした。これによって、クリントン政権の中道路線が確認され民主党の支持層の拡大を目指したのである。

クリントン政権第二期における医療政策

クリントン政権第一期において医療制度改革が挫折したこと、共和党が議会多数となったこと、社会福祉政策において個人の責任というものがより問題とされるようになったこと、そしてクリントン自身が中道路線をさらに押し進めたこと、これらの要因が背景となり、一九九四年以降のクリントン政権は医療制度についても急進的な改革ではなく、共和党議会との間で合意が得られる部分での漸進的な改革を志向するようになった。

一九九六年八月に成立した医療保険の携行性とその説明責任に関する法律（ＨＩＰＡＡ）はその例である。この法律の主旨は、民間保険者が被用者に対して、雇用開始の時点より六ヶ月以内に受けた医療サービスを理由に加入を拒絶するのを原則的に禁止することである。これによって、転職などで新たに雇用主提供保険に加入する際に、既往症を理由に加入を断られる可能性は低くなったといえる。しかし、既往症といっても保険加入より六ヶ月以前ならばそれを理由に加入を拒否することができるため、既往症者問題の根本的な解決にはならなかった。またこれは雇用主提供保険の加入者向けのものであって、自営業者などへの救済にはならなかった。さらにこの法律は、雇用主が被用者の医療保険の提供自体を停止することに対しても解決にならなかった(144)。すなわちこれは、クリントン政権と共和党議会による漸進的な医療改革の例の一つであった。

また、一九九七年八月に成立した州児童医療保険プログラム（ＳＣＨＩＰ。後にＣＨＩＰと呼ばれるようになる）も漸進的な改革の一例であった。これは親の収入がメディケイドの規定よりも少しだけ上回る層の子供を対象とした。このような世帯はメディケイドの対象とはならないが、その多くは民間医療保険を購入するだけの財政的余裕がない状況にあった。まさにＳＣＨＩＰは、無保険者の中で最も救済に値すると考えられるグループを狙って作られたものだったのである。

一九九七年には予算均衡法の成立によって、メディケア・アドバンテージと呼ばれるものも創設された(145)。メディケア・アドバンテージが導入された背景には、メディケアの財政危機があった。これはメディケア加入者を対象とし、彼らに既存の各州が設立するプログラムの代わりに民間医療保険プランに加入することを選択肢として与えるものであった。民間プランには、マネイジド・ケアや伝統的な出来高払い制のプランなど様々なものがあり、保険料は通常のメディケアと変わらないものもあれば、より高くなるものもある。保険料が高くなる場合には、その分は自己負担となる。連邦政府は、メディケア・アドバンテージにおける民間保険の給付内容が通常のメディケアと同等以上になるように規制を設ける。これによってメディケアにおける民間保険者の役割が増大したといえる。

共和党保守派は、メディケイドに関しても、その費用を抑制しながら質の維持も図るものとして、民間医療保険のさらなる活用を求めた。共和党はメディケイドについてもそれをブロックグラント化しようと試みた。クリントンンはそれに対しては断固反対をし、その対立は連邦政府機関が閉鎖されるという騒動にまで発展し、最終的にはクリントンが拒否権を発動した。[146] クリントン政権と共和党議会との間には漸進的な改革については合意できる部分もあったが、改革の全体像についての議論においては埋まらない溝があったのである。

ブッシュ（子）政権と医療保険

二〇〇〇年の大統領選挙は、現職副大統領のゴアと現職テキサス州知事のジョージ・W・ブッシュの戦いとなり、選挙結果が選挙後一ヶ月しても確定しないという異常な事態となったことで、アメリカ国内だけでなく世界中の注目を集めた。最終的には最高裁の判断によりフロリダ州における票の再集計作業が停止され、結果的にブッシュが勝利することになった。ブッシュは一般得票率では負けたが、選挙人数では勝利した。このようなねじれた状況で勝利した大統領は過去に三人しかいなかった。[147]

医療制度改革はこの選挙戦で大きな争点となった。ゴアはクリントン政権による改革の試みが挫折するのを副大統領として渦中から見ていたこともあり、医療制度改革の必要性を訴えた。ただし、彼は一九九三年の改革とは異なる表現で、そしてより穏健な手段での改革を主張した。彼は民主党全国党大会における指名受諾演説で、まずはマネイジド・ケアの一つである健康維持機構（ＨＭＯ）を批判した。「医療提供者になるための免許も持たない、そして神のように振る舞う権利もないＨＭＯの利益追求者たちによって、生死に関わる医療への判断が下されるのは間違っている。今こそ医療についての判断をＨＭＯや保険会社から奪う時である。そしてそれを医師、看護師、そしてその他の医療専門家に与えるのだ」。ゴアは保険者と医療提供者を対峙させながら、連邦政府は医療提供者の味方であることを示唆したのである。そしてゴアは続ける。「医療分野における想像を超える発展が起こっているこの時期に、我々は全市民に対して適正な価格で医療を提供するために戦う。そうすることによって、患者やその他の一般市民が無力で壊れた状態になることはなくなる。我々は皆保険の創設に向けて進んでいく。ただしそれは一歩ずつで、まずは子供から始める。二〇一四年までにすべての子供に保険が適用されるようにする」[148]。このような子供を対象とする皆保険を創設しようという訴えは、クリントン政権における州児童医療保険プログラムの成功から活路を見いだそうとするものであった。

またゴアは、メディケアの改善案も示した。その頃メディケアの問題の一つとして、それが処方薬に適用されていないことがしばしば挙げられていた。なぜ処方薬がメディケアの対象とならなかったのかといえば、メディケアが設立された一九六〇年代には民間医療保険も処方薬を含まないものが多かったためである。しかし、一九七〇年から多くの民間保険に処方薬が含まれるようになった。ゴアは大統領選挙中にメディケアの適用を処方薬にまで拡大することを約束したのである。

ここで重要なのは、民主党の大統領候補であるゴアではあるが、彼はクリントン案のように一気に皆保険に近づけるようなやり方ではなく漸進的な改革を主張したということである。ゴアはクリントンとともに民主党指導者評議会に参加していて民主党リベラル派とは距離を置くグループの一員であった。またゴアは、クリントン案がリベラル色が強いという印象が広がることで挫折したのを見ていた。さらにゴアは一九九四年以降、政治環境がより保守化するのも見ていた。一九九四年以降、共和党は一九九六年、九八年の選挙でも上下両院で多数党の座を守り続けていた。二〇〇〇年の選挙でも民主党がその議席を大幅に挽回することは期待されないような環境にゴアは立たされていたのである。

他方ブッシュは、ゴアの主張の中で子供向けの皆保険の実現については否定的であったが、メディケアの拡大については肯定的な姿勢をとった。ブッシュは二〇〇一年の一般教書演説で次のように述べた。「私の予算案の中で優先されるもう一つのものは、メディケアと高齢者年金保険についての重要な約束を守ることである。我々（議会と大統領）は一緒になって取り組むことになるだろう。アメリカのすべての高齢者が医療サービスについて要求することを満たすために、我々は今後一〇年間でメディケア関連予算を二倍にする。私の予算案では来年だけでメディケアに二三八〇億ドルを費やす。それによって既存のプログラムと低所得者の高齢者向けの処方薬を含むという新たな手当てに資金が提供される」[149]。そしてブッシュ政権が発足して間もなく二〇〇三年にはメディケア処方薬の改善及び近代化に関する法が成立した。これによっていわゆるメディケア・パートDが形成された。

民間保険者のプランを利用したメディケア・パートDはメディケアの量的拡大は果たしたが、連邦政府の権限を大きく強化するものではなかった。ジェイムズ・ブラスフィールドは、このプログラムは市場原理主義的な原則によってメディケアを改革しようとする者たちにとって「おいしい人参[150]」であったと述べる[151]。しかし、一九九四年のいわゆる保守革命を進めてきた共和党の中でもより保守色が強い議員にとっては、ブッシュ大統領のメディケアの大幅な拡充は必ずしも歓迎すべきものではなかった。共和党保守派にとっては、新たなエンタイトルメントの拡大は、小さな連邦政府を追求する彼らの方針と合わなかったのである。

ブッシュは、クリントンが民主党内で一九九〇年代に行なったことを、二〇〇〇年代に共和党内で行なおうとしたといえる。すなわち、クリントンが左によりすぎた民主党を中道に近づけたように、ブッシュは右によりすぎた共和党を中道に近づけようとしたのである。レーガン政権時代から強まったアメリカ政治の保守化の流れの中で、保守派はクリントンの医療制度改革に反対し福祉改革を行なった。これを見て共和党を個人主義、市場原理主義に則って弱者切り捨てを行なうものであると反発する人々も少なくなかった。

このような批判に対して、ブッシュは「思いやりのある保守主義」という考えを政権の中心に据えて中道路線を模索した。ブッシュはこの考えを次のように定義した。「それは助けが必要な仲間たちを積極的に助ける思いやりである。それは、責任と結果の両方を重要視するという意味で保守なのである。そしてこの希望に満ちたアプローチによって、我々は人々の生活に本当の意味での変化を起こすことができる」[152]。ブッシュ政権において政治・広報担当の側近であったカール・ローヴも、アメリカの保守主義が必要以上に自己利益を追求するものとして一般的に考えられているとし、「保守的になるということは、根本的には思いやりのある思想を持つということである」[153]と述べる。

メディケアの拡充は、医療政策分野においてこの「思いやりのある保守主義」の考え方によって正当化されたものであった。共和党の大統領が、高齢者向けのプログラムの拡充を訴え社会的弱者に対する救済の姿勢を示すことで、議会において共和党の多数の座を維持し、さらに支持を拡大していくために、これから増加し続ける高齢者層を取り込むことを狙ったのである。さらには、これによってクリントン政権期から消えることのない医療問題に対して「何らか」の対処をしたということを示すこともできたのである。

他方、ブッシュは貧困層の医療問題や無保険者問題については連邦政府が積極的に関与することを避けた。そしてブッシュはギングリッチが行なおうとしたメディケイドのブロックグラント化を再度試みた。しかし、そうすることによって連邦政府の財政負担を軽減しようとするブッシュの計画は、多くの州知事からの反発を招き、さらに共和党が上下両院で多数といえども民主党の議席数とは僅差でしかなく、その議会で通過する見通しはなかった[154]。また、ゴアがその拡大を主張する児童医療保険プログラムに対しても、ブッシュは冷淡な態度を示した。一〇年のプログラムとして一九九七年に創設された児童医療保険プログラムは、二〇〇七年にその更新と適用拡大が議会で議論されていた。上下両院では超党派の票を集め、これを可決した。これに対してブッシュ大統領は拒否権を発動した。それを受けて議会は法案を修正して再可決したが、またもやブッシュは法案に署名することを拒んだ[155]。このプログラムは、ブッシュが示す「思いやりのある保守主義」の対象とはならなかったのである。

無保険者問題については、ブッシュは次のような対策を示した。「私の予算案は、医療へのアクセスを拡大することを優先する。しかしそれはアメリカ人にどの医師に診察を受けろ、どのような保険内容のものを選べ、というようなことを言うものではない。働くアメリカ人の多くが医療保険に加入していない。我々は、税額控除として払い戻すことによって救済する。（……）そして我々は、医療保険に加入しているが、保険会社が適切な対応をしてくれない、保険金の支払いをしてくれないことなどを心配している人々の懸念についても対処する[156]」。ブッシュは、無保険者問題に対処するために、クリントンが目指した雇用主提供義務化や、公的プログラムの創設などのような形による連邦政府の関与は行なわないことを明言したのである。

二〇〇〇年代における民間医療保険の変容

メディケア・パートDを作った、メディケア処方薬の改善及び近代化に関する法は、他にも民間医療保険の発展に大きな影響を与える政策を含んでいた。それは医療貯蓄口座への税控除を認める条項であった。これは個人が非課税の口座を開設し、そこから日常の医療サービスにかかる費用を出していくというものであった。その口座は、保険料が一般的に割安だが保険免責額が高い医療保険プランと組み合わせることで開設が可能になった。このような保険プランは消費者主導型医療保険と呼ばれる。これは一九九〇年代から試験的に導入されてきたが、二〇〇三年の法律が加入者の増加を後押しした。

消費者主導型医療保険の拡大を支持する者はその利点を次のように主張する。第一に、保険料が安いことである。一九八〇年代以降拡大したマネイジド・ケアが保険料の上昇をある程度緩やかなものにしたとはいっても、上昇し続ける保険料によって多くの人々の家計は圧迫されていき、その中には保険の加入を断念せざるをえない者も出てきた。そのため消費者主導型医療保険は財政的に困難な状況にある者への救済であるとされた。第二に、マネイジド・ケアよりも一般的に患者が医療機関を選択する自由の範囲が広いということである。消費者主導型医療保険は医療提供機関を指定していない場合が多く、その場合には患者は好きな医師、病院を選択することができる。第三に、個人に健康管理の責任を持たせていることである。保険免責額が高いことによって、加入者は医療サービスをむやみに求めなくなる。また、医療貯蓄口座を併せて持つことによって、彼らは自分自身で使った医療費を確認することが容易になり、さらには年度末に残高があれば翌年に持ち越したり退職年金に組み入れたりもできるため、自らの健康に、より気をつけることになるというわけである。最後に、医療サービスのコストを人々が強く意識し、むやみに医療サービスを受けなくなることから、国全体の医療費を削減する効果もあるとされた[157]。

他方、消費者主導型医療保険に反対する者は、医療貯蓄口座への支出を雇用主が負担してくれない場合などは、保険免責分がすべて保険加入者の負担になってしまい、そうなれば、高額の自己負担を回避するために必要な医療サービスを受けなくなってしまうのではないかという懸念を示す。また、消費者主導型医療保険は、患者に自分に必要な医療サービスとは何かについての判断を下す際により大きな責任を負わせることになる。果たして患者に正しい判断ができるのかというのが消費者主導型医療保険に反対する者の懸念である[158]。

雇用主提供保険の中には、このような消費者主導型医療保険に切り替わるものが出てきた。ヘンリー・カイザー・ファミリー財団（以下、カイザー財団）の調査によると、二〇〇六年には雇用主提供保険の四％が消費者主導型プラン（カイザーはＨＤＨＰ／ＳＯ型とする）であったのが、二〇〇八年には八％へ、二〇一二年には一九％に増加した（図7）。保険料が割安というのが、保険料を負担する雇用主や被用者にとっては魅力であった。ただし、財政的に余裕がある企業は加入者の医療貯蓄口座への支出を行なうことができるが、そうでない企業はそれが被用者負担となり、被用者の負担は保険料では軽減されるが、実際の支出は増えるという状況が見られるようになった。

またブッシュ政権期には、ブッシュ自身は積極的ではなかったものの議会の超党派の協力によって、「患者の権利法案」と呼ばれるものが成立することになった。これは民主党のテッド・ケネディ上院議員とジョン・エドワード上院議員、そして共和党のジョン・マケイン上院議員が共同で提案した法案である。これによって、マネイジド・ケアに加入している患者は、含まれるべき医療サービスに対する保険金の支払いがなされなかった場合には、保険者を訴えることができるとされた。

これは一九八〇年代以降急速に成長したマネイジド・ケアの弊害に対するものであった。飽和状態の医療保険業界の中で収益を上げ続け、格付け会社からできるだけ高い格付けがなされるように、医療提供者への給付金を抑えることで黒字を出そうとする動きが強まった結果、様々な理由を付けて保険が適用される医療サービスを限定して

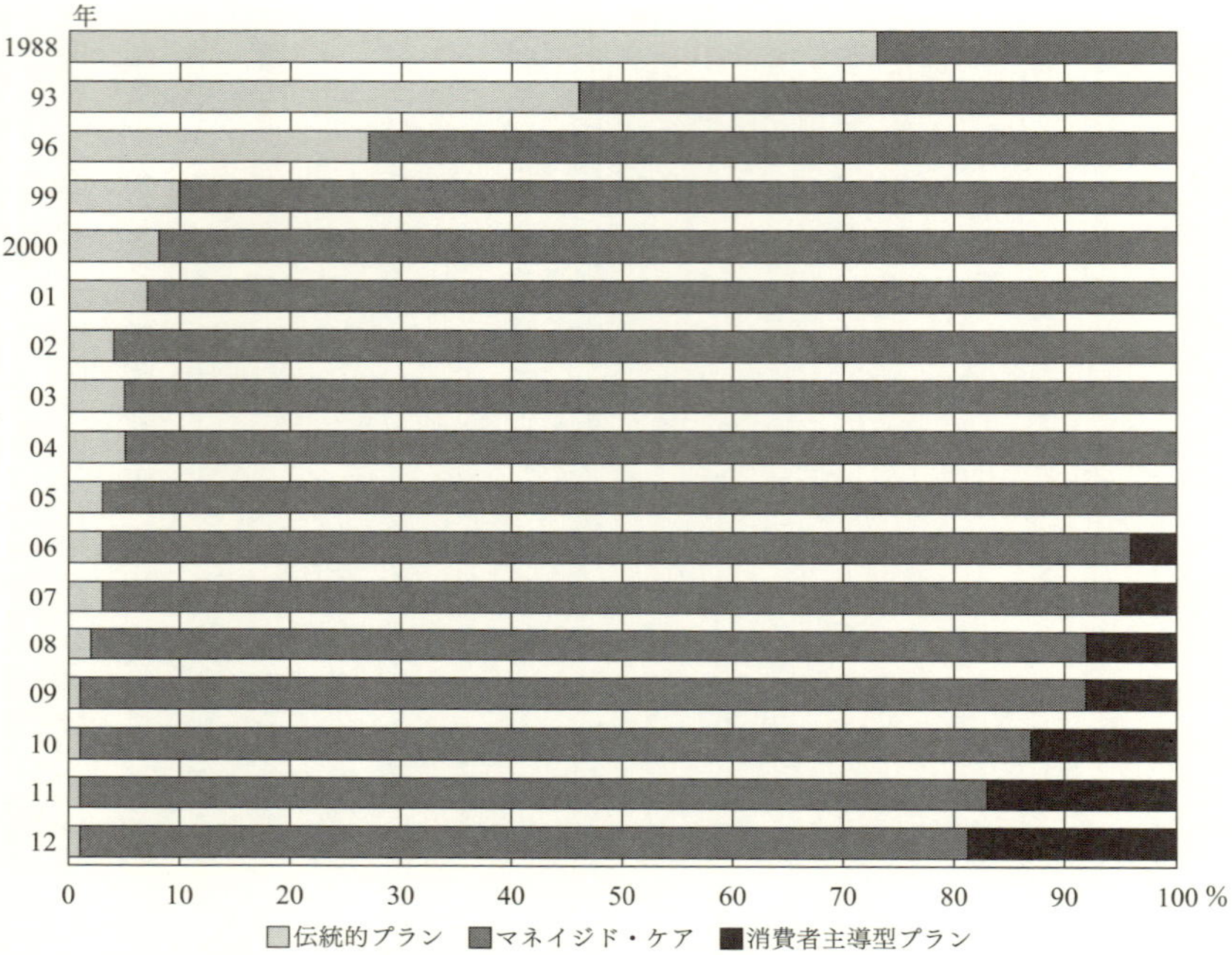

図7　労働者が加入する保険プランの種類の変化（1988-2012 年）

出典：以下を基に作成：Kaiser/HRET Survey of Employer-Sponsored Health Benefits, 1999-2012 ; KPMG Survey of Employer-Sponsored Health Benefits, 1993, 1996 ; The Health Insurance Association of America (HIAA), 1988.

いった。にもかかわらず、それまでのマネイジド・ケアに関する規定では、患者が保険者に対して訴訟を起こすことが困難であったのである。[159] マネイジド・ケアは医療費抑制のために生まれた。しかし、それが行きすぎ、保険者は保険の支払いを渋るようになってしまい、社会問題化したのである。

以上のように、ブッシュ政権期にも医療問題についての取り組みは進んだ。しかし、クリントン政権のように無保険者問題を一気に解消するために、連邦政府が積極的な役割を果たすという考え方は政権内で退けられた。ブッシュ政権の姿勢としては、公的医療保険のメディケアの給付内容に処方薬を加えたということ以外は、基本的に市場原理に基づきながら漸進的な改革を行なったといえる。一九九四年以降、共和党が多数党の座を占め続けた議会からも急進的な改革の声は強まらなかった。しかし、二〇〇六年の中間選挙で民主党が二三三議席（二〇〇四年には二〇二議席）を獲得し二年ぶりに下院で多数となった。そして二〇〇八年の大統領選挙でバラク・オバマが八年ぶりの民主党大統領となり、そして一九九四年以来初めて上下両院で民主党が多数となると、再び無保険者問題その他に大きな変革をもたらそうとする動きが強まっていくのである。

第II部　オバマ改革をめぐる争い

二〇世紀に入ってから約一世紀のアメリカ医療制度の発展を第Ⅰ部ではふり返った。この時期には、皆保険導入の試みが挫折し続けた。他方、皆保険が実現しないが故に、発展した医療制度もあった。ここまで注目してきた主な医療制度は、民間医療保険、メディケア、メディケイド、退役軍人医療サービスなどであった。これらの制度は時にお互いに深く影響し合いながら発展し、そして問題を解決すると同時に新たな問題を引き起こした。

二〇〇八年の大統領選挙で当選したバラク・オバマが医療制度改革を行なおうとした時に身を置かなければならなかったのは、このような複数の制度の層の上であった。オバマ政権は、医療問題で苦しむ人々の声を聞き、既存の制度から生じる問題を解決しようとする知識層をまとめ、そして同時に既存の制度を支える受益者との妥協を行ないながら、改革に臨まざるをえなかった。そして、そこから出来上がった改革は、さらなる論争を巻き起こし、現在も医療制度改革はアメリカ政治の在り方にも大きな影響を与える争点となっている。

第Ⅱ部では、まず第4章で、オバマ改革が形成された背景を、ブッシュ（子）政権下における医療制度をめぐる政治環境の変化、そしてオバマ政権が始動する過程を描きながら明らかにする。第5章では、オバマ改革への反対運動に注目することによって、オバマ改革が置かれた政治的・制度的文脈を再考する。その中でもオバマ改革で最も注目されたといってもよい最高裁判所における合憲性をめぐる争いは、別に第6章で論じる。最後に第7章では、オバマ大統領が勝利を果たした二〇一二年の選挙戦においてオバマ改革がどのように議論されたのかを述べ、二〇一三年秋から冬にかけて行なわれた暫定予算案についての議論や医療保険取引所のウェブサイト問題をめぐる攻防など、二〇一四年に始まった改革の本格始動を前に、どのような瀬戸際の政治的争いが展開されたのかを明らかにする。

第4章　オバマ改革の形成過程

バラク・オバマ大統領は「変革」をスローガンにして当選を果たした。オバマの支持が、特に若者を中心に広がった背景には、ジョージ・W・ブッシュ大統領が進めたイラク戦争をはじめとする対テロ戦争が、アメリカ市民に人気がなかったこともあったが、彼が若く、そして何よりもアメリカ史上初の黒人大統領であったことも、多くのアメリカ市民を熱狂させる重要な理由の一つであった(1)。さらに長期的に見ると、一九六九年のニクソン政権から始まり、一九八〇年代にレーガン政権とともに深化し、一九九四年の共和党議会の登場によって結実したといえる保守化の流れを見直そうとする時期にオバマは身を置いていたのである。

しかしオバマは、具体的にどの政策に優先的に取り組み、どのような変化を起こしていくのかについて、選挙期間中はそれほど具体的に語らなかった。医療制度改革についても選挙戦終盤になると具体的な案を示したが、当選後に最重要課題として扱うかどうかについては明らかにしなかった。唯一明確にしたのは、リーマン・ショックによって破綻した経済を、連邦政府が主導して復活させるということだけであった。

オバマがアメリカで皆保険制度を成立させることができれば、それはオバマ政権にとって重要な業績の一つになり、それによって歴史に名を刻むことは間違いなかった。しかし、もしそれに失敗すると、求心力を失うことになり、その後の政権運営に悪影響を及ぼすことになる。クリントン改革案挫折後のクリントン政権と民主党の混乱を記憶している人々も多かった。

その中で、オバマは医療制度改革を政権一期目の最重要課題の一つとして位置づけた。まさに医療制度改革に政権の命運を賭けたといってよかった。議会を説得するためにオバマがとった戦略は、政策立案の作業をホワイトハウス主導で行なうのではなく、議会に任せるというものであった。これはクリントン案の失敗から学んだことであった。一方、オバマは主に一般市民に改革の必要性を訴えると同時に、議会内の多数派を形成するために議員の説得を行なった。

そして二〇一〇年三月二三日に医療制度改革法は成立した。これが実現されれば皆保険に大きく近づくことにはなったが、改革の中身は、民間医療保険を中心とした医療制度を大きく変更するものではなく、それを補完・補強するものであった。その意味では、メディケアやメディケイドが成立した時と改革の発想は類似しているといえる。

本章では、オバマ改革が成立する過程で、主にオバマ政権と議会がどのように関係し合い、結果的にどのような法案が成立したのかについて論じる。

1　「医療危機」の深化

二〇〇八年に当選したオバマには、医療制度改革のための追い風が吹いていた。まずは、返済能力がない人々に対して住宅ローンを貸し出す、いわゆるサブプライム住宅ローン問題によって、二〇〇七年の夏頃から住宅価格が下落し、二〇〇〇年代初頭から続いた住宅バブルが崩壊したことである。そして、二〇〇八年九月には大手投資銀行のリーマン・ブラザーズが破綻して、それが世界金融恐慌の引き金となるという事態になったことである。サブプライム住宅ローン問題にしてもリーマン・ショックにしても、それらを起こした要因として批判されたのが、ブッシュ政権によるビジネス界への放漫な政策であった。

さらに、医療制度に、より直接関係するものとして、二〇〇〇年代に入って経済全体としては比較的好調を続けていたにもかかわらず、無保険者の数が減少することもなく、低保険者問題が解決することもなかったことである。このようなことからも、一九八〇年以降続いた経済自由主義に基づく政策に、何らかの変更が必要であり、連邦政府の役割を拡大すべきだという雰囲気が強まったのである。[2]

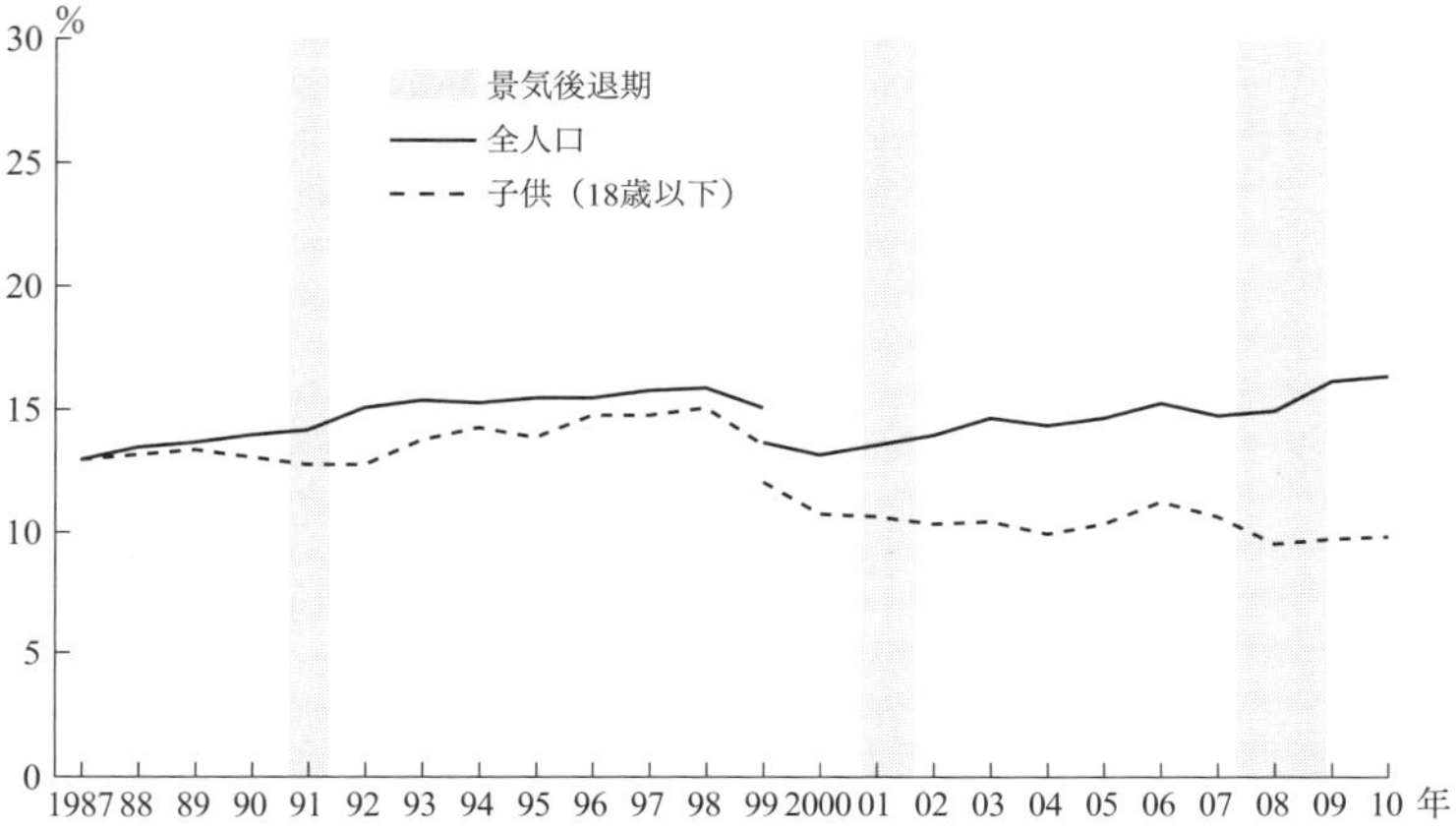

図 8　無保険者の数の推移（1987-2010 年，人口比）

出典：U. S. Census Bureau, Current Population Survey, 1988 to 2011 Annual Social and Economic Supplements.

注：1999 年には，新たに事実確認調査を行なう方法を併用し，その後はその方法を使用したため 1999 年の数字が二つ存在する。

無保険者問題

アメリカ経済は一九九〇年代後半からその状態が改善した。二〇〇〇年四月には、失業率が三〇年ぶりに四%を切った。[3] また、二〇〇〇年代に入って間もなく景気後退が起こったが、すぐに住宅市場が好調になったこともあり全体の経済状態は上向き局面に入った。しかし、表面的には経済は良好な状態が続いていく一方で、無保険者の数が減少しないことが問題視された（図8を参照）。経済指数が上向いても、企業がコスト抑制のために医療保険など給与外手当ての拡充を渋るという状況は続いていたからである。

医療保険の保険料が年々高騰していたことも、雇用主にとっては深刻な問題であった。カイザー財団の調査によると、二〇〇四年に雇用主提供保険の保険料が前年比一一・二%上昇した。そして二〇〇一年と比べると雇用主提供保険の加入者が約五〇〇万人減少したという。[4] 雇用主提供保険の加入者は長期的に低下傾向にあり、それが無保険者の数を押し上げていた。

二〇〇二年には、クリントン政権時に作られた児童医療保険プログラムが期待された効果をもたらしていないことが、『タイム』誌で明らかにされた。その記事の中では、経済低迷による州の財政の悪化により、児童医療保険プログラム関連予算の削減が検討され、その中で疾病を持つ児童が必要な治療や薬を与えられていない、このような状況を解決するためには、より抜本的な改革に取り組むことが重要であると、結論づけられた。[5]

また研究者の中からも無保険者の実態を指摘する著書が発表された。スーザン・セリッドとルシカ・フェルナンドプルは、アメリカ各地で聞き取り調査を行ない、その結果を二〇〇五年に『無保険の国アメリカ』という本にまとめた。その中で、福祉改革によるメディケイド削減に苦しむ低所得者、既往症によって必要な医療が受けられず苦しむ子供、収入が少ないため医療保険に加入できない若者など、多岐にわたって医療問題の深刻さを伝えた。そして、医療保険制度が原因で「死の悪循環」[6]の構造が出来上がってしまい、いったんその悪循環に入ってしまうと個人の努力ではそこから這い上がるのが非常に困難であり、結果的に悪循環から抜け出せない人と、その他の人々との間を大きく切り裂く「カースト制度」[7]が出来てしまっていると指摘する。

その他にも二〇〇七年に、『ニュー・リパブリック』誌の上級編集者であるジョナサン・コーエンは『病』という本の中で、無保険者の問題は、民間医療保険が患者の疾病を予防し治療することよりも、自己の利益を追求するようになったことが原因であると主張した。そしてアメリカは民間保険に依存する医療制度を改革し、連邦政府による単一保険者による皆保険制度を導入すべきであると訴えた。[8]

低保険者問題

無保険者問題に加え、医療問題は雇用主提供保険に加入する者の中にも存在することが広く知れわたるようになった。これは雇用を通して民間医療保険に加入していても、適用される医療サービスが限定されたり、免責額が高かったり、年間の保険給付総額が制限されていたり等が原因となり、保険に入っていてもいったん病気になったら経済的に大きな負担となり、結果的に必要な医療サービスを受けることができないという問題である。

二〇〇二年二月に上映が開始された『ジョンQ』という映画は、この低保険者問題に苦しむ家族を描いている。デンゼル・ワシントン演じる主人公ジョンQは、リストラの対象となりフルタイムからパートタイムに格下げされてしまう。給与が下がってしまったジョンQが職探しに奔走している中、息子が野球の最中突然倒れる。重度の心臓病であるとの診断で、早急な心臓移植が必要であると医師に告げられる。ジョンQは会社から提供されている医療保険が心臓移植にも適用されると思っていたが、パートタイムに格下げされた時に、医療保険も低価格で給付内容が制限されているものに変更されており、心臓移植には保険が適用されないことが判明するのである。手術資金を集めるために奔走するジョンQであったが資金は集まらず、最後には病院に立てこもって医師に息子を移植待ちのリストに載せることを要求するまでに至る。この映画は、民間医療保険に加入していても、その質によって人生が大きく左右されることを示した。この映画は北米で約七一七六万ドルという、二〇〇二年に上映された映画の中で三九番目の興行収入を得た[9]。

さらに二〇〇七年六月、より直接的に医療問題、特に低保険者問題の深刻さを世に訴えるため、マイケル・ムーア監督による『シッコ』というドキュメンタリー映画が上映され始めた。その映画の冒頭で登場する夫妻は、二人とも定職を持ち民間医療保険に入っていたが、夫婦揃って大病を煩ったことで患者負担額が膨らみ破産に追い込まれた。社会的にも認められ、普通に生活をしていた夫婦が、突然の病気が契機となって生活が破綻していく姿を描くことによって、低保険が広がるアメリカではこの夫婦が経験したことが誰にでも起こる問題であることを、ムーア監督は訴えようとしたのである。この映画は、北米におけるこの年の政治ドキュメンタリー映画では第一位となる約二四五四万ドルの興行収入を得た[10]。

このような低保険者問題の深刻化は、消費者主導型医療保険の広がりと関係性を持っていた。前章でも述べたように、二〇〇〇年代半ばにかけてこのタイプの保険が拡大しており、それは雇用主提供保険の加入者のうち、二〇〇六年には四％、二〇〇八年には八％にまで広がっていた。消費者主導型医療保険は医療貯蓄口座と一体となり、その口座から保険免責分を支払うという前提になっている。しかし、雇用主が医療貯蓄口座に資金を提供してくれないことが多く、その場合には免責額は全額加入者の自己負担となる。その結果、病気になったとしても、それが相当悪化するまで医療機関に行かないという状況が出てきてしまうのである。

二〇〇九年三月五日付の『タイム』誌では、この低保険者問題を指摘する「医療危機が家族を直撃した」という記事が掲載された。これは医療問題に取り組んできたジャーナリストによって書かれたが、その彼女の弟についての話である。パットは時給九ドルのフルタイムの仕事についていた。雇用主からは医療保険が提供されていたが、保険免責額が二五〇〇ドルの、いわゆる低保険プランであったため健康診断などは控えてきた。ところが突然体調を崩し、それと同時期に彼はフルタイムの仕事を失った。医師の最終的な診断は、彼が重度の肝臓疾患をわずらっているということであった。彼は仕事を失った後も六ヶ月で更新される民間医療保険に個人で加入していた。しかし、この保険会社からは、彼の肝臓疾患には保険の適用はできないとの知らせがきた。その理由は、短期の医療保険はその更新の度に「新規加入者」として扱われ、肝臓疾患等の診断は通常更新期間をまたぐため、疾患が判明した時には既往症として判断されて、保険会社から保険金の支払いを拒否されたのである。この記事を書いたカレン・タマルティーは、まず上記の二つの映画のように、疾病が理由となって「普通」の人がその生活に困難をきたすことを指摘しながら、民間保険会社は加入者に対する説明責任を果たしていないと主張する。(11)

経済問題としての医療問題

さらにある出来事によって、患者ではなく医療保険を被用者に提供する企業の立場から見た医療危機に焦点が当てられるようになった。それはアメリカの自動車メーカーで最大手のゼネラルモーターズ（GM）の破産である。GMは二〇〇九年六月一日に連邦破産法の適用を申請した。そしてその破産の原因の一つとなったのが、被用者向けの医療保険だったのである。特に退職者向けの医療保険関連支出が企業の財政を圧迫し、そのためにGMの車一台につき一四〇〇ドルも上乗せしなければならないほどであった(12)。

これによって、医療保険の高騰が企業側にも負担になっており、それによってアメリカの国際競争力も削がれているという認識が広まった。二〇〇九年一〇月、ランド・コーポレーションの研究者によって発表された研究もそれを裏付けるものであった。この研究においては、被用者に、より高価な医療保険を提供しているような製造業、通信業、教育関連産業は他の産業と比べると、一九八七年から二〇〇五年の期間における成長が鈍いことが示された。そして二〇〇五年時点で考えると、医療関連支出が一〇％増加すると、全体で一二万八〇三人の雇用、二八〇億二二〇〇万ドルもの総産出額を失うことになると結論づけた(13)。

改善される退役軍人医療サービス

メディアなどによって医療制度の問題が指摘されていく一方で、アメリカ医療についての良いニュースも流された。それは「社会主義的医療」と批判されてきた退役軍人医療サービスについてのニュースであった。それまでは、公的医療の悪い例として取り上げられてきた退役軍人医療サービスであったが、一九九〇年代半ばから大きな改革が行なわれた。その改革は、「一九四六年に退役軍人医療サービスが正式に設立されて以来、最も根本的な組織の再設計(14)」と呼ばれた。その結果、それまで劣悪な医療として広く知れ渡っていた退役軍人医療サービスが大きくその姿を変え始め、一〇年ほど経過するとその効果が明らかになってきたのである。

二〇〇三年五月には『ニューイングランド医学雑誌』で退役軍人医療サービスの質の向上についての報告がなされ、医療の質を測る一三の指標のうち一二の指標において、退役軍人医療サービスがメディケアを上回ったことを明らかにした[15]。二〇〇四年には『内科学雑誌』で、糖尿病患者の治療について退役軍人施設とマネイジド・ケアの施設とを七つの基準をもとに調べ、その全項目において前者が後者を上回ったとした[16]。

二〇〇六年八月には『タイム』誌で、退役軍人医療サービスの特集がなされた。記事によると、退役軍人医療サービスを受ける六五歳以上の男性は、メディケア・アドバンテージ（マネイジド・ケアやその他の民間医療保険に加入する）の加入者よりも死亡リスクが四〇％も低かった。また、ミシガン大学の消費者満足度指標において、民間機関の患者では七一ポイント（一〇〇ポイント中）であったのに対し、退役軍人医療サービスでは八三ポイントであった。さらに医療費についても、退役軍人医療サービスでは過去一〇年にわたって患者一人当たりの費用については大きな変化がないのに対し、民間では四〇％増加したと伝えた。これに加え、民間でこそ、より発展するものであると思われていた電子カルテや高度技術を駆使した医療が「社会主義的医療」である退役軍人医療サービスで実現していることについて、この記事は驚きをもって伝えた[17]。

この退役軍人医療サービスの劇的な改善は、一九九六年に成立した退役軍人医療サービス資格改革法によってもたらされた。この改革法によって、医療サービスの運営が統合され、予防医療により重きを置き、全国の退役軍人医療サービス施設をつなぐ電子カルテを含む高度技術を活用し、そして適正価格でさらに科学的な根拠に基づく薬の処方がなされるようになった[18]。この法律が成立してから約一〇年経過した頃に改革の効果が明らかになってきたのである。

フィリップ・ロングマンは次のように新しい退役軍人医療サービスの姿を評した。「今日の退役軍人医療サービスはよく監督され、効率的で、信頼でき、手頃な値段が付けられた車のようなものである。それはいくつかの欠陥があるが、安全に関する記録は素晴らしいものであり、確立された科学技術と質を管理する方法を継続的に改善しようとする文化を持っている[19]」。

二〇〇七年一二月の『アメリカ公共衛生雑誌』の論説では、この退役軍人医療サービスの成功例について、それ以降の医療制度改革への影響を含めてさらに詳しく議論を行なった。「この（医療制度を改善するための）議論がこれまで行なわれてきたが、歴史上初めて退役軍人医療システムが、アメリカの医療制度の見習うべきモデルの一つとして登場してきたのである。これは一〇年程前までは、退役軍人省は非効率的で、質が悪い医療を提供する官僚組織の象徴、言葉を換えれば医療制度改革でやってはならないものとされていたことを考えれば、特にこれは非常に興味深いことである[20]」。退役軍人医療サービスの成功例は、連邦政府が医療分野で財政負担以上のことを行なうことが必ずしも悪いことではないことを示す例となった。

マサチューセッツ州での改革

退役軍人医療サービスがその質において大きな改善を見せていた時に、一般市民向けの公的医療保険についても大きな変化が起こった。マサチューセッツ州で州民皆保険が成立したのである。特に共和党知事のミット・ロムニーと民主党州議会が協力してこれを成立させたことは大きな意義を持っていた[21]。

この改革において目玉となる考えは、個人に医療保険への加入を義務付けるということである。雇用主に被用者への保険の提供を義務付けるという案は、ニクソン政権が示して以来議論の対象となってきた。しかし、共和党の中には雇用主提供義務化に対して警戒心を持つ者が多かった。彼らは、これによって、共和党支持者が多い企業側に大きな財政負担を負わせることになり、恩恵を受けるのは民主党支持者が多い労働組合であると考えたからである。

そこで、保守派シンクタンクのヘリテージ財団で国内政治研究のディレクターであったスチュアート・バトラーは、個人に保険加入を義務付けるという考えを主張した。彼がこの考えを示したのは一九八九年にまでさかのぼる。彼は、雇用主提供保険は企業にとっては大きな負担であり、雇用主に保険提供を義務付けると、雇用主は雇用数を控えたり、健康リスクが高い者を雇うことを控えたりする可能性が出てくると考えた。彼は、雇用主提供義務化は

「低賃金のアメリカ人への医療サービスを十分に増やすことなく、彼らの経済的機会を奪う」[22]ものであると結論づけ、個人に保険加入の義務付けを行なうべきであると主張した。そして彼はこのように社会の中における個人の責任について述べた。「医療に対する責任は個人が持つべきものであって、企業が持つべきものではない。（……）社会は、その市民が必要な医療を受けることができないという状況にならないことを保障する道徳的義務を感じるべきである。しかしその一方で、各世帯は、できうる限りにおいて、自分自身を守ることで保障を社会に要求することを避ける責務を持っている」[23]。

ヘリテージ財団は、ロムニーが改革案を進める時に政策アドバイザーとして重要な役割を果たし、個人加入義務化を改革の柱にすることに貢献した[24]。ロムニーも個人加入義務化について、「それは人々が自らの健康に責任を持ち、政府に頼ることをしないという意味において究極の保守的な考えである」[25]と述べ、それをアメリカ的な考えであると賞賛した。ロムニー改革では、もし個人が保険の加入を拒否すれば一二〇〇ドルのペナルティを払うこととされた。

ロムニー改革は、雇用主提供義務化という考えを否定したわけではない。実際に、一一人以上の被用者を抱える雇用主は、被用者に医療保険を提供するか、さもなくば被用者一人当たり二九五ドルのペナルティを支払わなければならないとされた。しかし、雇用主から保険を提供されない者は、個人での保険加入が義務付けられたのである。雇用主に対するペナルティが低く抑えられたのは、個人への義務化が重要視されているからである。

そしてロムニー改革のもう一つの柱は、個人が保険に加入するための補助を州政府が行なうということであった。その方法は大きく二つあり、一つは収入が連邦貧困水準の三〇〇％までの人々に提供される財政補助である。もう一つは、マサチューセッツ・ヘルス・コネクターと呼ばれる、個人で保険を購入するための「市場」を提供したことである。そこでは州政府が認める複数の民間保険者がプランを提供し、その中から人々はプランを選択するというものであった。すなわち、州政府が個人加入の人々を一つのグループにまとめて保険者と交渉を行なうことで、保険料を抑制しようという仕組みであった。

ロムニー改革は、個人の義務という考えを前面に出しながら、雇用主への保険提供の義務化と個人への保険加入の義務化とで、無保険者問題を解決しようとしたものである。ロムニー改革は、義務化という点では大きな政府権力に結びつく可能性があるが、個人の義務という点と民間医療保険の利用という点では保守的な考えと親和性があった。まさにこれが、共和党知事と民主党州議会による超党派の改革が可能になった大きな理由であった。

二〇〇〇年代に入り深刻化していた医療問題に対して、マサチューセッツ州で超党派の合意で解決策が示されたことは非常に重要なことであった。これは連邦レベルで解決策を模索する人々へ議論のたたき台の一つを提供するとともに、政治的にも重要な意味を持っていた。ポール・スターは、ロムニー改革によって連邦政府がとるべき医療制度改革案の選択肢が狭められたとしている。すなわち、クリントン政権の時に起きたような、提案が多岐にわたりすぎて議論が進まないという事態が起こる可能性が、ロムニー改革によって低下したのである[26]。そして、クリントン政権とオバマ政権で医療制度改革案の形成過程に加わったクリス・ジェニングスは「ロムニーによる改革によって、共和党の中に改革の可能性を検討する者が出てきたことは重要であった。しかしそれ以上に重要だったのは、民主党内でもより保守的な考えを持つグループが許容できる改革のモデルを、ロムニーの改革が示したことである[27]」と述べた。このロムニーによる改革は、オバマ政権へ重要な足がかりを提供したのである。

2　オバマ政権誕生と医療制度改革

オバマにとっての大統領選挙は、ジョン・マケインとの本選挙ももちろん重要であったが、その前に民主党内で候補者指名を獲得するための戦いに勝ち抜く方が難しかったともいえる。二〇〇八年の選挙戦における民主党からの候補者は大物が揃った。二〇〇四年の民主党全国党大会で基調講演を行なって一気に全国的な知名度を上げたオバマ上院議員（イリノイ州）。二〇〇四年に副大統領候補となったジョン・エドワーズ上院議員（ノース・キャロライナ州）。そして、高い知名度を誇る元大統領の夫人であるヒラリー・クリントン上院議員（ニューヨーク州）。その他にも、ジョー・バイデン上院議員（デラウェア州、後にオバマ政権で副大統領）やデニス・クシニッチ下院議員（オハイオ州）など有力連邦議員も候補者リストに名を連ねた。

クリントンとエドワーズに出遅れたオバマ

民主党の候補者の中でクリントンは、夫のビル・クリントン政権下で医療制度改革を先頭に立って押し進めようとし、その時は辛酸を舐めさせられたことは広く知られていた。そのことからも大統領選挙において彼女が医療制度改革の実現を主張してくることは予想されていた。またその他にエドワーズも具体的な改革案を早いうちから示すことで存在感を示していた。その結果、民主党の他の大統領候補者も医療問題への対処を示すことが求められたが、オバマは、クリントンやエドワーズと比べて医療政策についてはその準備が出遅れ、彼の医療制度改革に対する熱意についても疑問を持たれていた。

二〇〇七年一月二〇日、クリントンが大統領選挙に立候補することを表明した。彼女は大統領選挙への参加を表明し、アメリカ市民に政策についての対話を呼びかける中でこう述べた。「すべての人々が手頃な価格で質が保証された医療を受けることができるためにはどうしたらよいのかについては、必ず話し合いを持ちたい」(28)。そして、すぐに具体的な提案の作成作業に入った。

二月一〇日、続いてオバマが立候補を表明した。イリノイ州スプリングフィールド市で行なわれた演説でオバマは医療制度について、次のように述べた。「我々の世代で医療危機に対する戦いを終わらせよう。予防サービスをより重要視し、恒常的疾病に対してより良い医療を提供し、そして官僚組織の弊害を取り除くための技術を取り入れることで、我々は医療費を抑制することができる。次の大統領の第一期が終了するまでには、アメリカで皆保険を成立させるということを一緒に今ここで宣言しよう」[29]。このように、選挙戦への出陣式で医療問題について言及したオバマではあったが、それ以降しばらくは、医療問題に積極的に取り組む姿勢は見られなかった。

三月二四日、ラスヴェガス大学で行なわれた民主党大統領候補者たちによる医療問題についてのフォーラムにおいて、オバマ陣営が他の有力候補者に比べて具体的な提案作りにおいて遅れをとっていることが明らかになった。

クリントンは医療制度改革を最重要課題として扱う覚悟であること、そして民間医療保険への規制を強化することで無保険者問題の解決を図ることなどを強調した。「候補者が単に（医療制度改革を行なうという）考えを持つということだけでは十分ではない。我々はすでに（具体的な）案を持っているのだ。そして必要なのは政治的運動なのである。我々はこれを二〇〇八年の選挙における最重要争点にする必要がある」[30]。

またエドワーズも、このフォーラムまでに具体的な提案の準備をしてきた。彼は個人への保険加入の義務付けを行なうつもりであることを明言した。そしてそのための費用についても言及し、それが年間九〇〇億ドルから一二〇〇億ドルの見積もりであることを明らかにし、財源はブッシュ（子）大統領が始めた所得税の減税を、所得が二〇万ドル以上の者には取りやめることで確保するとした。彼はフォーラムの直前に妻であるエリザベスの乳癌の再発を発表していたこともあり、彼の改革案は注目された[31]。

他方、オバマは皆保険を目指すという目標については支持するとしたが、エドワーズのように個人への義務化を主張することはなく、オバマは両親に対して子供への医療保険の提供を義務付けるという提案を行なうにとどまった。また、政治的運動を起こすべきであると主張するクリントンに対して、オバマは「問題は、我々が現段階でその問題を解決する必要があると多数派を説得することができるかどうか、ということである」[32]と述べ、改革の進め方についてより慎重な態度を見せた。オバマはエドワーズやクリントンに比べて医療制度改革についての具体性と熱意に欠けていると見られ、さらには医療問題への「アマチュアさ[33]」を露呈することとなった。

五月二四日、クリントンはワシントンDCにあるジョージ・ワシントン大学で医療費抑制についての演説を行ない、医療制度改革に向けての研究が進んでいることを示した。その中で彼女は、予防医療の拡充、医療サービスの効率化、慢性疾患へのより効果的な対処などを訴えた。また、退役軍人医療サービスを引き合いに出しながら情報技術の活用を主張した。さらにクリントンは、皆保険を実現するために個人や中小企業などを対象に大きなグループを形成させる仕組みを作り、民間医療保険への加入を促すとした。[34] そして一一月までには、皆保険の実現のために個人への義務付けを導入すべきであると強く主張し始めた。彼女は「義務付けがなければ皆保険を実現することは不可能である」[35] と述べ、オバマの改革案に義務化が明言されていないことを攻撃した。

他方オバマは、皆保険の実現のためには、義務化を行なう前に、高騰する保険料についての対策をとらなければならないと主張した。五月二九日、オバマはアイオワ大学で医療問題についての演説を行ない、次のように述べた。「本日、私は医療制度改革についての具体的な方策について話したい。この方策は、アメリカ人すべてに医療保険が適用されることを保証するだけでなく、医療費を抑制しながら全家庭の保険料を最高（年間）二五〇〇ドルまで下げるものだ。この二番目の点は重要だ。なぜならば、結局医療費を抑制することなしに保険の適用を拡大しても、それは我々の負担を誰かに転嫁するだけで、負担を軽減するものではないからである」[36]。オバマは、クリントンやエドワーズに対する改革案の作成の遅れを取り戻しながらも、なお改革案の内容について二人よりも穏健な姿勢をとった。

オバマがこのような態度をとったのには政治的な計算があった。オバマの側近はオバマが義務化を約束することで、それが一般選挙で共和党の攻撃の的になることを恐れていた。そこで彼は、義務化を訴える代わりに医療費抑制によって保険料を抑制するための政策を強調したのである。[37]

本選挙におけるオバマ

民主党や共和党の中で候補者を決める予備選挙は通常三月までには決着がつく。しかし二〇〇八年の民主党の予備選挙はオバマとクリントンとの間で最後までもつれ、予備選挙が最後に行なわれるサウスダコタ州とモンタナ州の結果を待って初めて、二〇〇八年六月七日、クリントンは敗北演説を行なうという事態となった。

オバマはここから、クリントンの支持者をつなぎ止めるために、医療制度改革により積極的に取り組む姿勢を強調するようになった。さらには、クリントンの側近として医療政策などに取り組んできたニーラ・タンデンやジェニングスなどを自分の陣営に加えながら、政策立案チームの強化も行なった。そして共和党候補のマケインを「ジョージ・ブッシュ（子）と同じように（……）健康で金持ちの者しか面倒をみない案を持っているだけ(38)」だとした。

批判されたマケインだが、二〇〇八年四月二九日のフロリダ州タンパ市で行なわれた講演で、医療制度改革についての具体的な考えを示していた。マケインはまず無保険者問題、低保険者問題、既往症者問題、医療費問題などがアメリカに存在することを述べた。このような問題認識はオバマと変わらないといえる。ただし、問題を解決するためには連邦政府の権力の拡大ではなく、個々のアメリカ市民に保険を選ぶ自由を与える消費者主導型医療保険を拡大し、それによって市場原理を働かせ、医療費を抑えることが重要であるとした。

マケインは医療費を引き上げている原因の一つとして、雇用主提供保険に加入する被用者は保険料の多くを雇用主に負担してもらっており、さらにいくら保険料を払い、いくら医療費を使っているのかが不明瞭であるため、医療サービスが濫用されていることを指摘する。また彼は、雇用主提供保険には税の優遇措置が設けられており、それを受けることができる被用者とその他の人々との間に不公平が生じているとする。そこでマケインはこの優遇措置を廃止し、その代わりに働く企業の規模などに関わらず、家族には五〇〇〇ドルまで、そして個人には二五〇〇ドルまでの税額控除を与え(39)、この税額控除によって個人個人が自分に適した保険を選択することを主張したのである。

またマケインは、個人が自分に適した保険に加入し、自分に必要な医療サービスを選択するために、医療や医療保険に関する情報を最新の情報技術で透明化させることを主張した。さらに同時に既存の医療貯蓄口座を拡大することで個人の費用意識を高め、それによって医療費も抑制することができるとマケインは主張した。最後に、既往症を持つ人々には、一九九六年に成立した医療保険の携行性とその説明責任に関する法律を拡充したり、州で始まっている対策から学んだりしながら対策を考えていくとした。

マケインはオバマを意識しながらこう述べた。「(医療問題への) 解決策として医療制度の国営化に、より近づかなくてはならないと信じている者がいる。彼らは皆保険の実現を急ぐ。そして、それは様々な増税、新しい義務付け、連邦政府の規制を伴う。しかし、そのようなことをしてもたらされるのは一つだけだ。我々は現在のシステムの非効率、非合理、抑制不可能な実態を変えようとした結果、政府による独占からくる非効率、非合理、抑制不可能な状況に変わるだけなのである」[40]。

しかし、本選挙に至っても、オバマは個人に対する保険加入の義務化について明確に約束することは避けた。また民主党左派が医療費抑制のための鍵であると見ていたいわゆるパブリック・オプションについても明言を避けた。これは、個々人で保険に加入しなければならない時に、民間医療保険に加入する代わりに選択できる公的医療保険である。公的保険を民間保険と競争させることによって、民間保険の保険料や診療報酬を抑えることができるので、医療費抑制の要になると考えられていた。しかし、オバマ大統領は、これらについて早急に結論を出すことによって無党派層の票を失うことを恐れたのである[41]。

二〇〇八年一一月四日に行なわれた選挙では、オバマが一般得票率で五二・九%を、選挙人で六七・八%を獲得して当選を果たした。日本では、オバマを熱狂的に支持する人々の姿がテレビなどで流れたこともあり、オバマが圧勝したかのような印象が持たれることが多いが、しかし、過去の大統領選挙と比較すると圧倒的勝利とはいえない。一九三二年から選挙における一般得票率の平均は五三・〇%で、選挙人獲得率は七五・〇%なのである。オバマの勝ち方はいわば平均的なものであり、アメリカ市民から特別に大きな信任を受けるような勝ち方ではなかったのである。

オバマの医療改革案が、当選に大きく寄与したかどうかも定かではなかった。ピュー・リサーチ・センターによる出口調査によると、投票した人の六五％が、経済が国家の直面する最重要課題であると答えた。経済に次いだのは一〇％のイラク問題、そしてその後に九％の医療問題であった。医療問題が最重要だと答えた人の七三％がオバマに投票した[42]。しかし、これによってオバマが有権者から医療制度改革を行なうための信託を受けたということではなかった。新政権発足後に、オバマが医療制度改革にどの程度の政治的資源を費やすのかは、彼の決断次第であったし、改革を行なうことを決意したとしても、それが実現する可能性は、選挙に勝利した時点では未知数だったからである。

新政権発足と医療制度改革

オバマは、二〇〇八年一一月四日にイリノイ州で当選受諾演説を行なった。ここで強調されたのは、党派を超えた協力である。彼は次のように述べた。「長期にわたって我々の政治を毒してきた狭量さと未熟さと党派間の仲違いに逆戻りするようなことは避けよう。自立、個人の自由、そしてアメリカの統合の重要性を訴えた共和党の旗を掲げてホワイトハウスにまでたどり着いたこの州の一人の男（リンカーン）を思い出そう。これらの価値の重要性は我々も共有している。そして民主党が今夜素晴らしい勝利を収めた今、我々は我々の進歩を妨げてきた対立を解消するという決意と謙虚さをもって、それらの価値の重要性を再確認したいと思う。リンカーンは我々よりもさらに分裂していた国に向かってこう言った。『我々は敵同士ではありません、友人同士です。（……）たとえ感情が暴走したとしても、それが我々の愛情の絆を引き裂くことがあってはなりません[43]』」。

黒人の父と白人の母を持ち、さらにインドネシア人の養父を持つオバマは、様々な対立を乗り越えることを訴えるためにはうってつけの存在だったといえる。ブッシュ（子）政権の下で国内が分断されていく様子を見てきたアメリカ市民の多くが、オバマの訴える「変革」のメッセージを熱狂的に歓迎したのもここに理由があった。しかし、当選した今、オバマ新大統領にとっては、どのような政策を優先的に進めるのかが重要となる。オバマの側近の間では、政権発足直後、特にハネムーン・ピリオドといわれる最初の一〇〇日間でどのような政策を優先的に進めていくのかが議論された。

オバマ政権が真っ先に取り組むべき課題は決まっていた。それは経済の立て直しであった。二〇〇八年九月のリーマン・ショック以降の世界的な経済危機は、アメリカでも大恐慌以来の経済不況といわれた。オバマ政権が誕生した時は失業率が上がり続けている状況で、二〇〇九年一〇月に失業率が一〇％になって上げ止まったが、それ以降も高い状態が続き、八％前半に下がったのは二〇一二年に入ってからである。大統領選挙戦終盤に起こったこの経済不況に対してオバマは積極的に対処することを約束しており、オバマ政権発足後どれだけ早く、どのような内容の経済刺激策が行なわれるのかが注目されていた。

経済危機対策に追われることが予想される中、政権発足前から医療制度改革に取り組むようにオバマに働きかけていたのは、トム・ダシュルであった。彼は一九八六年の選挙で当選した上院議員（サウスダコタ州選出）で、一九九五年一月からは民主党院内総務を務めてきた。しかし、多数党院内総務であった二〇〇四年の中間選挙で、共和党のジョン・スーンに破れた。その後は、法律事務所に医療政策アドバイザーとして務め、同時にリベラル系主要シンクタンクの一つであるアメリカ進歩センターに上級フェローとして席を置いた。彼は一九九七年二月に、オバマは「我々の国を統合するための、そして若いアメリカ人の新しい世代を奮い立たせる素晴らしい能力を持っている。それは私が若い時に、ケネディ兄弟やマーティン・ルーサー・キングから刺激を受けた時のようだ」[44]と述べ、オバマへの支持を表明していた。

ダシュルは、オバマの政権移行チームにおいて医療政策を主に担当した。彼は就任式後間もなくオバマとの面談を行ない、新大統領として医療制度改革にどのように取り組むのかを確認した。オバマはその時に、次のようにダシュルに述べた。「トム、保険医療は我々が取り組む最も重要な案件である。それは私の遺産となるだろう。そしてそれは私にとってこれまでで最も重要になってきている。それを疑うことはしないでくれ[45]」。

二〇〇八年一二月一一日には、オバマはダシュルを、医療制度改革を進めるためにホワイトハウス内で補佐官として務めさせながら、同時に保健社会福祉省長官として任命する意向であると発表した[46]。オバマはその中で次のように述べた。「長い年月が流れる中で、我々のリーダーたちは具体的な医療制度改革案を声高に約束してきたが、それらは失敗に終わってきた。ワシントン内の政治や影響力がその背後にあった。そのようなことはもはや続いてはならない。止めどなく上昇する医療費は、国中の家庭や企業をひどい目に遭わせている。我々は持続不可能な道を歩んでおり、それは変えなければならない[47]」。

政権発足直後の二〇〇九年二月四日、オバマは児童医療保険プログラムを拡充させるための法案に署名した。このプログラムの更新は、ブッシュ（子）の反対によって延期されていたものである。これによって、公的医療保険を受けることができる子供の数が四〇〇万人から一一〇〇万人に増加することになった。オバマは署名の際にこのように述べた。「一一〇〇万人の子供たちに児童医療保険プログラムを通じて医療保険を提供することになった今、私が思うのは、これがすべてのアメリカ人に保険を提供する私の責務への手付金になるということである[48]」。

そして同年二月二四日、オバマは上下院合同議会での演説で、より包括的な改革の必要を次のように訴えた。「我々は簡単だからという理由で物事を行なわない。我々はこの国を前進させるために必要なことを行なう。同じような理由で、我々は医療費の悲惨な実態に対処しなければならない。この費用によって三〇秒に一件の破産が引き起こされている。そして今年が終わるまでに、一五〇万のアメリカ人が家を失う。そして毎年、一〇〇万人もの人々が新たに医療保険を失っている。これは小規模な企業を廃業させ、企業を海外に流出させている主要な理由の一つである。そして医療費は我々の予算の中で、最大でなおかつ一番速く拡大している部分だ。これらの事実を踏まえると、我々はもはや既存の医療制度を野放しにすることができない。我々にはそのような余裕がないのである。今こそ改革の時なのだ[49]」。

オバマはこの演説で、医療制度改革を個人の権利の問題としてというよりも、個人と企業の経済問題として位置づけた。そして高騰する医療費を解決することは、アメリカ経済全体を立て直すために必要なことであると主張した。経済不況の中で、医療問題を経済問題の一部とすることで、オバマは医療制度改革を進めようとしたのである。

ダシュルが、その任命過程において税の申告漏れ問題が明らかとなって保健社会福祉省長官になることができなかったという出来事があったが、医療制度改革を訴えるオバマ大統領は、民主党議員からだけでなく一部の穏健派の共和党議員からも好意的に受け取られた。民主党のオバマ大統領が当選し、さらには一九九四年以降初めて民主党が上下両院で多数党の座を奪還したことによって、議員の中でも何らかの医療制度改革が起こるのではないかという思いが広まっていたことがその背景にあった。

しかし、オバマは政権内で具体的な改革案を形成することはしなかった。それは、クリントン改革案の失敗から学んだことであった。前章で見たように、クリントン政権では大統領夫人のヒラリーを座長にホワイトハウス内にタスクフォースを作り秘密裏に法案作成を進めた。それが、議会や利害関係団体の反発を買ったことがその挫折の大きな要因であったとオバマの側近は分析したのである。それに加えてオバマは選挙運動の時から超党派の協力体制の重要性を唱えていた。そのような背景があってオバマ大統領は、議会に法案作成を任せることにしたのである。

既述のように、ホワイトハウス内にタスクフォースを設けて法案形成を行なうというのは、利害関係者から形成過程を遠ざけることで法案をより早く完成させるためにジョンソン政権以降多用されるようになった方法である。その方法をあきらめ、議会に法案形成を任せる形をとると利害調整のために時間がかかる。さらに一九七〇年以降、法案がより多くの委員会に付託されるようになったため審議が進みにくくなった。それでもオバマ大統領は、改革案は議会において議論されるべきであるとの姿勢をとった。

民主党の財政保守派

二〇〇八年の議会選挙では、民主党は下院で二五七議席（二〇〇六年は二三三議席）、上院で五七議席（二〇〇六年は四九議席）を獲得し、上下両院で多数党となっていた。二〇〇九年四月にはペンシルヴェニア州選出の上院議員アーレン・スペクターが共和党から民主党に鞍替えして、民主党の上院の議席は五八議席となった。医療制度改革法案を通過させるための最大の課題は、下院で過半数、上院で六〇票を獲得することである。

上院では議員による議事妨害行為が可能であり、それを防ぐために六〇票が必要であった。そのためにはまず民主党系無所属のジョー・リーバーマンと無所属のベルナルド・サンダーズから支持を受けることが重要となった。さらに民主党の中でも財政保守を唱える穏健派の議員などの票を固めることが、法案成立のための鍵となる。そして、それでも民主党議員の中で反対票を投じる者が出ることを想定して、共和党の穏健派の中から数人の票を取り付けることも課題となった。

下院の民主党財政保守派議員の多くは、ブルードッグ連合という院内会派に所属していた。ブルードック連合は一九九四年に民主党が大敗したのを受けて形成されたもので、二〇〇八年の選挙によって当選した民主党下院議員の中で五四人がそれに参加していた。したがって、下院でも彼らの支持を得ることなしに法案を通過させることは、ほぼ不可能であったといえる[50]。

二〇〇九年二月一七日には、オバマ大統領が署名することでアメリカ再生・再投資法が成立し、約八〇〇〇億ドルの財政出動が行なわれた。この過去最大額の景気刺激策によって、財政赤字が大きく拡大することは確実であり、民主党財政保守派の議員たちは、これ以上の財政赤字の増加に対して警戒を強めた。

そして同年二月二三日、オバマは財政赤字を削減するための方策を話し合うために、財政責任サミットという会議を招集し、その開会式で国家財政についての懸念を次のように述べた。「この政権は一・三兆ドルの赤字を引き継いでいる。これは我々の国の歴史の中で最大の額となっている。そして経済を回復させるための我々の投資は短期的にさらなる赤字を加えることになる。(……)もし我々がこの(経済)危機にそれを起こす背景にもなった赤字問題に取り組むことなく対処しようとすれば、債務に対する利子払いが増加し、債務の支払い期限を守れず、我々の経済への自信が減退し、そして我々の子供や孫は、我々が作り出す借金にしばられることによって夢を実現させることができなくなる」。そしてオバマは、このように目標を設定した。「だから私の政権の第一期が終わるまでに、我々が引き継いだ赤字を半分に削減することを今ここに宣言する[51]」。

オバマのこのような宣言を受けてもなおブルードッグ連合の議員たちは、医療制度改革案の財政への影響について懸念を示していた。ブルードッグ連合の一人であるデニス・ムーア下院議員(カンザス州)は二〇〇九年七月に、改革は財政的な視点から慎重に行なわなければならないと次のように主張した。「アメリカ人はこれまで(医療制度について)意見を表明してきたし、彼らがより良い医療制度を欲しているのは明確である。もし我々が今年動かなければ、皆が将来支払わなければならない負担は上がっていく。ただし有権者は、我々にその費用について少し抑制を効かせてほしいと思っているのだ。彼らは増税を望んでいない。小規模な企業は、現在の税率でもどうにか収支を合わせている状態なのだ[52]」。

オバマ政権による経済刺激策に即効性がある見込みはほとんどなかったことを考えると、政権はその他の改革を行なう際に、必ず増税の有無や国家財政への影響を問われることになる。医療制度改革も同様な状況に置かれていた。そして民主党の中の財政保守派の票を獲得するためには、医療制度改革は大きな増税にも財政赤字の拡大にもつながらないと説得する必要があった。しかし、改革には多大な費用がかかることは事実であり、オバマは大きな困難に直面していたのである。

3　改革支持の拡大と党派対立の激化

オバマは、法案の具体的な中身を決定する役割を議会に任せて超党派の合意形成に期待した。議論を始めた当初はその思いが通じたように見えた。議会内で医療危機に何らかの対処をしなければならないとする超党派の問題意識が存在したからである。また、これまでは医療制度改革に反対してきた利害関係者の中に賛成を表明する者が出てきたことも、オバマ政権を後押しした。しかし、議会における審議が進むにつれて、超党派による協力の可能性は低くなっていった。そこでオバマは、より積極的に議会内の改革への支持をまとめるために働きかけを行なった。しかし、最終的には、共和党議員からの賛成は上下両院で一票も得ることができなかった。

アメリカ医師会など利害関係者の支持

オバマが医療制度改革の必要性を唱えて間もなく、二〇〇九年三月一一日、アメリカ医師会、アメリカ病院協会など、これまで連邦政府主導の医療制度改革に反対してきた団体を含む六つの利害関係者が、改革実現のために協力すること、さらに自発的に医療費を削減する方策を行なうことを約束する文書に署名した[53]。これによってこれらの団体は、改革をするか否かではなく、どのような改革を行なうのかを話し合う準備があるという姿勢を示したのである。

二〇〇九年四月一三日、アメリカ医師会はホワイトハウス宛に書簡を送り、オバマの医療制度改革についての基本的な姿勢には賛成することを伝えた[54]。アメリカ医師会への説得はこの後も続き、同年六月一五日にオバマは、アメリカ医師会の年次総会で演説を行なった。彼は、改革が連邦政府による単一保険者のプログラムを目指すものではないことを確認し、そして次のようにアメリカ医師会の支持を求めた。「我々がこれ（改革）を実現できるかどうか、人々が疑わしく思っているのを私は知っている。どのように改革を進めたらいいのかについて今後様々な意見の食い違いがあることを私は知っている。アメリカ医師会内でも健全な議論がされるだろう。それは良いことである。そして私はこれも知っている。我々がこの瞬間を逃してはならないことを」[55]。

オバマの演説には何度も大きな拍手が送られたが、アメリカ医師会の会員の中には警戒心を持ってオバマのメッセージを聞いた者も多かった[56]。オバマ政権は、最終的には医師会に対してメディケアの診療報酬の減額を一定期間行なわないことなどを約束することで支持を取り付けた[57]。

アメリカ医師会に加えて、アメリカ製薬研究製造協会の支持も必要であった。同会はクリントン政権の改革の試みに反対して以来、民主党とは敵対関係にあった。しかし、二〇〇五年一月に会長に就任したビリー・タウジンはその態度を軟化させ、二〇〇六年の議会選挙では多くの民主党議員の支援を行ない、医療制度改革にも柔軟な姿勢を示し始めた。そしてタウジンに対してオバマ政権は、議会がメディケアの処方薬の価格を引き下げるための交渉を行なうという提案をするのを阻止することを秘密裏に約束した。その代わりに、協会は一億五〇〇〇億ドルの費用を使って医療制度改革を支持する宣伝を行なうことを約束したのである[58]。

ベン・スミスとケネス・ボーゲルは、オバマ政権によるアメリカ医師会やアメリカ製薬研究製造協会への接近を、「ジョージ・W・ブッシュのビッグ・ビジネスとの親密さを批判しながら権力の座についた政権と、アメリカ製薬研究製造協会やアメリカ医師会との間のめったに起こらない同盟」であると評した[59]。このような政権の利害関係者への働きかけの結果、「法案についての議論がなされていた年（二〇〇九年）の後半には反対運動の広告が強くなっていったが、オバマや民主党は産業界側から一体化された全面的反対運動に苦しむことはなかった」[60]とシーダ・スコッチポルは述べている。

このように、医療制度改革にそれまで反対をしてきた有力な利害関係者が医療制度改革への支持を表明したことで、オバマ政権と議会民主党の中に改革成立に対する期待が高まっていった。しかし、議会内の利害を調整するのはさらに困難な作業となった。

議会における党派対立

ホワイトハウスは、利害関係団体の支持を取り付けていくための努力をしていくと同時に、議会対策も行なっていった。医療制度改革を上院で通過させるために最も重要な人物は、マックス・バウカス（民主党、モンタナ州）であった。バウカスは上院の財政委員長を務めており、法案が取りまとめられるためには彼の協力を取り付けることが重要であった。彼自身は穏健派に近い人物であり、ブルードッグ連合の議員たちと歩調を合わせることも多かった。

二〇〇九年七月、超党派で医療制度改革を進めるため、バウカスは財政委員会の中の民主党議員から自らを含めて三人、共和党議員から三人を集めて法案形成の作業を行なうことを決めた。これは「六人のギャング団」と呼ばれた。民主党からは、バウカスの他にジェフ・ビンガマン（ニューメキシコ州）、ケント・コンラッド（ノースダコタ州）、共和党からは、マイク・エンヅィ（ワイオミング州）、チャック・グラスリー（アイオワ州）、オリンピア・スノウ（メイン州）などの上院議員が含まれていた。

共和党議員の中でスノウは穏健派として知られていた。また、グラスリーは保守派ではあるが、バウカスとは長年の親友関係にあり、また必要に応じて超党派の合意に至るために、バウカスと両党の架け橋になってきた。バウカスは今回もグラスリーと合意できるような法案を形成することを目指した。

議会内で議論された主な改革案はマサチューセッツ州での改革をモデルにしていた。すなわち、雇用主に被用者への医療保険の提供を義務付けると同時に、個人に対しても保険加入を義務化する。そして個人で保険に加入する人々には、マサチューセッツ州におけるマサチューセッツ・ヘルス・コネクターに相当する医療保険取引所を設立して、同時に財政的補助を行ないながら、そこで保険を購入させる。[61]このようにして多くの無保険者を民間医療保険に加入させようとするのが、改革案の主要な柱になっていた。

法案形成の過程で大きな問題となったのが、パブリック・オプションであった。マサチューセッツ・ヘルス・コネクターでは民間医療保険プランが提示されその中から選択するという仕組みになっていたが、民主党左派には、医療保険取引所の中にメディケアに類似するようなプランを含めるべきであるという議論があった。そうすれば、民間保険を購入できない低所得者などがこのいわゆるパブリック・オプションを選択することが可能になり、さらには、これがあることでその他の民間保険プランの保険料も抑えることができる、と主張した[62]。

ただし、これは民主党内のブルードック連盟や共和党からの反対にあった。ブルードッグ連合は、パブリック・オプションの導入が連邦政府の財政負担を大幅に増加させることを懸念した。財政委員長のバウカスも同じような懸念を共有していた。他方共和党は、このような財政面での議論に加え、パブリック・オプションは民間保険業界への脅威であり、公的プランが医療保険取引所に加わることで、民間保険業者は医療保険取引所から「押し出される[63]」と主張した。

八月になって議会が夏期休会に入ると、全国各地で反改革運動が盛り上がった。ペンシルヴェニア州で行なわれた連邦議員によるタウンホールミーティングでは二五〇席が用意されたが、一〇〇〇人以上もの人々が押し掛けて反対を訴えた。反対派は医療制度改革による連邦政府の財政悪化や増税などに焦点を当てると同時に、医療制度改革を連邦政府による医療の乗っ取りだと主張する従来の戦略をとった。経済状況のいまだ大きな改善の兆しも見えない中で、このような戦略によって、改革への不安感が多くの人に広がっていったのである。スチュアート・アルトマンとデイヴィッド・シャクトマンはこのような状況を「連邦議員が直面した痛烈な批判と情熱の程度がそこまで強いものとは、誰も予測していなかった[64]」と評した。

そのような動きを受けて、オバマ政権も戦略変更を行なうことになった。二〇〇九年八月一六日、キャスリーン・セベリウス保健社会福祉省長官が、パブリック・オプションは医療制度改革にとって「不可欠な部分ではない」と発言し、それを改革案から外す可能性もありうることを示唆した。オバマ自身はパブリック・オプションをいまだ医療費抑制のために必要なものだと考えていたが、それによって改革全体が挫折することは避けたかった。[66]

議会の夏期休会中に、もう一つ大きな出来事が起きた。二〇〇九年八月二五日、テッド・ケネディ上院議員が亡くなったのである。ケネディは一九六二年からマサチューセッツ州の上院議員を務め、特に一九七〇年代からは民主党の中において医療制度改革の試みの中心的役割を果たしてきた。二〇〇八年に行なわれた大統領選挙の民主党予備選挙で彼がオバマ支持を表明したことは、ヒラリー・クリントンに対してオバマが選挙戦を有利に運ぶ手助けとなった。また、当選後は医療制度改革の実現への協力を約束していたケネディであったが、二〇〇八年五月に脳腫瘍が見つかって手術を受けていた。体力を失って行く中で同年一一月の選挙では当選を果たしたが、二〇〇九年のオバマの大統領就任式の当日に倒れてしまう。

ケネディは司法委員会における責務を辞退するなどしながら、オバマ政権の医療制度改革の試みには全面的に協力した。ケネディは正式に法案形成の過程に参加することはなかったが、約四〇年にもわたって医療制度改革に取り組んできたケネディの存在と発言は、改革を進めようとするオバマ大統領や民主党議員にとっては重要なものであった。ケネディは次のように医療制度改革について述べた。「これは私の人生の目標である。（……）私は四〇年もの間この目標をずっと持ち続けていた。（……）それは単に政策のあり方についての問題ではない。それは正義ある社会の中での私の信条の核心に関わることなのだ」[67]。ケネディはオバマ政権による改革の実現を最後まで願っていたのである。

ケネディの死を受けてオバマは、次のように述べた。「今日、我々はローズとジョゼフ・ケネディの一番若い子供にお別れを言う。世界は彼らの息子であるエドワード（テッド）を重要な遺産を引き継ぐ者として、持たざる者を守る者として、民主党を指導する者として、そしてアメリカの上院の勇者として記憶するだろう。（……）我々には医療、労働者の権利、公民権などを守るために、彼の声がいまだに上院の議場で大きく鳴り響き、その顔が興奮で紅潮し、その握りこぶしが演壇を叩き、その紛れもなく本物の訴える力を現実のものであるかのように感じることができる」[68]。他方保守派は、彼の死を悼むと同時に、リベラル派がケネディの死を機会にケネディ念願の医療制度改革を進めることに対して警戒心を強めた[69]。

二〇〇九年九月九日、オバマは上下院合同議会において演説を行なった。そこで彼はこれまでの主張を繰り返したが、懸案のパブリック・オプションについては明確な言及を避けた。しかし、オバマは同年九月七日に行なわれたシンシナティ市での演説では、パブリック・オプションの重要性を改めて強調しており、オバマはそれを導入する可能性についてあきらめていたわけではなかった[70]。

同年一一月七日、下院において医療制度改革法案が賛成二二〇票、反対二一五票で通過した。共和党は全員が反対し、そして民主党の中からは、財政的保守と社会的保守の議員を中心に三九人の造反が出た。この法案によると、五〇人以上を雇用する企業に対しては被用者への保険の提供が義務付けられ、同時に個人に対しても保険加入の義務化が行なわれることになった。また、医療保険取引所は連邦レベルで設立することとされた。そして穏健な形ではあったが、パブリック・オプションが含まれた。財源についてはメディケアの改革に合わせ、年収二五万ドル以上の富裕層への増税を重要な柱にするとした。

そして一二月二四日、上院は医療制度改革法案を、民主党のすべての議員と二人の無所属議員の支持を受けて六〇対三九で通過させた。上院でも共和党議員は全員反対票を投じた。下院案との大きな違いは、上院案にはパブリック・オプションが含まれていなかったことである。それは無所属のリーバーマン上院議員の支持を受けるためであった。法案に賛成する条件としてパブリック・オプションを法案から省くことを求めたリーバーマンは、下院で法案が通過した直後に、次のように述べた。「もしパブリック・オプションが法案に含まれるならば、私の道徳心の問題として、私はこの法案が最終的な議決の場に至るようなことは許さない。なぜならば、債務がアメリカを崩壊させ、そして現在脱出するために戦っているものよりさらに深刻な経済不況に我々を陥れるからである」[71]。議事妨害行為を阻止するために六〇票の獲得を目指した上院民主党指導者は、彼の主張を聞き入れざるをえなかったのである。

また、下院案が医療保険取引所を連邦レベルで設立するとしたのに対し、上院案は医療保険取引所を州単位で設置することとした。財源についても下院案とは異なり、富裕者の所得税増税ではなく、雇用主提供保険の中でより寛容で高額なキャディラック・プランへの課税を行なうことが示された。

このように法案の内容には相違があったものの、史上初めて上下両院で皆保険を目指すための改革法案が通過した。残された作業は、両院の法案の擦り合わせ作業を両院合同会議が行ない、それを上下両院に持ち帰って可決し、それに大統領が署名することだけとなったのである。そして上院において六〇票を確保しておけば、共和党による議事妨害行為の心配もなかった。法案成立は間近に迫っているように見えた。

しかし二〇一〇年一月一九日に、医療制度改革の方向性を大きく左右しかねない出来事が起きた。スコット・ブラウンがマサチューセッツ州の上院議員の特別選挙で当選したのである。この議席は長年ケネディが守ってきたものだが、彼が亡くなったのを受けて特別選挙が行なわれた[72]。オバマ政権にとって衝撃だったのは、その議席を奪ったブラウンが共和党議員だったというだけでなく、彼が医療制度改革に強硬に反対するティーパーティの強力な支援を受けて当選したということである。

ブラウンが、医療制度改革の形成過程で重要な役割を果たしたケネディの後釜となったことだけでも、民主党にとっては衝撃であった。しかしそれだけでなく、ブラウンの当選によって、上院において民主党が医療制度改革案のための議決で六〇票を得られなくなったという事実が、オバマをはじめ民主党リーダーに大きな戦略変更を迫ることとなった。そして改革への不安を少なからず持っていた民主党議員の中には、ブラウンの当選を見て、改革支持を行なうことが二〇一〇年一一月に行なわれる議会選挙を不利にする可能性を高めると感じる者が出てきた。一二月末には楽観的観測が広がっていたのが、ここにきて改革成立に暗雲が立ちこめることとなった。

オバマ大統領のリーダーシップ

このブラウン当選の衝撃を受けて、オバマは法案審議を成立させるために、議会に、そして世論に、より積極的に訴えることにした。まず、オバマは法案成立のための手続きについての戦略を変更した。オバマは予算調整法案として医療制度改革を成立させるよう指示を出した。既述したように通常の法案は、上院において六〇票の賛成票がないと議事妨害行為を止めることができない。しかしそれを予算調整法案とすることによって、単純多数、すなわち上院で五一票の賛成があれば上院で法案が成立したことになるのである(73)。二〇〇五年に共和党政権が、福祉改革に関連して同じように予算調整法案として上院で単純多数で可決しようとした時に、当時のオバマ上院議員は、それを「政策転換のためには間違った方法である(74)」と批判していたが、自らの医療制度改革を通すためには過去に批判した手段を選ばざるをえなかった。

オバマが選択した手続きとは、前年に上院が通過させた法案をそのまま下院で可決し、上院案への修正案を医療及び教育予算調整法案として上院に送る、そして上院で単純多数で可決するというものであった。この予算調整法案は、改革案本体と実質的に一体の法案であることから、「サイドカー法案」と呼ばれた。しかし、この戦略はオバマ政権にとって大きな賭けであったといえる。なぜならば、予算調整法案という形にすると、それがもし上院で否決されれば、もはやそれを修正することは許されず、法案は廃案になるという規定であったからである。

しかし二〇一〇年二月に入ってから、オバマ政権に追い風となった出来事があった。カリフォルニア州のアンセム・ブルークロスが、保険料の大幅な引き上げ（前年比三九％）の可能性を加入者に伝えたことが全国ニュースになったのである。その後も、多くの民間保険者が個人加入の医療保険の保険料引き上げを要求していることが明らかになった。このような状況を受けて、セベリウス保健社会福祉省長官は、「それは医療制度改革が緊急な問題であることを強調するものである(75)」と述べた。これによって民間医療保険の問題点が再び浮き彫りになり、オバマ政権にとっては改革の必要性を市民に訴える重要な材料になったのである。

そして二月二五日、オバマは医療制度改革のための超党派会議（ヘルスケア・サミット）をワシントンDCのブレアハウスに招集した。議論の様子はテレビで放映され大きな関心を呼んだが、共和党からの譲歩を見いだすことはできなかった。しかしオバマの目的は「アメリカ人に、物事を進めることができる大統領案と、否定ばかりする共和党との対比を見せることであった[76]」ため、そういう意味では会議の結果はオバマの思惑通りだったといえる。さらにこの会議によって、民主党議員に対して、大統領自身が法案を成立させるために積極的な役割を果たしているところを見せつけることに成功したのである[77]。

三月三日、オバマはテレビを通じて全市民に向けての演説を行なった。彼はまず、改革案は既存の医療制度に修正を加えるためのものであるが、連邦政府による医療の社会主義化ではないことを、次のように強調した。

> 議論の軸の一つの端においては、民間保険に依存した我々のシステムを解体し、それを連邦政府が運営する医療制度に取り替えるべきだと提案する者たちがいる。そして多くの外国がそのような制度を採用しているが、アメリカにおいてそれは有用でも現実的でもない。
>
> そのような議論の対極に位置するのが、議会の大勢の共和党議員もこれに含まれるが、保険会社への規制を緩和することが答えだと思っている人たちである。規制緩和には、州政府による消費者保護や、保険会社が販売することができる保険内容についての規制などが含まれる。彼らは、それがどういうわけか医療費を抑制すると議論する。私はそのようなアプローチには同意できない。私はそのようなアプローチは保険産業に、単に保険料を引き上げ、医療サービスの提供を拒否するためのより自由な裁量を与えるだけだと思う。
>
> だから私は連邦政府内の官僚にも保険会社内の官僚主義（的な役員）にもアメリカの医療を管理するための権力を与えるべきではないと信じる。私は、今こそアメリカ人自身に自らの医療サービスや医療保険について管理する力を与えるべき時だと信じている[78]。

オバマは、既に保険に加入している人々の警戒心をさらに和らげるために、「もしあなたが、自分の保険プランを気に入っているならば、それを持ち続けることができる。もしあなたが今診てもらっている医師を気に入っているならば、その医師に診てもらい続けることができる」と述べた。さらに、改革案には一年前に行なわれたサミットで共和党が提案したことの多くを含めたことも強調した後に、「そしてもし彼ら（共和党議員）が規制を緩和することで保険の質がより高くなり、より手頃な価格になると考えるならば、彼らは私が進める提案に反対票を投じるべきである」と共和党との対決姿勢を鮮明にした。オバマは、法案を予算調整法として審議することについて直接は述べなかったが、オバマの演説は、上院を単純多数で乗り切ることを公にしたものであった。そして「さあ、その（医療制度改革の）最後の仕上げをしよう」[79]と締めくくった。

共和党の上院少数党院内総務のジョン・ベイナーは、「（オバマは）党派に偏った進め方を支持することを表明し、議会で法案を無理矢理可決させようとしている」[80]と、オバマが民主党のみで法案を通過させるのも止むなしとする姿勢を非難した。また、上院予算委員会で超党派による法案形成を模索した「六人のギャング団」に入りながらも、最終的にはオバマ政権の医療改革に反対の立場をとった共和党のグラスリーは次のように批判した。「この法案は、閉じられた扉の向こうで形成され続けていることや、限定された数の共和党の考えしか採用されていないということの他にも、とてもひどい欠陥を抱えており、それを直すためにはわずかな手直しでは済まないのである」[81]。同じく上院予算委員会で早々と改革案反対の姿勢をとったオリン・ハッチは、「これ（医療制度改革）が国にとって惨事となることは明らかである」[82]と述べ、さらに上院の手続きに則って、いかなる手段を行使しても法案の成立には反対することを明らかにした。

ヘリテージ財団のコン・キャロルも次のように述べて、オバマのスピーチは改革案の本質を隠すレトリックであるとした。「いわゆる保守的考えというものを法案に単に加えたというだけでは、この提案の根本的な方向性を変えることにはならない。大統領からの提案を含め、議会で議論されている法案は、どういっても結果的には医療の財政と医療の提供体制に対する支配権をワシントンの政治家と官僚に大幅に移してしまう。人々はこれまで（医療制度について）意見を表明してきたし、彼らは連邦政府が医療を乗っ取ることに対して、反対をしているのである」[83]。

共和党からの支持を半ばあきらめたオバマは、法案を成立させるために民主党議員の票の取りまとめをより積極的に行なった。財政保守のブルードック連盟に所属する議員の関心は、高まる財政赤字にあった。連邦政府と州政府の財政赤字は二〇〇七年には対GDP比で二・一％であったのが、二〇〇八年に四・八％、二〇〇九年に一二・〇％、二〇一〇年には一〇・二％と推移しており、これ以上の財政赤字を増やすような医療制度改革案には難色を示していた。

ブルードッグ連合の議員にとっては、医療制度改革案が経済を活性化させ、さらなる財政赤字にはつながらないという確証が必要であった。経済への影響については、二〇一〇年二月、改革案の審議が最終段階に来ていた頃、アメリカ進歩センターのデイヴィッド・カトラーとニーラージ・ソードは、次のように医療と経済の関係性について主張した。「政治評論は医療改革と雇用創出を二者択一のものとして扱う。すなわち、政治システムは医療改革か雇用創出のための法案の、どちらかにしか集中できないという議論である。しかし、両者は深く関係しているのである」[84]。

彼らがまず主張するのは、医療制度改革によって無保険者が減少することから、医療サービスの需要が拡大する結果、医師をはじめ医療従事者の雇用が拡大するということであり、また、これは議論の余地があることを認めながらも、彼らは医療制度改革が医療制度全体の効率性を高め、それによって企業の医療保険関連費用の抑制につながり、その節約分を雇用にまわすことができると言う。そして年間二五万から四〇万の雇用が生み出されるとし、「医療制度改革は包括的な雇用創出プランの一つの側面なのである」[85]と結論づける[86]。

オバマはホワイトハウスの大統領執務室にブルードッグ連盟の議員を呼び、直接交渉を行なった。そして医療改革案が新たな財政赤字をもたらすものではなく、経済的にも良い影響をもたらすと説得した。議員にとって大統領執務室に入ることは栄誉なことでもあり、そこにおける大統領自らの説得は効果的であった(87)。

さらに、民主党のリベラル派への説得も行なわなければならなかった。彼らの中にはパブリック・オプションを法案に含むことをあきらめていない者がいた。特に二月に民間保険会社が大幅な保険料の引き上げを主張するのを受けて、彼らの中には、やはりパブリック・オプションを設けることなしには民間医療保険の欠陥を矯正することはできないと考えを新たにする者が出てきた。

このような動きに対して、オバマは民主党左派で長年単一保険者による皆保険の実現を訴えてきたクシニッチ下院議員を直接説得することにした。オバマは、医療改革に関するタウンホールミーティングのためにオハイオ州に向かう大統領特別機にクシニッチを同乗させ、そこで説得を行なった。クシニッチはその後次のように述べてオバマを支持することを誓った。「私を悩ませているものの一つが、彼の大統領としての地位の正当性を失わせようとする動きだ。それが起これば、国家全体に対して損害になるのだ(88)」。クシニッチは法案の内容に全面的に賛同するわけではないが、オバマ政権を支えるために改革案に賛成することに決めたのである。彼は他の民主党左派へも働きかけることでオバマに協力し、民主党内での多数派形成は進んでいった。『ワシントン・ポスト』紙のコラムニストのダナ・ミルバンクはクシニッチの協力を「幸運なお守り(89)」であるかもしれないと表現した。

オバマは法案成立のための票をより確実にまとめるために、民主党内のもう一つのグループの説得も行なわなければならなかった。それは改革案の中の中絶に関する条項に反対する議員たちである。下院ではバート・ストゥパック（ミシガン州）が、上院によって成立した法案の中絶に関する文言に対して不満を持ち、反対の姿勢をとっていた(90)。上院案においては、医療保険取引所で提示されるプランには中絶サービスを含んではならないが、民間保険者は中絶サービスを対象とする別建てのプランを提供できるということになっていた。ストゥパックは、連邦政府の定める基準に中絶が入らないという確約を求めたのである。このような社会的保守派に対して、オバマはストゥパックの主張を取り入れるために、公的資金を中絶サービスに関連することに使用しないと再確認する行政命令を出すことを約束した（中絶や避妊サービスに関する問題[91]については、次章も参照）。

二〇一〇年三月二一日、下院が、一二月に成立した上院案を賛成二一九対反対二一二で可決した。共和党議員は全員反対し、民主党議員の中からも三四人の造反が出たが、これによって議会で改革法は成立したのである。オバマが三月二三日に法案に署名して、患者保護及び医療費負担適正化法が成立した[92]。

オバマは法案に署名する際にこのように述べた。「今日、およそ一〇〇年にわたる試みの後、今日、一年にも及ぶ討論の後、今日、すべての票が投じられた後、とうとう医療保険改革がアメリカ合衆国で法律となった。（……）我々がこの改革を成立させることができたという事実はアメリカ人の継続の証、そしてアメリカ人の特徴の証だと思う。皆さんはこの目的を支持し、そのために結集し、組織化し、そしてこの国を愛する人々はそれを変えることができるということを信じてくれた[93]」とその成果を強調した。

『ニューヨーク・タイムズ』紙のコラムニストのマウリーン・ダウドは興奮する民主党議員の様子を次のように書いた。「なんてこった、彼らは自分自身にこのように言っている。我々は決して臆病者なんかじゃない！　我々はただじっと座っていて、共和党のいじめっ子たちやティーパーティのお騒がせ者たちに馬鹿げた平手打ちをされなくてもいいのだ。我々は集中し解決する術を見いだせば実際に何かを成し遂げることができる[94]」。法案を支持した民主党議員は改革の実現に熱狂した。そして保健社会福祉省の多くの官僚たちも大きな改革法案の成立を喜んだ。法案が形成、審議、決定される間、省内で法律担当をしていたマウラ・カルシンは「法案が成立した時は省全体が興奮に包まれているような状態だった[95]」と当時の様子を振り返る。二〇世紀初頭から始まった皆保険導入に向けての運動は、およそ一〇〇年を経て結実することになったのである。

4　「世紀の改革」の中身

世紀の改革の実現によって、アメリカ市民に保険加入の義務付けがなされたことで、アメリカにも他の先進国並みの社会保障プログラムが揃ったといえる。しかし、オバマが成立させた改革は、一九四〇年代後半にハリー・トルーマンが導入しようとした皆保険とは大きくその中身が異なる。トルーマンの考えは、一部の非営利の民間保険者を運営に当たらせることを認めながらも、基本的には連邦政府が単一保険者になり、公的医療保険を管理、運用しようとするものであった。他方、オバマによる改革は、既存の雇用主提供保険はそのまま残し、無保険者にはメディケイドの受給資格を緩和することで公的保険に加入させ、さらにその受給資格を満たさない人々には公的補助金を提供することで民間医療保険に加入させ、皆保険を目指すものであった。オバマ改革は既存の医療保険の仕組みをできるだけ残しながら、そこから漏れる人々に対して連邦政府がより積極的に関与するというものであり、その内容は複雑である。法案が二六〇〇頁以上に及ぶものになったのもその複雑さを示している。ここでは法律が示した新たな医療保険の枠組みについて説明し、さらにそれを運用するための資金について述べる。

雇用主への義務付け

この医療制度改革の最重要点は、個人への保険加入の義務化であるといえるが、同時に雇用主に被用者への保険提供を義務化したことも重要である。そしてそれは、アメリカの医療保険システムの中心を成す雇用主提供保険を維持していくことを目指したものであった。

オバマ改革は、五〇人以上の被用者を持つ雇用主に被用者への医療保険の提供を義務付けた。これらの義務を怠る場合には、会社にはフルタイムの被用者一人当たり二〇〇〇ドルのペナルティが課される（ただし小企業への配慮として被用者三〇人までの企業にはペナルティが免除となる）。

雇用主提供義務化を補完する役割をするのは、連邦政府からの小規模企業への財政補助である。これまで被用者に保険の提供を行なってこなかった小規模な企業にとっては、オバマ改革は大きな財政負担となる可能性があった。そこで、被用者が二五人以内の雇用主に対しては、雇用主が保険料の五〇％以上を拠出し、被用者の平均賃金が五万ドル以下であることを条件に、拠出した保険料に対して税控除が設けられた。

個人への義務付けと医療保険取引所

しかし、雇用主提供義務化では解決できないグループがある。その一つが、雇用主提供保険を受けることができない個人である。その中には、雇用主から保険を提供されない場合や、自営業者などの場合などが含まれる。オバマ改革では、これらに当たる人々にも保険加入が義務化された。そして、加入を拒否する者に対しては、一人当たり六二五ドルか世帯年収の二・五％（二〇一六年までに段階的に引き上げられる）の安い方の額を、ペナルティとして支払わなければならないとされた(96)。

医療保険に個人で加入する人々には、二つの支援策が用意された。第一に、個人に対する財政補助であり、連邦貧困水準の一三三％以上四〇〇％未満の者は、医療保険取引所で保険を購入する際に、その所得に応じて保険料の税額控除を受けることができる。また、自己負担額も連邦貧困水準の一〇〇％以上四〇〇％未満の者には、その所得に応じて上限が設けられている。

第二に、州政府が医療保険取引所を設置するということである。その目的は、雇用主提供保険に加入できない人々を、この医療保険取引所に参加させることで、一つのグループを生み出すことである。そして、そこに民間保険者が連邦政府と州政府が設定する基準に合ったプランを提案し、取引所の参加者はそこからプランを選ぶ。ただし、州政府が医療保険取引所の設置を拒否することもでき、その場合は連邦政府が設立する医療保険取引所に、その州民は参加することになる。

メディケイドの拡大

雇用主や個人への保険加入の義務化を行ない、さらに公的支援を行なっても、なお財政的に民間医療保険に加入できないと想定される人々がいる。このような人々には大きく分けて二つのグループがある。その一つは、収入が連邦貧困水準からわずかながら上回っている人々である。医療改革はそのような人々に対してメディケイドの適用を拡大することで対処する。すなわち、メディケイドを貧困水準の一三三%未満までの者にも拡大することにしたのである。(97)

民間医療保険に加入するのが困難なもう一つのグループは、所得水準は貧困水準より下回るものの、メディケイドの対象となってこなかった人々である。メディケイドの対象者は、基本的に要扶養児童家庭扶助プログラムの対象となる人々であることから、子供がいない成人のほとんどはメディケイドを受給することができなかった。そこでオバマ改革は、このような成人にもメディケイドの適用を拡大した。メディケイド拡大にかかる費用は、二〇一六年までは連邦政府が一〇〇%を負担、その後は少しずつその額を下限の九〇%まで引き下げる。

ただし、医療保険取引所と同じように、州政府はメディケイドの拡大についてもそれを拒否することができる。しかし、医療保険取引所の場合と異なって、州がメディケイドの拡大を拒否した場合には、その州民には連邦政府からの代替策は設けられていない。

民間医療保険への規制強化

連邦政府は民間保険者に対する規制も強化した。健康状態や既往症を理由に保険への加入を拒否することを禁じ(政府保証)、年間と生涯における保険金支払いに上限を設定することを禁じた。また、保険加入のための待機期間、保険免責額、そして保険料の設定への規制（年齢、地域、喫煙、家族構成に基づく調整地域料率）が設けられた。さらに、被用者グループを対象とした保険プランは、保険料収入の八五%は保険給付に充てることなどが定められた。

また、連邦政府は、医療保険取引所に提案される民間プランが含まなければならない給付内容を、必須医療給付内容として示した。[98] それによって次の一〇のカテゴリーを含むことが必要であると確認された。(1)外来患者サービス、(2)救急サービス、(3)入院サービス、(4)母子保健サービス、(5)精神上および薬物使用による異常へのサービス、(6)処方薬、(7)リハビリテーション及び在宅サービスと器具、(8)検査サービス、(9)予防・健康サービス及び慢性疾患へのサービス、(10)小児サービス（歯科、眼科含む）。[99]

本格施行は二〇一四年から

以上が医療改革の柱であるが、その他にも保険に関する不正・濫用、長期ケア、児童医療保険プログラム、処方薬、予防医療、医療過誤訴訟、医療の質などに関して、様々なプログラムが改革法には含まれている。そして改革法をさらに複雑にしているのは、それらのプログラムが二〇一〇年から複数年にわたって順次施行されていき、最終的に計画されたすべてのプログラムが実施されるのは二〇一八年になってからだということである（表3）。

ここで特記すべきなのは、オバマ改革の柱である個人加入義務化とそれに伴う医療保険取引所の設置、雇用主提供義務化、そしてメディケイドの拡大は二〇一四年になって初めて施行されるとされた（二〇一三年七月に雇用主への義務化の実施は、二〇一五年まで延期されることが決められた）ということである。これには、医療保険取引所をはじめ複雑なプログラムを設立し運営するための準備に時間が必要となるという事情もあった。しかし、オバマ政権としては、政治的にもまずはより小さい規模の、そしてその効果が分かりやすいプログラムを施行する方が得策であるとの判断を下したのである。二〇一〇年に行なわれた、二六歳になるまで被扶養者として保護者の民間医療保険プランに加入できるようにしたことなどはその一例である。そして法案決定過程で大きな議論を呼んだ個人と雇

表3　医療制度改革の主要プログラムの実施予定

2010年 （全26プログラム）	医療保険の保険料増加に対する調査の強化 小企業が医療保険を被用者へ提供する際のタックス・クレジット支給 扶養者としての受給資格年齢の引き上げ
2011年 （全20）	民間保険者による保険料の使途を規制 メディケアのドーナッツ・ホール時の薬品の割引 高所得者へのメディケアのパートBの保険料の引き上げ 医療貯蓄口座の使用目的限定
2012年 （全11）	消費者への保険適用範囲の情報開示の統一化 メディケア，メディケイド，CHIPの濫用防止強化
2013年 （全15）	州による医療保険取引所の設立の可否の報告期限（2012年12月に変更） メディケイドの予防サービス，第一次医療への報酬増額 高所得者へのメディケアのパートAの保険料の引き上げ 医療機器の売り上げに対する税率の引き上げ
2014年 （全16）	メディケイドの拡大 アメリカ市民及び合法的住民への医療保険加入の義務化 医療保険取引所の設立 医療保険料とコスト・シェアリングに対する補助 民間保険者に対して既往症の有無を問わず保険加入を義務化 保険料支払いの年間上限設定を禁止 医療保険の最低限の給付内容を設定 50人以上を雇用する企業に被用者への保険提供を義務化
2015-18年 （全3）	CHIPへの連邦補助の増額 キャディラック・プランへの増税

出典：以下を基に作成。The Henry J. Kaiser Family Foundation, "Health Reform Source: Implementation Timeline," http://healthreform.kff.org/timeline.aspx, accessed on June 1, 2012.

用主への加入義務化については二〇一四年の施行としたのである。しかし、これによって保守派が、義務化条項やメディケイドの拡大についてのアメリカ市民の恐怖を煽り立てる機会を得ることができたということもいえる。改革法成立後の政治的争いについては、次章で詳細に述べる。

オバマ改革にかかる費用

最後に、医療改革にかかる費用をどのように支払うのか、その計画について述べる。二〇一〇年三月、議会予算局は、オバマ改革に必要な費用を一〇年間で九三八〇億ドルであると試算した。その中の半分に相当する約五〇〇〇億ドルは、メディケア関連費用の削減（伸び率抑制）によって捻出することとされた。主な削減対象は、メディケアによって病院やナーシング・ホームに支払われる報酬やメディケア・アドバンテージ・プログラムによって民間保険者に支払われていた補助金である。

そして医療改革にかかる費用の残りは、新たな税収によって賄うこととした。主な増税は、個人で二〇万ドル、もしくはカップルで二五万ドル以上の収入がある者は、メディケアのパートA（病院サービス）の税率を一・四五%から二・三五%に引き上げる（二〇一三年施行）。保険会社には、二〇一八年までの期間で総額四七五億ドルの増税を行ない、その後も毎年一四三億ドル分の税負担を求める。また医療機器の販売に対して二・三%の課税を行なう（二〇一三年施行）。最後に、医療保険プランの中でも高価で寛容な、いわゆるキャディラック・プランに対して四〇%の課税が行なわれることとなる（二〇一八年施行）[100]。

第5章　オバマ改革をめぐる論点

二〇一〇年三月二三日、バラク・オバマ大統領が改革法案に署名をしたことで、改革を支持してきた人々は熱狂した。既述したように、保険加入の義務付けとメディケイドの拡大という改革の核になるプログラムは二〇一四年以降に施行することとされたが、二〇一〇年にも少しずつ新たなプログラムが実施され、オバマ改革は完全施行に向けて動き始めた。

他方、反対派は改革法が成立した直後から、その破棄を目指す決意を表明した。下院の少数党院内総務のジョン・ベイナーは、改革法が成立した翌日に「なぜ医療の乗っ取りを破棄するために共和党が戦うのか」という題で声明を発表し、その中で次のように述べた。「この政府による医療の乗っ取りはアメリカ人が希望したものではなく、アメリカ人の支払い能力を超えたもので、またアメリカ人が受けるにふさわしいものではない。だからこそ共和党はそれを破棄するために戦うのだ。そして我々は医療を正しい状態にするために、常識に基づいた改革をするために最初からやり直す[1]」。

ヘリテージ財団のエド・フルナー所長は、下院で法案が通過した翌日に発表した、改革法破棄を訴える声明の中で、次のように述べた。「昨日、僅差でなおかつ党派的な投票によって、下院は七〇年以上の社会政策立法の中で最も重大な法案を成立させた。（……）アメリカ人の大多数はこの立法に反対している。なぜならばそれは長年にわたってアメリカ人が守ってきた自治の原則に反しているからである。（……）オバマ大統領の医療制度改革は破棄することが可能であるし、将来的にそうなるだろう」[2]。

さらにヘリテージ財団は草の根の運動を展開するために、ヘリテージ・アクションという新しい組織を「姉妹組織」[3]としてつくった。政府対策部長代理のジョシュ・ロビンズは「改革法が通過したという政治的敗北がヘリテージ・アクションの形成に直接影響した」[4]と語る。ヘリテージ・アクションは、教育が主な目的であるヘリテージ財団と違って、政治家に対して特定の法案を成立させるよう働きかけることができる。また、間接的に議会に圧力をかけるために、草の根レベルにおいても活動を展開することができる。ヘリテージ・アクションは、保守派層に対して、政治運動をするために必要な知識を教えるトレーニング・セッションを開催する、保守派の会合でブースを出す、「オバマケアを破棄せよ（Repeal Obamacare）」と書かれた車のバンパーに貼るためのステッカーを配布する、またメールなどで政策を訴える、などという活動を開始した[5]。

改革法をめぐる反対の声が上がると同時に、議会内外で具体的な行動が始まった。議会内では共和党から、改革法を破棄するための法案が複数提出された。その中でも二〇一〇年三月二五日に提出されたスティーヴ・キング下院議員（アイオワ州）による法案は、その後二〇一二年に大統領選挙に立候補を表明するロン・ポール下院議員（テキサス州）をはじめ、全共和党議員一七八人中一〇五人もの議員が法案の共同提出者として名を連ねた[6]。

ただし実際には、共和党が下院で過半数、上院で六〇議席を確保していない限り、改革法を破棄することは事実上不可能であった。しかし、このような法案の提出は共和党の立場を示すものであると同時に、二〇一〇年一〇月に行なわれる議会選挙に向けての宣伝活動の一環であったのである。

さらに、議会外でも改革法への攻撃が始まった。オバマが改革法案に署名をしたわずか七分後というタイミングで、一三の州から改革法が違憲であるとする訴えがなされた[7]。彼らは、合衆国憲法では連邦政府が医療保険への加入を、市民に強制する権限を認めていないとした。

このように、オバマ改革が成立した後も激しい反対運動は収まらず、同年一一月に行なわれる議会選挙に向けてさらにその勢いが増していくように見えた。オバマにとって、改革法の成立は戦いのすべてが終わったことを意味するのではなく、むしろ新たな戦いの始まりであった。そしてその新たに始まった戦いは、法案を成立させるための戦いと同じか、それ以上の厳しいものとなったのである。

アメリカ市民に大きな影響を及ぼす重要法案が成立した後に、このように議会内外から反動が生まれるのは、三権分立や連邦制など権力の抑制と均衡のシステムが、アメリカ政治に組み込まれていることが背景にある。このような分権化した政治システムの下では、多くの利害関係者が政策に対する拒否権を持つことになる。そしてその拒否権を利用することで自らの政治的勢力を拡大しようとする。主要な法案についてはしばしば、それが議会で成立した後においてもこのような政治的争いが続くのである。

また、医療制度改革の執行過程が政治化された理由として、この法律の仕組み自体にも原因があった。前述のようにオバマ改革は、民間医療保険を利用しながら皆保険を実現させようとする改革である。雇用主提供保険を中心として、それに加入しない者は州が設立する（または州政府がそれを拒否した場合には連邦政府が設立する）医療保険取引所で民間保険を購入するか、所得が低ければ連邦政府と州政府が共同で管理・運営するメディケイドに加入するか、高齢者や障害者であれば連邦政府が管理・運営するメディケアに入ることとされる。このように、多くの公的プランと民間プランが複雑に関係し合い、さらに多くのアクターが関与する制度においては、将来改革がどのように進んでいくかということについての不確実性が高く、利害対立が起こりやすいのである。

改革の仕組みとしてもう一つ重要な点に、既述したようにこの医療制度改革が、成立してから少しずつ執行されていく予定になっていたということがある。改革の中でも最も議論を呼んだ、個人に対する民間医療保険への加入の義務化は、二〇一四年一月になって初めて施行されることになっていた。オバマ政権としての判断は、世論に好意的に受け取られる既往症者対策などの部分は大統領選挙の前に、そして不人気となることが予想される部分は大統領選挙の後に行なうというものであった。しかしこうした判断によって、法案が成立した後になっても医療制度改革が大きな政治争点であり続ける原因を作ってしまったのである。

さらに、改革法の成立の仕方にも問題があった。民主党単独（造反議員は出たが）での法案通過は、共和党の徹底抗戦の姿勢を強める結果になるだろうと、『タイム』誌は法案成立前の二〇〇九年九月に、次のように予測していた。「共和党は自分たちと敵対する者たち（民主党）だけで通過させるものは、それがどのような形であっても、二〇一〇年と一二年の選挙で民主党に害を及ぼすものであることを確信している」。そして、医療保険取引所など法案の主要なものの施行が遅れて行なわれることを、共和党は逆手にとるだろうと次のように指摘した。「民主党が、（主要プログラムの施行が二〇一四年であるため）具体的に見せることのできない、巨大で高価な役に立たないものを通過させた、とアメリカ市民に受け取られるだろうという空想に共和党は浸っている」[8]。

過去の議会における投票行動を見ていくと、主要な社会政策改革法が成立した時には、その法案がある程度超党派の支持を受けていたことが分かる。例えば、民主党のフランクリン・ローズヴェルト大統領が進めた一九三五年の社会保障法が成立した時には、下院では共和党から八一議員、上院では一六議員の票を獲得した。また、一九六五年に民主党のジョンソン政権の下で成立したメディケアは、下院では七〇票、上院では一三票を共和党議員から獲得した[9]。これは、共和党議員から一票も獲得できなかったオバマによる医療制度改革と対照的である。一九七〇年以降、アメリカ政治の二極化が進んだ結果であるともいえるが、オバマ改革のような主要な社会政策改革が、明確に党派に分かれて採決されるのは異例であったのである。採決に一人の造反も出さずに反対した共和党が、法案成立後に改革法破棄のためにまとまるのは容易なことであった。

そして選挙前の予想通り、この歴史的な改革法が成立してから約七ヶ月後に行なわれた中間選挙で、民主党は大敗を喫した。保守派はその中間選挙を利用して医療保険改革反対キャンペーンを行なった。ギャラップが二〇一〇年三月に行なった世論調査で「あなたが今年の議会選挙での投票を決める上で、以下の争点はどの程度重要ですか」という質問に対して、「極めて重要である」と答えた人が最も多かった争点は、「経済」（五七％）、それに次いで「医療」（四九％）、「失業」四六％、「連邦政府の財政赤字」（四五％）、そして五番目に「テロリズム」（四〇％）となった[10]。これは二〇〇六年に行なわれた同様の調査の結果と大きく異なる。二〇〇六年の調査では一位が「イラク戦争の状況」（五二％）、「政府の不正」（五〇％）、「テロリズム」（四九％）、「医療」（四二％）、そして五番目が「経済」（三九％）であった[11]。二〇一〇年の中間選挙では、前回の選挙と比べて医療問題の重要度が上がったのである。

この選挙で共和党は、下院で前回の選挙から六四議席伸ばして二四二議席を獲得し、多数党となった。共和党が二四〇議席を超えたのは一九四六年の選挙以来であった。三分の一しか改選がない上院では多数党になることはできなかったが、前回の四一議席から六議席伸ばして四七議席と躍進した。共和党は議会で勢力を伸ばしただけではなかった。その内部に、政府の役割を極力抑えようとするティーパーティという政治勢力に与する議員が増えたことも重要であった。彼らにとって医療制度改革を阻止することは最重要課題の一つであると位置づけられ、それがアメリカ市民に支持されたのである。

前章では改革法が成立に至る過程において、大統領をはじめ各政治的アクターがどのように関係し合っていたのかについて述べた。本章では、改革法が成立した前後から二〇一〇年の議会選挙に至るまでを対象とし、そこで主に反対派によってどのような論点が立てられ、それについてどのような議論が行なわれたのか、そして医師や世論がどのような反応を示したのかについて述べる。ただし、論点の中でも、最高裁判所をめぐる争いについては、主に議会選挙が終わってから本格化したこともあり、次章で述べることとする。

1　改革反対派の論点

一般的に、医療改革とは主に三つの問題に対処しようとするものである。第一に、医療サービスへのアクセスを拡大しようとするものである。第二に、医療の質を維持または向上させようとするものである。第三に、医療費の抑制を行なおうとするものである。医療の量を増加させ、医療の質を向上させようとすれば、医療費も増加するというのがいわば医療経済の常識ではあるが、オバマは、このすべてを同時に実現させると宣言した。彼が主張したのは、民間医療保険に大きく依存した医療制度をそのまま維持するよりは、オバマ改革の方が医療の量、質、価格のすべての面でより良い結果をもたらすということである。他方、オバマ改革に反対する人々は、改革はオバマが約束したような結果をもたらさないと反論する。

二〇一〇年に『なぜオバマケアはアメリカにとって間違っているのか』[12]という著書が出版された。これはガレン研究所のグレイス-マリー・ターナー、倫理及び公共政策センターのジェイムズ・カプレッタ、ヘリテージ財団のロバート・モフィット、そしてアメリカン・エンタープライズ研究所のトーマス・ミラーによる共著である。これらの研究所はいずれも知名度が高い保守系シンクタンクで、彼らはそこの医療政策研究者である。ここではまず、彼らが展開する議論を中心に、保守派からの反論をまとめることで、オバマ改革をめぐる論点を示したい[13]。

中流階級への影響

オバマは改革法が成立する前に次のようなに述べていた。「どのように我々が医療制度を改革しても、我々は以下の約束を守る。もしあなたが今診てもらっている医師を気に入っているならば、その医師に診てもらい続けることができる。これは議論の余地のないことだ。もしあなたが自分の医療保険プランを気に入っているならば、あなたはそれをそのまま維持することができる。これも議論の余地がないことだ。誰もそれを取り上げたりしない。何があってもだ」[14]。これは主に雇用主提供保険、それも比較的寛容なプランに加入できている人々を安心させるためのメッセージであったといってよい。

保守派は、このような約束は実現しないとする。マッキンゼー・アンド・カンパニーのアリサ・ミードは、二〇一四年に保険加入の義務化が始まると八〇〇〇万人から一億人が、二年のうちに雇用主提供保険の内容を変更せざるをえなくなるであろうとする予測を発表した[15]。さらに彼女は、改革法の影響で雇用主保険を受けることが叶わなくなる層も出てくるであろうとする。すなわち、多くの雇用主がペナルティを払うことで、被用者を医療保険取引所に参加させようとするからである。雇用主や個人がこのような選択をするのは、それによって支払うペナルティが被用者に保険を提供するよりも安いと判断するという理由からである。そしてその結果、三〇〇〇万人から四〇〇〇万人の人々が、雇用主から保険の提供を受けることができなくなるとする[16]。

このように、現在雇用主提供保険に加入している人々がこれまでと同じような保険プランを維持できない、保険に加入できないというような状況に陥るのは、民間医療保険の保険料が高いからだと保守派は主張する。そして高騰する保険料の問題は、これまで個人で医療保険に加入していた人々にも影響を及ぼし、オバマ改革はそれに対しても抜本的な改革にはならないとする。

雇用主提供保険を受けることができない自営業者などは、二〇一四年から医療保険取引所において民間医療保険を購入しなければならない。オバマ改革は民間保険者に対して、既往症を持つ人々の加入を拒否できないとした。また、既往症を理由に保険料を上げることも原則禁止した。さらに、連邦政府は、医療保険取引所に提示される保険プランについて含まなければならない給付内容について定めるとした。

保守派は、このような政府の規制によって、保険料はオバマ政権が予想するよりも高騰すると主張する。健康リスクが高い人々を加入させ、そして保険内容を連邦政府の必須医療給付内容に従って拡充する必要が出てくると、民間保険者としては保険料を上げざるをえなくなる。また、サリー・パイプスは、すでに州レベルで起こっている事例を示しながら、各種医療関係団体の圧力によって、必須医療給付内容に多くの人々にとって不必要な医療サービスが含まれ、それが保険料を押し上げる結果をもたらすと指摘する。(17)

このように、医療保険取引所で提示される医療保険プランの保険料はオバマ改革によっても抑制されることはない、と保守派は主張する。その結果、医療保険取引所に参加する人々は、連邦政府から税額控除という形で財政補助を受けるが、それでも高騰する保険料を前に、多くの人々は保険に加入するよりもペナルティを支払うことを選択せざるをえなくなるとする。ターナーなどは、このように、保険は購入したいが保険料が高くて加入できない人々が合理的な選択をした結果、処罰を受けることになるのは道徳的にも問題があると指摘する。彼女たちは著書の中で「オバマケアは無法者を生みだす国家を作るのか(18)」と疑問を呈している。

最後に、多くの人々が医療保険取引所で保険を購入することを断念し、ペナルティを支払う選択をすることは、さらに保険料を引き上げることにつながると保守派は主張する。すなわち、このような人々は重大な病気に罹って初めて保険に加入しようとするが、これまでは民間保険者はそのような場合には加入を拒否してきた。しかしオバマ改革によると、民間保険者はそのような人々の加入を拒否することも、特別に保険料を引き上げることもできない。その結果、民間保険者は他の人々に対する保険料を引き上げることで、これに対処しようとすると保守派は主張する。

メディケア・メディケイドへの影響

オバマ改革は、メディケアとメディケイドという既存の二つの公共プログラムについても大きな変化をもたらした。第一に、両プログラムの拡充である。メディケイドについては、その対象者を拡大し、メディケアについてはいわゆる「ドーナッツ・ホール」と呼ばれる部分を解消し、高齢者の処方箋の費用負担を軽減した。第二に、メディケアについて、病院への報酬やメディケア・アドバンテージなどへの補助を削減することなどによって予算の圧縮を進め、それによってオバマ改革に必要な費用の約半分を捻出するとした。これに対して保守派は、オバマ改革によってメディケアとメディケイドはより早く破綻するであろうと主張する。

保守派は特に第二の点について強く攻撃している。まず、オバマ改革のための資金を捻出するためにメディケアを「子豚の貯金箱（piggybank）」[19]として使ったことを批判する。彼らによると、メディケアの問題はその診療報酬が低いことである。メディケアによる診療報酬は民間医療保険の約八〇％である[20]。そのため、受け入れる保険を医療機関が自由に決めることが許される制度の中では、メディケアの患者を回避しようとする動きが出てくる。そしてオバマ改革によるメディケア関連予算の削減によって、この傾向がさらに強まるとし、その結果、高齢者は医療サービスを受けたいと思っても、受け入れてくれる医療機関がなかなか見つからないという事態になると予測している。

また、オバマ改革によってメディケア・アドバンテージの予算が削減されることを保守派は批判する。メディケア・アドバンテージはブッシュ（子）政権下で成立したもので、メディケア受給者に通常のメディケアに代わり民間医療保険プランを選択する権利を与えたものである。メディケア・アドバンテージに加入する高齢者は、二〇一一年の時点で一一〇〇万人以上に達していた[21]。

保守派は、このようにメディケア・アドバンテージの加入者が増えるのは、既存のメディケアよりも医療機関の選択肢が多いことが一つの理由であるとする。既存のメディケアを診療報酬が低いなどの理由で受け入れない医療機関も、メディケア・アドバンテージならば受け入れるところがあるからである。しかし、オバマ改革によってメディケア・アドバンテージへの補助金が削減されることでメディケア・アドバンテージの保険料が高まり、その結果、旧来のメディケアを選択する人が出てくる。その結果、高齢者の医療アクセスがより困難になるであろうと指摘する[22]。

また改革反対派は、オバマ改革によって作られるメディケアの診療報酬を合理化させるための仕組みに警戒心を持つ。その一つが独立支払い諮問委員会である。この委員会を構成する一五人の委員は大統領によって指名、上院によって承認される。これは、メディケアにかかる毎年の支出を、定められた上限内に収めるために作られた組織である。そしてこの委員会での勧告に従って保健社会福祉省長官が予算を執行する際に、議会の承認は必要ない。さらに、勧告を覆すためには、下院の過半数の票、上院の五分の三の票、そして大統領の署名が必要とされている。ケイトー研究所のマイケル・キャノンはこの委員会を「超強力な立法機関であり、その委員は議員よりも強力な権力を持つ[23]」と警戒する。ターナーたちも、過去の連邦政府が行なってきたことを見ても、諮問委員会が行なうことは基本的にメディケアの診療報酬を抑えることであり、結果的には制限診療につながると警戒する[24]。

オバマ改革によるもう一つの仕組みは、責任ある医療組織である。ターナーたちはこれを「政府のお気に入り健康維持機構（HMO）[25]」と呼ぶ。この組織は、メディケアの患者一人当たりに提供する医療サービスを予算内に収めるための方策を考える組織で、マネイジド・ケアが行なうように医療機関のネットワークを指定し、医療サービスの内容を制限することで、支出を抑制しようとするものである。保守派たちはこれによって、高齢者の医療機関を選ぶ権利がさらに制限されるとする。

保守派は、オバマ改革はメディケアを破綻に導くものであると主張する一方で、メディケイドについても同じような議論を展開している。保守派は、新たにメディケイドに加入した人々にとって、さらに既にメディケイドを受給している人にとっても、困難な状況が待ち受けていると言う。それは、メディケイドの患者を受け入れてくれる医療機関が見つからないという状況である。

メディケアと同じように、メディケイドを取り巻く問題のうち、根本的なものの一つが、その診療報酬が低いことである。そのため、メディケイドの患者を受け入れる医療機関は限られる。ジョンズ・ホプキンス大学病院などの高度医療機関は、メディケイドの患者を受け入れる度に損失を出す。例えば、一九九七年から二〇〇五年までにメディケイドの患者を受け入れることによって五七二〇万ドルという損失を出している。[26] 二〇〇九年に行なわれたアメリカ病院協会の調査は、五六％の病院がメディケイドの報酬は彼らが医療サービスを提供するためにかかる費用を下回っていると答えており、このようなメディケイドからの報酬が実際にかかった費用に満たない分、すなわち病院負担となる分は、二〇〇〇年には二五億ドルであったのが、二〇〇八年には一〇四億ドルになっているという。[27]

このようなメディケイドの診療報酬の低さなどが原因となり、新たにメディケイドの患者を受け入れようとする医師は近年減ってきている。アメリメド・コンサルティングの調査によると、二〇〇三年には七三％の医師が新たなメディケイドの患者を受け入れるとしたが、二〇〇五年にはその数字が五五％へ、二〇〇九年には五〇％に低下した。[28] 改革によって新たにメディケイドに加入した人々は、保険は持っているものの受け入れてくれる医療機関、特に専門医がなかなか見つからないという状況が出てくる。[29] オバマ改革によってメディケイドの受給者が増加する一方で、メディケイドの患者を受け入れる医療機関がそれに比例して増加することはない。ターナーたちは、このようなメディケイドの状況を「メディケイド・ゲットー」[30]と呼ぶ。

医師への影響

オバマ政権がアメリカ医師会の支持を取り付ける際に強調したのは、オバマ改革によって保険に加入する人々が増えることで医師もその恩恵を受けるということであった。それは多くの医師にとっては歓迎すべきことのはずである。しかし保守派は、オバマ改革によって医師の収入は減り、そして患者との関係は悪化すると主張する。彼らの主張は主に次の通りである。

第一に、改革法はメディケアとメディケイドに関わる医師に悪影響を及ぼすと彼らは主張する。オバマ政権は、改革によってメディケアやメディケイドで提供される医療サービスが大きく変わることはないと主張する。それに対し彼らは、オバマ改革によってメディケアやメディケイドの診療報酬が抑制され、その結果、メディケアやメディケイドを受け入れる医師や病院の収益は減少するとする。医師は同じ収入を得るためにより多くの患者を診なければならなくなり、医師は一人の患者に費やすことができる時間を短縮せざるをえなくなる。このような状況は医師にとっては、財政的な問題というだけでなく、患者との良好な関係性を維持することを困難にする可能性がある。(31)

第二に、改革反対派は、オバマ改革では既存の医療の質報告プログラムを強化することで、メディケアによって提供される医療サービスの質を維持することになっているが、それは間違っているとする。二〇一五年には、メディケアの患者を受け入れる医師すべてがプログラムに参加しなければならなくなり、それに従わない場合には診療報酬を一・五%引き下げるとする（二〇一六年からは二・〇%）。また、二〇一七年までに新たに設立される、価値に基づく診療報酬支払い調整機構によって、医師が使用できる医療費の上限を決める。これに従わない医師は報酬の面でのペナルティが課せられる。(32) 保守派は、このような政府による介入は、「独立した医療専門家よりも連邦政府で規制を作成する官僚の方がより信頼されるべきであるという間違った前提に基づいている」(33) とし、オバマ改革は医師の現場での判断に大きな制約を設けることになるとする。

第三に、医療保険取引所において提示される医療保険プランと医師や病院などが契約する際には、保健社会福祉省長官が定める医療サービスについての方針に従わなければならないという規制が二〇一五年から始まるが、それによって、医師や医療機関は患者に提供する医療サービスを決定する自治を政府に奪われることになると彼らは言う。すなわち、政府の方針に従って、これまでとは別の医師を紹介したり、別の薬を処方したり、別の検査を行なわなければならないのである。このような「画一的に管理するアプローチ」は、医師にとって「とても非道徳的で失望をもたらす」(34) ものであるとする。

第四に、このような政府の規制の増加は、医師や医療機関が作成しなければならない書類の増加をもたらすと彼らは主張する。作成する書類が増えるということは、医師に時間的コストがかかり、さらには患者に費やす時間が減ることを意味する。

最後に、保守派によると、オバマ改革がもたらすこのような医師を取り巻く状況の変化によって、医師の職業としての魅力が下がり、これから医師になろうとする若者が減少する。また、現役の医師の中にも離職をする医師が出てくる。二〇一二年に行なわれた調査では、四二・九％の医師たちがオバマ改革によって退職時期を早めることを再考する、または再考するだろうと答えた。さらに同じ調査による回答者の医師のうち、自分の子供に医師になることを勧めると答えた者は一一％となった[35]。このような数字を示しながら、保守派は現場における医師の士気がオバマ改革によって下がっていると主張する。

経済・国家財政への影響

オバマ政権は、医療制度改革は経済に対して好ましい効果があると主張している。改革によって医療分野に新たな雇用が生まれ、労働者の健康状態が改善されれば生産性が上がり、企業の業績向上につながるとする。また同時にオバマ政権は、オバマ改革はその財源について明記しており、財政赤字の拡大を引き起こすことはないとする。さらに、改革がもたらす効果によって長期的に財政は改善するとする。しかし、保守派は、オバマ改革は政権のシナリオ通りに実行されることはなく、経済的にも財政的にも悪影響を与えると反論する。

ハドソン研究所のダイアナ・ファークゴット-ロスはオバマ改革の経済への悪影響を指摘する。彼女は改革、特に五〇人以上の被用者を抱える雇用主への保険提供の義務化は、雇用に悪影響を及ぼすとする。これまでも医療保険を提供してきた大企業ならば、これによって大きな変化はないが、そうしてこなかった規模が小さい企業などには、義務化によって新たな財政負担が生じる。その結果、小企業は被用者をできるだけ五〇人未満に抑える努力をするようになり、また五〇人以上の被用者を抱えざるをえない企業であっても、多くの雇用主はできるだけ非熟練労働者の作業を機械によって代替させようとするようになる。大手スーパーなどによるセルフ・レジの導入などがその一つの例であり、このような企業側の合理的な選択の結果、多くの非熟練労働者が雇用を奪われ、また非熟練労働者に多い若年層にとっては、最初の仕事を見つけるのがより困難になる。[36] ターナーたちも「医療改革法によって、ワシントンはアメリカの非熟練労働者たちを失業者の立場に追いやる」[37]と述べる。保守派は、このようにオバマ改革によって、雇用状況が悪化すると主張する。

また、オバマ改革によって保険料がさらに高騰し、それが雇用主の財政を圧迫すると主張する。アメリカで最大の製造業者による団体である全米製造業者協会は、二〇一一年一月一八日に下院議員宛に次のような声明文を送付し、改革法によってもたらされる規制によって保険料が上昇し、それは雇用主に対して悪影響を与えると論じる。「二〇一〇年に成立した法律――具体的には患者保護及び医療費負担適正化法――は将来において製造業者たちが負担する医療費を高め、多くの企業に、現在提供している寛容な保険プランの提供をやめることを考えさせることになる。我々は今でも断固として、新しい法律の、雇用主が被用者に医療保険を提供することの義務付け、製造業者に対する負担増、メディケアの病院保険の負担増、医師に対する報告の義務付け、医療費支払い口座（医療貯蓄口座を含む）に対する課税や制限、これらのすべてはアメリカの雇用の創出に大きな重荷になると考えている。我々の国は医療問題に別の解決策を見つけることができると信じるし、そうしなければならない。二〇一〇年の法律は破棄されなければならない[38]」。

保守派は、連邦政府の財政問題についても、オバマ政権が依拠する見積もりが示すようには、オバマ改革は財政赤字の減少に貢献することはないとする。彼らは、そもそもオバマ政権が改革に必要な費用を低く見積もっていると主張する。ターナーたちは、オバマ政権による見積もりを「会計上のからくり、時代遅れの煙幕、そして人を騙すような宣伝に基づいたもの[39]」であるとした。

保守派は、まずオバマ政権による当初の見積もりは、二〇一〇年から一〇年間ということであるが、保険加入の義務化やメディケイドの拡大が行なわれるのは二〇一四年からであり、最初の四年間は大きな支出がない状態で増税分を計算に入れている。その結果、改革による財政の影響が過小評価されたとする。

また、その見積もりにはプログラムに必要な費用のすべてが含まれていないと主張する。試算にはまず、法案を執行するための費用が含まれておらず、また、メディケアの医師への報酬増額にかかる費用は別建ての法案として提出されたため、これも試算に含まれていない。財源の一つである二〇一八年に開始されるキャディラック・プランへの増税については、政府の試算より税収は少なくなる可能性が高く、さらには二〇一八年時点の大統領と議会が、労働組合の反対を受けて、キャディラック・プランへの課税を最終的に完全には実施しない可能性が高いとする。

さらに、オバマ政権は、ペナルティと保険料を天秤にかけて保険に加入せずにペナルティを払うという選択をする人々の数を少なく想定しているという。まず、年収が少ない労働者は、雇用主提供保険に加入するよりは医療保険取引所で保険を購入したほうが労働者にとっても企業にとっても負担は少なくなる。なぜならば、年収が少ない労働者が医療保険取引所で保険を購入する場合には、連邦政府から寛容な補助があるからである。前議会予算局長のダグラス・ホルツ-イーキンは二〇一〇年五月に出されたレポートの中で、医療保険取引所で保険を購入する人は、連邦政府が予測する一九〇〇万人をはるかに超えて最大三五〇〇万人まで増える可能性があると指摘する。そしてその場合には、補助金だけで二〇一四年からの一〇年間で一・四兆ドルの費用が必要になるとする[40]。

保守派はこのように、オバマ大統領が様々な方法を使って改革に必要な費用を少なく見積もる操作をしていると指摘するが、それと同時に、これまで連邦政府が行なってきたメディケアやメディケイドなどの公的医療保険の例を取り上げながら、年が経つにつれ費用が増大していくことを強調する。パイプスはメディケアを引き合いに出す。メディケアが成立した時に下院歳入委員会は、一九九〇年の時点でのメディケア・パートAにかかる費用は九〇億ドルになるであろうと試算した。それが実際に一九九〇年にかかった費用は六七〇億ドルであった。そしてもしオバマ改革に当初の見積もりの九三八〇億ドルの数倍の費用がかかるとすれば、それが連邦政府の財政状況の悪化を招くことは間違いないとする[41]。

アメリカ例外主義への影響

オバマ改革は患者、医師、経済、財政などの面で悪影響を及ぼすと保守派が議論する際に、明示的にせよ暗示的にせよ必ず触れることがある。それは、オバマ改革は自由（国家権力からの自由）、平等（機会の平等）、民主主義というアメリカ建国の基礎となった理念から逸脱したものであるということである。二〇世紀初頭に改革派が労働者のための公的医療保険プログラムを導入しようとした際に、それを保守派が「社会主義的医療」として攻撃を始めてから、このレトリックは改革反対のための強力な武器となってきた。オバマ改革に対しても同じような攻撃がなされた。

ジョン・ベイナー下院少数党院内総務は法案成立直前に、このように述べた。「連邦政府によって管理される医療というものが長年にわたってリベラル派にとって聖杯となってきているのは、それがヨーロッパ型の福祉国家を作るための、とてつもなく大きな一歩であることを我々と同じようにリベラル派も分かっているからである。これはアメリカ人がこれまでずっと抵抗してきた道である。なぜならば、それは我々の国としての気質に適合しないものだからである[42]」。

保守派が、アメリカという国が「ヨーロッパ的」になることに警戒を訴える背景には、ヨーロッパの旧世界と理念的に決別を果たした建国の歴史がある。アメリカは、中央政府が大きな権力を独占することを否定し、人民の自由をより尊重する。そしてこのようなアメリカを支える考えによって、連邦政府の肥大化に対して、そして同時に連邦政府に情報が集中し権力の濫用を行なうことに、アメリカ人はより大きな警戒心を持つ。二六〇〇頁以上にも及び、その内容を理解するために複雑でなおかつ高度な医療制度についての知識を必要とする改革法は、保守派にとってはまさにこのような警戒心を煽るための格好の材料になったのである。

そのことを象徴する一つの出来事があった。それは法案が下院を通過する前にナンシー・ペロシ下院議長（民主党、カリフォルニア州）の発言が巻き起こした議論である。彼女は下院において票の取りまとめのための最後の取り組みをしていた。その彼女が「我々は法案を通過させなければならない。そうすればもやもやとした反論はなくなり、その法案の中に何があるのか分かる」[43]と発言したのである。ペロシとしては、実際に法案に含まれないようなことに対しても批判を浴びることへの反論だったというが、保守派はこの発言を取り上げ、議会民主党指導者のアメリカ市民に対する権威主義的な姿勢を批判した。例えばヘリテージ財団のマーガレット・ヒギンズは、ペロシ発言の翌日に次のように述べた。「政治家は軽率にも、実際に法案を読むことなどは勧めず、その代わりに『我々を信じて下さい』と言った。オバマ政権下で、議会へのアメリカ市民の信頼が最も低いまさにこの時にである」[44]。このペロシの発言が引き起こした反発は、アメリカにおいて「大きな連邦政府」に対する警戒心がいかに強いかということを示している。

保守派のこのような攻撃は、オバマ改革が成立しても続いた。共和党は、オバマ改革によって官僚組織の肥大化がもたらされ、連邦政府の権力が増大すると訴えた。実際に改革によって一五九もの新たな委員会などが作られ、個人や雇用主からペナルティなどを徴収する業務にあたる内国歳入庁では、一万六〇〇〇人の職員を新たに採用するとされていた[45]。このような官僚の肥大化と同時に改革法の複雑さを訴えるために、改革法が成立した後に、共和党の議会スタッフたちが作ったのが図9である。このような図を作ってオバマ改革の脅威を訴えようとする背景には、アメリカ例外主義があるといえるだろう。

他方、オバマ政権側も国家権力の拡大に手放しで賛同しているわけではないとする。オバマは、二〇〇九年九月九日に行なった医療制度改革についての演説の中で、アメリカの伝統的な自由の重要性について触れながら、その限界について次のように述べた。「周知のように、我々の先人たちは政府がすべての問題を解決できるとも、解決すべきとも思っていなかった。彼らは政府から安全の保障を得る代わりに、その価値よりも大きな自由の制約を受けるという例があることを知っている。しかし、彼らは大きすぎる政府の危険を唱えることができるのは、市民の中に苦しんでいる人が少ないという前提があるからであり、賢明な政策を用いられなければ、市場は崩壊する、独占企業が競争原理を失わせる、そして弱者は搾取される可能性が生じる[46]」。

そして、問題とすべきは、苦しむ者がいた時に助けようとする「国家としての特徴」であるとオバマは主張する。彼はこのように述べる。「我々の他者を助けようとする力が重要だ。我々はお互いに関係し合いながら生きている。もし我々に不幸が降りかかった時に、他の人が手助けをしてくれる。この国において、勤勉さと責任感を持った者には、何らかの手段によって安全とフェアプレーが保障されるべきなのだ。そして時によって政府がその約束を果たすために歩を進めなければならないこともあると理解しなければならない[47]」。オバマはアメリカを支える自由の理念の重要性を強調しながら、その自由が前提としているのは市民の福祉が維持・向上されていくことであり、そのためにも医療制度改革が必要であると説いたのである。

また、オバマは、アメリカが世界の「丘の上の町」であり、アメリカ的価値を広めて行くべきだとする考えも否定するものではないとする。オバマは二〇一一年の一般教書演説で次のように述べている。「現在、重要なことは（……）アメリカをこれまで単なる地図上の一つの場所ではなく世界への明かりとしてきた指導力を、我々が維持できるかどうかである[48]」。

ただし、オバマの側近の中には、保守派が持ち出すアメリカ例外主義に対して、オバマより明確な批判的態度をとる者がいた。オバマが大統領に就任する前から側近として医療政策形成に関わってきたトム・ダシュルもその一人である。彼はこのように述べた。「アメリカはその国家形成の仕方が特殊であることは認める。さらに、歴史的にアメリカはずっと世界中の人々を引きつけ、多くの移民を受け入れてきたことも特殊であるといえるだろう。しかし、ある側面が特殊であるからといって、すべての面で特殊であるべきだというのはおかしい。二〇世紀初頭に連邦準備制度が設立された時には、多くの人がそれを非アメリカ的なものであると主張した。しかし、今やそれはアメリカ経済になくてはならないものなのである。今回のオバマ改革も将来的にはそれと同じように評価されるだろう[49]」。

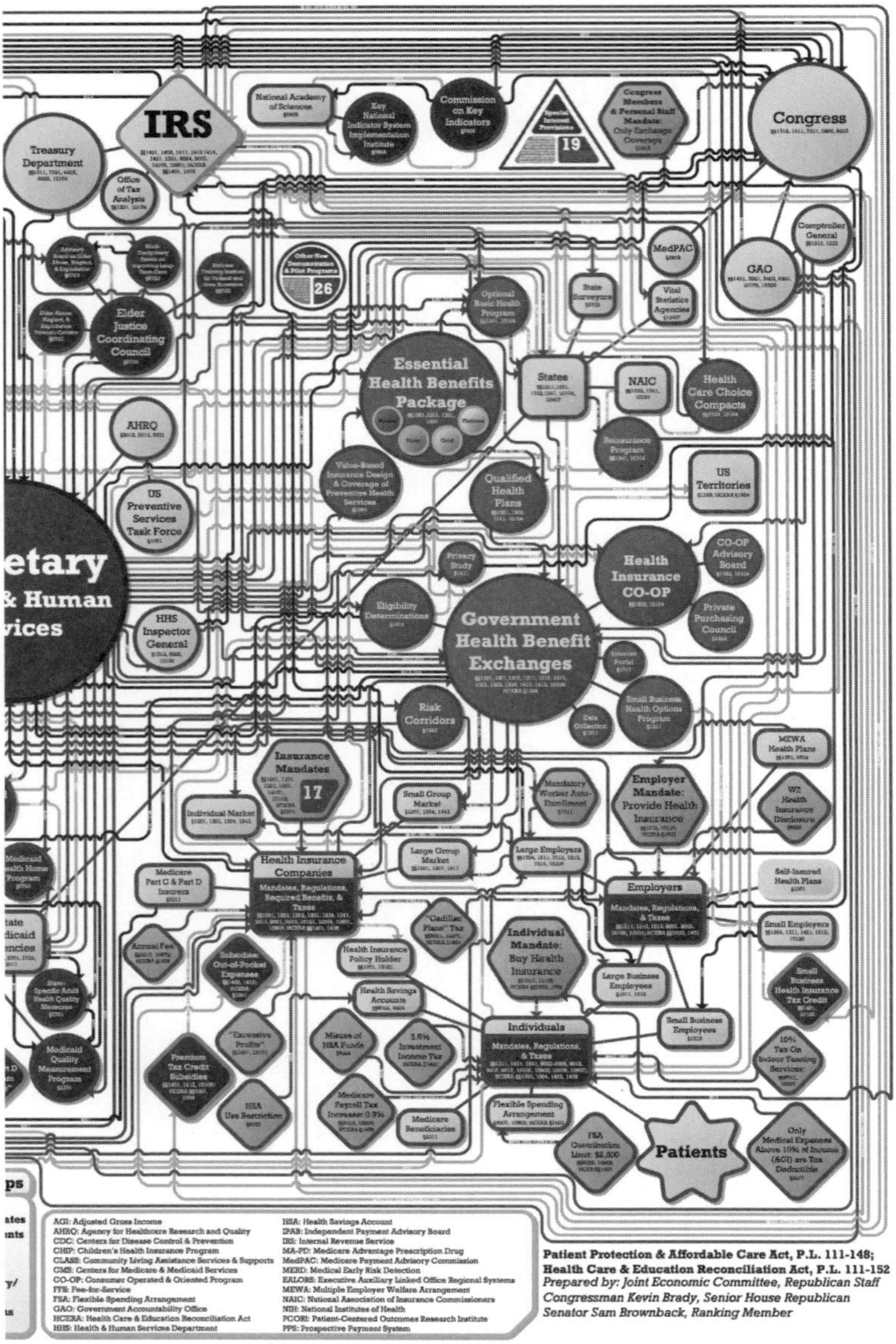

マ改革がもたらす医療制度

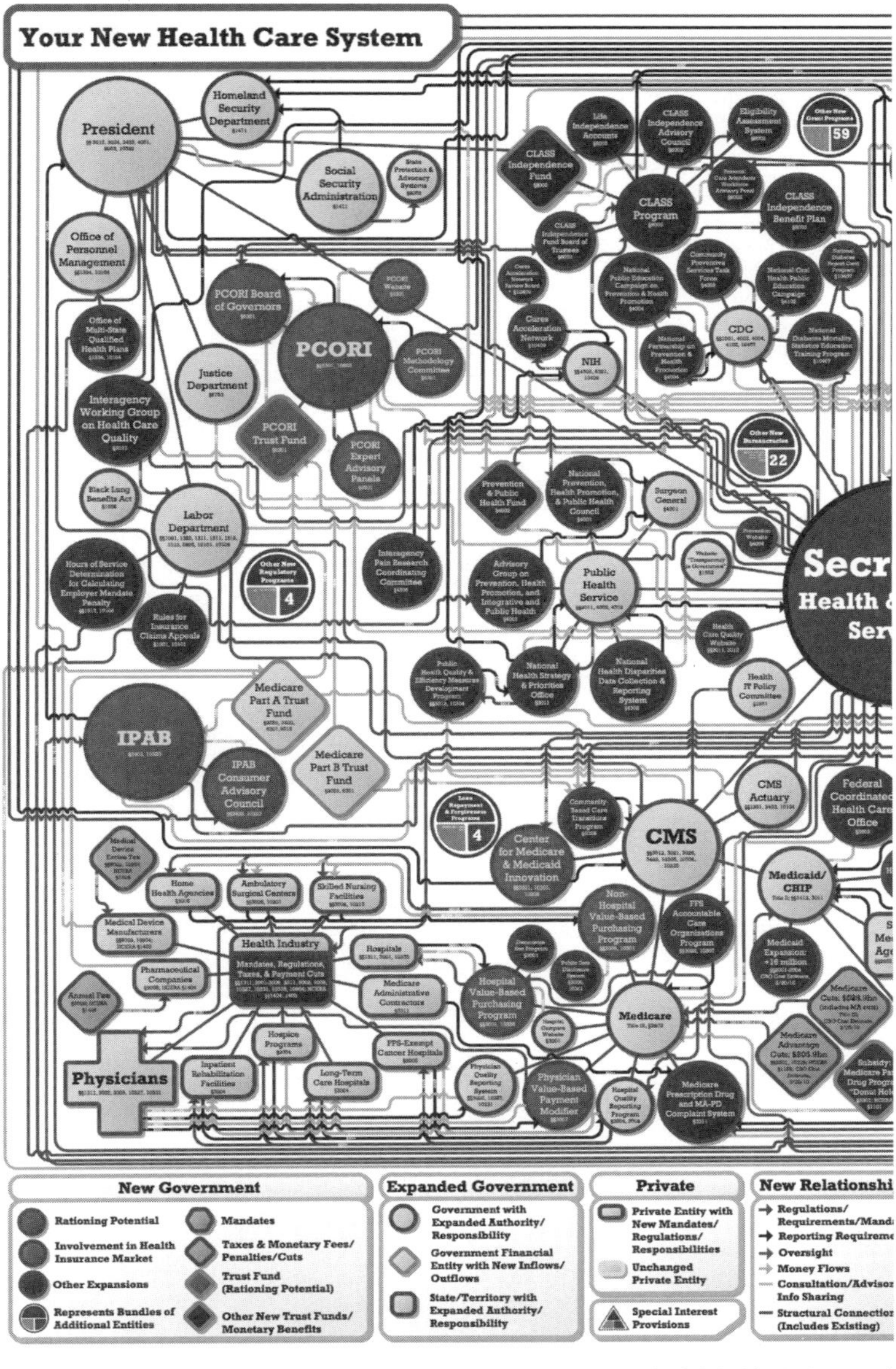

図 9　保守派が主張するオバ

出典：Joint Economic Committee of Congress, Republican Staff, 2010.

このように、医療制度改革の議論をする際には、アメリカの建国の理念との対話が欠かせない。この議論は、国家を支えてきた理念を再定義しながら、未来の国家像を形成する作業であるといえる。これは、ヨーロッパから理念的に決別を図ったアメリカという国だからであるともいえる。ここでは、特にアメリカの「自由」という理念について取り上げたが、次にはそれとも深く関係する、オバマ改革の形成過程から大きな争点になっていた、宗教の自由と女性の権利とをめぐる争いについて述べる。

2　宗教の自由と女性の権利

オバマ改革の形成過程を述べた際にも簡単に触れたが、改革をめぐる議論の中でキリスト教的価値観と女性が女性特有の医療サービスを受ける権利との対立が問題となった。この論点は、一九七三年にロー対ウェイド裁判の判決があり、そして一九八〇年代におけるアメリカ政治の保守化の流れの中で、キリスト教原理主義者たちが共和党内で大きな影響力を行使するようになって、その存在感が増したものである。法案が成立する過程においては中絶サービスが議論の対象となり、法案が成立すると今度は避妊サービスが議論の中心となった[50]。

キリスト教では歴史的に産児調節は罪であるとされてきた[51]。産児調節の手段には、人為的に受胎を妨げる避妊、そして人為的に妊娠を中断させる人工妊娠中絶が含まれる。キリスト教は、命は神の力によって宿るものであるから人間がそれに人為的に手を下すことは神の意志に反することであると教えた。また、性行為は生殖目的で行なわれるべきで、快楽のために行なわれるべきではないとする考えも重要な教えの一つであった。

女性が人工妊娠中絶することは、長らく多くの州で法律によって禁じられていた。また、避妊法を知らしめる行為も違法であるとされているところも多かった。しかし、特に二〇世紀になってから、望まない妊娠をしてしまった女性の問題が顕在化してきた。女性が多くの子供を持つことで貧困状態から抜け出せないという経済問題と、家庭以外に活動を広げる機会を失ってしまうという女性の社会的地位をめぐる問題がその背景にあった。[52] 一九三〇年代に入ると、キリスト教の中でもアメリカ・ユニテリアン協会などのような比較的リベラルな団体が、避妊を容認する立場をとるようになった。[53]

人工中絶行為は違法であったものの、闇で中絶手術を行なう業者は存在し、その未熟な技術と不衛生な環境によって命が危険にさらされるという出来事も後を絶たなかった。また、避妊については二〇世紀半ばになると本格的に避妊薬の開発が行なわれ、一九六〇年になり食品医薬品局によってエノビッドという薬が経口避妊薬として認可された。

このような、望まない妊娠をする女性の問題の深刻化と、避妊薬の技術の発展は、産児調節への道を開いたが、産児調節、特に避妊についての知識を普及しようとする者たちの前に州法の壁が立ちはだかった。しかし、一九六五年に下されたグリスウォルド対コネチカット州判決が、産児調節の支持者に対して法的根拠を与えたといってよい。この裁判は、産児調節のアドバイスをするためにクリニックを開業したイェール大学産婦人科部長のリー・バクストンが、違法行為を行なったとして逮捕されたことがきっかけとなって起こされたものであった。州最高裁では有罪判決を受けたバクストンは連邦最高裁に上告し、最終的に被告側が勝利した。家庭内の私的な行為に関して、公の権力が介入することは違憲であると最高裁は判断したのである。そしてこの判決は、人工中絶は女性のプライバシーの問題であり法律によって禁止することは違憲であるとした一九七三年のロー対ウェイド判決につながっていったのである。

しかし、保守派からの反撃が行なわれた。その一つの成果として、一九七六年に成立したハイド修正条項がある。これによって、中絶サービスに関与する団体には公的資金（主にメディケイドを想定）を提供しないことが規定された。その規定は一年ごとに更新されて今に至っている。

この判決は、女性は自らの身体をコントロールする自由を持つべきだとする「プロ・チョイス」と呼ばれるグループと、生命に対して人為的な操作をすべきではないとする「プロ・ライフ」と呼ばれるグループの対立をより激化させた。プロ・チョイス派は、それまでの経緯から産児調節の問題を、女性の自由、そして女性の社会的・経済的地位を向上させるための方策と結びつけて考える傾向がある。他方、プロ・ライフ派は、アメリカにそれまであったキリスト教的価値観が喪失してしまうことへの警戒心を持ち、ロー対ウェイド判決を覆すための運動を強めていった。そして一九八〇年に、キリスト教原理主義を信奉する人々の多くの支持を受けたロナルド・レーガンが大統領選挙で勝利したことによって、この二つのグループによる抗争はさらに激しくなっていった。このような文脈で、オバマ改革をめぐっても、女性が産児調節を含む女性特有の医療サービスを受ける権利を主張する者たちと、キリスト教的価値観からそれに反対する者たちとの対立が表面化したのである。

人工妊娠中絶サービスをめぐる議論

医療制度改革案が審議されている過程でまず議論を呼んだのは、人工妊娠中絶の問題であった。より具体的には、医療保険取引所に提示される保険プランの中に、中絶に関するサービスを含むことを義務付けるかどうかをめぐる議論である。これに反対する人々は、ハイド修正条項の例を引き合いに出し、公的資金が投入される医療保険取引所で提供されるプランに中絶サービスを含むことに反対運動を行なった[54]。

議論の中でプロ・ライフ派として注目されたのはカトリック教会である。カトリック教徒はマイノリティへの権利、経済的争点となるとよりリベラルな態度を示すが、中絶問題など社会的争点においてはより保守的な意見を持つ。カトリック教会全体に大きな影響力を持つ司教による組織であるアメリカ・カトリック司教会議も、すべての人々に必要な医療を受けさせることを保障する改革の必要性を訴えてきている[55]。二〇〇八年大統領選挙のMSNBCによる出口調査でも、カトリック教徒のうち五四%がオバマに投票した。他方、社会的争点ではカトリックと同

じように保守的な立場をとる福音派からは二六%しか支持を受けなかった。(56)

カトリック教徒は、その信者の多さという意味においても政治的に無視できない存在である。ピュー・リサーチ・センターが二〇〇八年に発表した調査によると、アメリカの成人のうちカトリック教徒は約二四%を占める。これは福音派の二六%に次いで二番目に大きい数である。(57)特にカトリック教徒が多い選挙区になると、彼らからの支持が当落を決める候補者が出てくる。そのような選挙区から選出される民主党議員の多くは、社会的・宗教的争点においては穏健派となる。

前章でも述べたように、中絶を女性の権利であると主張する議員が多い民主党の中で、オバマ改革の中絶に関する規定について反対したバート・ストゥパック議員も自らがカトリック教徒であり、またカトリック教徒が多いミシガン州第一選挙区から選出された下院議員である。彼のような社会的・宗教的争点における穏健派は、下院で約四〇人にも及び、彼らと妥協点を見いだすことなしに法案を通過させることは困難であると考えられていた。(58)議会の民主・共和両党の指導者は、この民主党穏健派に直接説得を試みると同時に各種団体や世論に訴えることで彼らの投票に影響を及ぼそうとした。このような政治状況によって中絶問題が重要な争点となったのである。

ここでカトリック教会の動向が注目された。カトリック教会は歴史的に中絶については反対の姿勢をとってきた。しかし、オバマ政権にはカトリック教会の中に強力な味方がいた。それはカトリック保健協会の代表であるシスター・キャロル・キーハンであった。彼女はオバマ政権が二〇〇九年三月五日に招集した医療サミットに参加し、その後も継続して法案形成過程の中心に参加し続けた。彼女はホワイトハウスで行なわれた医療制度改革関連の会議に一五回出席し、そのうち七回はオバマ大統領も同席した。(59)彼女はカトリック教会の中においてオバマ改革の実現を支持する代表的な存在となった。

サミットが終了した後の三月三〇日、シスター・キーハンは次のように医療制度改革の必要性を訴えた。「私のこれまでのキャリアの中で、私は医療保険を持たないことが人々にどのような意味を持つのかを身近に見てきた。

（……）そしてその中で、私たちがアメリカで合理的な医療制度改革が必要だという新たな、そして説得力がある理由を見つけてきたのである。（……）我々は、（サミットの）共同作業を基礎として取り組みを続けなければならない。我々は優先順位について妥協するべきである。それは原理原則で妥協をするという意味ではない。すべてはアメリカ人に価値のある医療制度改革を実現させるためである」[60]。彼女は、皆保険を導入しようとする試みが中絶の問題で挫折してしまうことを心配し、どうにか妥協点を見いだす努力を続けた。

上院財政委員会では中絶に関する一つの妥協が示された。公的資金を受けて医療保険を購入した者は、保険料のうち中絶サービスを対象とする分は自己負担とするという案である。しかし反対派は、そのような技術的操作をしても、公的補助を受けて購入する医療保険に中絶サービスが含まれるという事実は変わらず、ハイド修正条項の精神に反していると主張した。カトリック司教会議は反対運動を強めていった[61]。

他方、プロ・チョイスの議員たちは、中絶という争点によって女性が必要な医療サービスを受ける権利に制約が課せられるのは間違っていると主張した。プロ・チョイス派の民主党の上院議員であるバーバラ・ミカルスキ（メリーランド州）は次のように述べた。「我々は中絶についてではなく、医療について議論すべきであると私は信じる。女性の健康、健全な妊娠、健康な乳児、そして健康な家族について議論すべきである。女性の健康についての決断は医師と一緒に女性が下すべきものであり、政治家や保険会社の重役が下すべきものではないと私は信じる」[62]。最終的に上院で可決された法案には、財政委員会における妥協案が含まれることになった[63]。

下院では、上院よりも中絶サービスを含むことをいっそう厳格に禁止する法案が成立した。ストゥパックが、医療保険取引所に参加する保険者は中絶を保険プランに含むことを禁じるという、カトリック司教やプロ・ライフ派の議員の意向に沿った修正案を出したのである。そこで下院議長であったペロシは決断を迫られた。そして彼女はプロ・ライフ派の民主党議員の票が必要であると判断し、プロ・チョイス派の議員の説得を行ない、ストゥパックによる修正案を下院案の中に含めることに決めたのである[64]。

ここで上下両院の法案の相違を擦り合わせるために、両院協議会に舞台が移るのが通常の手続きであるが、前章でも述べたようにマサチューセッツ州の上院特別選挙で共和党のスコット・ブラウンが当選したことで、オバマ政権は戦略を変更せざるをえなくなっていた。すなわち、上院案を下院が可決し、修正案を予算調整法案として上院に送るという手続きが必要となったのである。

そして、そのことでストゥパックをはじめ下院のプロ・ライフ派は窮地に立たされた。なぜならば、彼らはカトリック司教などが反対した上院案に賛成しなければならなかったからである。中絶に関する事項は、修正案の中に直接予算削減に関係しないという理由で予算調整法案に含むことができなかったのである。

法案の議決が迫ってくると、ストゥパックなどプロ・ライフ派の民主党議員たちは反対派からの圧力を受けた。中絶賛成派は「ストップ・ストゥパック」というスローガンを掲げワシントンDCにおける抗議行動まで行なった(65)。しかし、結局ストゥパックをはじめとするプロ・ライフ派の下院議員の多くは、オバマから中絶に関するサービスには公的資金の使用を禁じるという行政命令を出すという約束を取り付けて賛成票を投じた。ストゥパックは、法案成立後間もなくして次回の議会選挙には立候補しないことを表明した。まさに彼にとっては議員生命を賭けて投じた賛成票だったのである。

このような民主党内のプロ・ライフ派の議員を動かした背景にはオバマ政権からの働きかけもあるが、カトリック保健協会のシスター・キーハンがオバマ改革を支持し続けたことも重要であった。彼女も中絶サービスについて公的資金を提供することには原則的には反対ではあった。スチュアート・アルトマンとデイヴィッド・シャクトマンは「シスター・キャロルと司教たちは、道徳的な問題については何ら意見を異にしていなかった(66)」と述べる。ただし、両者は何を優先するかについては意見を違えていた。

シスター・キーハンは、中絶に関する争いによって女性や子供の健康問題がなおざりにされることを危惧していると主張した。二〇一〇年二月に行なわれたインタビューで彼女は次のように述べた。「我々カトリック教徒にとって、もし多くの母親や妊娠している女性たちに医療サービスを提供しなければ、もし小児医療を健康な子供たちや健康に問題がある子供たちに提供しなければ、(生命を大切にするという意味での) プロ・ライフになるのはとても難しいと思う。医療保険を持たない子供たちが九〇〇万人もいる。そのような状況はプロ・ライフ (命を大切にする) であるとはいえない」[67]。キリスト教の教えを優先する司教に対して、シスター・キーハンは、現実に苦しむ人々を救うことを最優先すべきであると主張したのである。

オバマ改革法の成立は、中絶をめぐる争いに一応の決着がついたことを意味した。しかし、プロ・ライフ派とプロ・チョイス派の対立は、この後も論点を変えて続いた。間もなくすると今度は、産児調節のもう一つの手段である避妊についての議論が巻き起こったのである。

避妊サービス

オバマ改革が成立した後、間もなくすると、避妊サービスを必須医療給付内容に含むかどうかをめぐって議論が起こった。法案の成立過程において中絶サービスについての決着がつけられる一方で、避妊サービスについての決断は改革成立後まで保留されていたのである。

改革案が議論されていた時に、ハーバラ・ミカルスキ上院議員などが中心となって働きかけ、必須医療給付内容の中に乳癌検診など女性特有の予防医療も含めることになった[68]。しかし、その他の医療サービスについては、法案が成立した後に非営利団体の医学院が出した提言を受けて保健社会福祉省長官がその内容について決めるとされた。そして二〇一一年七月一九日、医学院から避妊に関するサービスも含むべきであるとの提言がなされたのである。ここから、この問題が大きな争点として注目されるようになった。

プロ・ライフの人々にとって避妊と中絶の問題は分離して考えるべきではない問題であった。なぜならば避妊薬の多くは、受精した卵子の発達を妨げることになるからである。受精をした時点で生命の誕生と考える人々にとっては、避妊も中絶も人為的に命を断ち切ることには変わりなかったのである。

また避妊をめぐる議論では、プロ・ライフの人々は「宗教の自由」を大きな争点に位置づけた。彼らは、避妊に反対する宗教関係の団体、例えばカトリック系大学などに避妊薬を含む医療保険をその被用者に提供することを強制することは、宗教の自由に反すると主張した。(69) 避妊をめぐる議論は、女性の権利と宗教の自由の争いになったのである。

そもそもキャスリーン・セベリウス元カンザス州知事が保健社会福祉省長官に任命された時から、避妊についての議論が再燃することは予測されていた。セベリウスは知事として中絶を削減するための政策をとってきたが、女性が中絶という選択をすること自体を否定することはなかった。彼女はプロ・チョイス派であると広く知られており、避妊サービスについても寛容な姿勢を示すことが予想されたのである。(70)

また、必須医療給付内容に避妊薬を含めるかどうかについての医学院の勧告が出される前に、前哨戦のようなものがあった。二〇一一年二月から四月にかけての、予算についての議論の中で、アメリカ家族計画連盟という団体への連邦政府からの補助金が大きな問題となった。共和党は、多数を占める下院において中絶サービスを提供するこの団体への連邦補助金はすべて停止することを予算案の中に含めた。そして共和党は、上院で多数を占める民主党とオバマを相手に中絶をめぐる戦いを挑んだのである。(71) この争いは、プロ・チョイス派とプロ・ライフ派の対立が改革法成立後も収まっていなかったことを示している。

家族計画連盟は、中絶や避妊に関わるサービスを提供する組織としては全米で最大のもので、全国で約八〇〇ものヘルスセンターを運営している。この団体は特に低所得者の女性に対して、中絶・避妊サービスの他に、癌検診や性病検査・治療など多岐にわたるサービスを提供している。二月一四日、同協会代表のセシル・リチャーズは下院共和党による予算案について「家族計画協会の九五年の歴史の中で女性の健康に対する最も危険な立法」(72) であると述べた。そして、リベラル派は家族計画協会の活動の九〇％以上は予防医療で、中絶は全体の予算のわずかを占める（二〇〇九年度において約三％）だけである、さらにはすでに法律によって連邦政府からの補助金は中絶サービスに使用することは禁じられており、家族計画協会もその法律に従っていると主張した(73)。

アメリカ家族計画連盟への補助金の停止を訴える共和党のマイク・ペンス下院議員（インディアナ州）は、次のように述べる。「なぜ私がそのために戦うのかって。説明しよう。私はプロ・ライフだ。そして私はそのことについて謝罪するつもりはない。私はプロ・ライフのアメリカ人が支払う巨額の税金が、中絶サービスを提供する者に対して使用されることは道徳的に間違っていると思う(74)」。共和党側は、家族計画協会における中絶サービスに連邦補助金が使用されていないとはいっても、それは会計上だけのことであり、補助金が何らかの形で中絶サービスに関係していることは間違いないと指摘する。ベイナー下院議長は家族計画協会をめぐる戦いについて、「我々は単に一つの戦いに勝利したいと思っているのではない。大きな戦争に勝利するための機会が我々に訪れようとしており、我々はその機会を待ち望んでいる(75)」と述べ、この問題に対して民主党が譲歩することが、予算案の審議を進めるための重要な条件であるとした。

この予算案の審議における中絶をめぐる戦いは結局、連邦補助金が中絶サービスに使用されないことを確認した以外は、ほぼ民主党側の勝利となった。しかし、この戦いは、オバマ改革の中の避妊サービスをめぐる争いにつながっていく。

七月一九日に医学院からの避妊サービスについての勧告がなされた時、セベリウス保健社会福祉省長官は次のように述べて勧告を歓迎した。「この勧告は歴史的なものである。今日に至るまで、女性の健康管理や予防医療についての指針は存在しなかった。これらの勧告は科学とこれまでの研究結果に基づいている(76)」。セベリウス長官がこの勧告を受けて決定を下せば、議会の承認を得る必要がないという手続きになっていた。そして、二〇一一年八月三日、連邦政府は食品医薬品局が認める避妊サービスを必須医療給付内容に含むということを示した。そしてその執行は二〇一二年八月とされた。

多くの女性の権利擁護団体や医療提供者は歓迎したが、カトリック教会などからは反対の声が上がった。再び女性の自由の保障を訴えるリベラル派とキリスト教的価値観及び宗教の自由を訴える保守派との戦いが始まった。

八月三一日、アメリカ・カトリック司教会議は、セベリウス長官の決定に抗議するための文章を保健社会福祉省に送付した。「この（処方される避妊薬、断種、その他それに関わる教育やカウンセリングの）義務化は撤回されるべきであると上奏する。それらは〝保健〟サービスではなく、それらは病気を〝予防〟するものでもない。その代わりに、それらは健全な生殖機能を妨げるものである。そしてそれらは妊娠を防ぐために作られており、妊娠は病気ではないのである。（……）保健社会福祉省の義務化は合衆国憲法修正第一条の、言論の自由と宗教の自由についての条項に反することになり、さらには宗教の自由回復法と行政手続き法にも違反する[77]」。

二〇一二年一月二〇日、オバマ政権は、カトリック司教からの圧力を受けて妥協策を提案した。教会やその他の礼拝所などその宗教に属する人々を主に雇用する団体は、避妊サービスを医療保険から排除することができるとしたのである。そしてその他の宗教団体についても、避妊サービスを含む期限を一年延長し二〇一三年八月とすることとした。しかし同日にアメリカ・カトリック司教会議はこの妥協案への不満を表明した。「今日の発表が意味するのは、この義務付けとその非常に狭い例外措置は変わらないということである。そしてその代わりに雇用主に義務化に従うための期限を引き延ばしただけである。（……）アメリカの司教とその他の宗教団体のリーダーたちが問題としているのは、憲法によって守られた国の基礎になる自由である。その自由はカトリック教徒やその他すべてのアメリカ人の良心への敬意を保障することである[78]」。

二〇一二年二月六日、カトリック司教からの批判を受けて、セベリウス長官が避妊薬について『ＵＳＡトゥデイ』紙にコメントを出した。まず、「今日、アメリカ人女性のほとんどすべてが人生のどこかで避妊薬を使う[79]。そしてそれが彼らの保健、そして彼らの子供たちの保健にもかなり大きな利益になるという医学上の根拠がたくさんある」と述べ、避妊薬は予防医療の役割を果たすことを強調した。また医療保険に避妊薬を含むとすでに規定している州は二八に及び、宗教を理由とした例外措置が全くない州も八あるとした。そしてオバマ政権がとった例外措置は、すでにニューヨーク、カリフォルニア、オレゴン州などで採用されている措置と同じであると説明した。最後にセベリウス長官は、「これは簡単な問題ではない。しかしすでに存在する政策に則って宗教団体に対して例外措置を適用することによって、我々は一方で宗教上の信条を認めながら、もう一方では予防保健サービスへの女性のアクセスを拡大するという二つの目標のバランスを取ろうとしている(80)」と政権の判断の正当性を訴えた。

ジョージタウン大学を舞台にした争い

カトリック司教などからの反対運動が続けられる中、女性による避妊サービスへのアクセスを訴える声が一人の学生によって注目されることになった。二〇一二年二月二三日、下院民主党は非公式の公聴会を招集し、ジョージタウン大学法科大学院の学生サンドラ・フルークが証言に立った(81)。彼女はカトリック系のジョージタウン大学が宗教上の理由から、学生に提供する医療保険に避妊薬を含めていないことを訴えた。彼女は、多くの女性にとって避妊薬は産児制限を行なうものではなく、それは女性の基本的な健康管理の一つとして認められるべきであると主張した。

フルークはある友人についての話をした。その友人は、多嚢胞性卵巣症候群に苦しみ、その症状を抑えるために経口避妊薬を処方されていた(82)。しかしその友人は、大学から提供される医療保険がその薬に適用されないため、自己負担をするしかなかった。だが、経済的な理由で薬の購入を断念せざるをえなくなった。そしてある日、腹部に激痛が走り救急車で運ばれたあげくに卵巣の全摘出を強いられたのである。

彼女は言う。「メディアでは最近、保守的なカトリックの団体が提起する問題について報じている。それは、カトリックの学校に通う我々はどのような気構えを持てばよいのか、ということである。我々はこの議論に対してたった一つの答えを示すことができる。それは、すべての女性が平等に扱われるべきだということである。そして我々の学問上の成功を妨げる受け入れ難い障害を作ることを我々の大学がするべきではないということである。我々は、我々の学校がイエズス会の信条である『cura personalis（キュラ・パーソナリス）』、すなわち一人一人を大切にするということを、我々の医療上の必要性に応えることで実現することを期待する[83]」。

そしてこの宗教の自由と女性の権利の対立は、再びジョージタウン大学を舞台にして注目されることになった。それはジョージタウン大学公共政策インスティチュートが、その卒業式の講演者としてセベリウス保健社会福祉省長官を招待したことが引き金となった。五月一二日、それに反対するジョージタウン大学関係者が学長宛に抗議の文書を送り、それがメディアでも取り上げられて論争を巻き起こしたのである。

その抗議の文章には、次のように書かれていた。「ジョージタウン大学の学術的コミュニティの下に署名をした我々は、キャスリーン・セベリウス保健社会福祉省長官をジョージタウン大学公共政策インスティチュートの二〇一二年度の学位授与式における講演者としてジョージタウン大学が招待したことは、重大で深刻な間違い、そして事実恥ずべき間違いであると考えていることを申し上げたい[84]」。そしてその理由として「保健社会福祉省が、宗教に関連する組織に中絶を誘発する薬、断種、そして避妊に関係するサービスを含む医療保険を提供することを義務付けさせる方針を作り、さらにそれを押し進めようとする中でのセベリウス長官の役割[85]」を挙げた。

ジョン・デジョア学長は、セベリウス長官を講演者として選んだことについて、次のように説明した。「現在医療保険を持たない三四〇〇万の人々へ保険医療をより手の届くものにする歴史的な立法の形成過程における彼女の役割を考えて、セベリウス長官は、学生によってこのイベント（学位授与式）に貢献できる我が国の主要な政策決定者であると我々は認めたのである。セベリウス長官は長らく公共行政に関わって際立った業績を残してきている。その中には、二〇〇九年四月に保健社会福祉省長官に就任する前のカンザス州知事としての二期が含まれる。また彼女の配偶者と子供はジョージタウン大学の卒業生なのである[86]」。

そしてデジョア学長は、セベリウス長官への招待状は、セベリウス長官が避妊サービスについての例外措置について発表した一月よりも前に送られていることを強調しながら、次のように述べてカトリック系の大学としての立場とセベリウス長官の招聘との間に矛盾はないとした。「我々は自由な意見のやりとりを約束する大学である。我々は知的、道徳的、そして精神的基盤を提供してくれる宗教的伝統から創造的刺激を受けているコミュニティである。これらの価値に従うことで、我々は我々が目指すべき大学となるのだ[87]」。

翌日、ワシントンＤＣ大司教であるドナルド・フエールが、このデジョア学長の説明へのコメントで、このように不快感をあらわにした。「この不幸な決定がどのように下されたのかについての説明には感謝するが、その説明では問題の核心について述べられていない。それは、現在公職に就き、近年では最も直接的な宗教の自由への挑戦を行なっている人物、そして司教やその他全国の多くの宗教の自由を守ることを使命とする人々に対して共感することもなくまた無視するような人物を、なぜ講演者として選んだのかということである[88]」。

その翌日には地元の『ワシントン・ポスト』紙がデジョア学長を擁護する社説を発表した。「我々が衝撃を受けたのは、ドナルド・フエール大司教が、活発で開かれた議論を行ない、そしてこれはおそらく特に重要だと思われるが、激しい論争や宗教上の意見の不一致などについて議論するという大学の役割を認識していないということである[89]」。すなわち、セベリウス長官の招聘に反対することは「自由な意見のやりとり[90]」を否定することになると結論づけた。

このような『ワシントン・ポスト』紙の社説に対して、今度は抗議文章を作成した法学部准教授のパトリック・デニーンが反論した。彼は、宗教的保守派の中でも最近注目されている人物である。彼は、もしセベリウス長官が学期中に行なわれるようなワークショップなどで講演者として招かれるのであれば問題はない、と主張する。なぜならば、そのようなイベントへの参加は自由であり、質疑応答の時間も通常設けられているからである。しかし学位授与式はそれとは異なる。教員は契約上それへの参加を求められるし、参加者は発言の機会が設けられない。デニーンは、学位授与式は自由に意見をやりとりする場ではないとし、次のように述べた。「キャスリーン・セベリウス保健社会福祉省長官の招聘について何が恥ずべきことかと言えば、それが疑いもなく教会が教会でなくなることを要求する義務付けを作った人物であるということである。ジョージタウン大学はアイディアの自由なやりとりを促進する責務を持つが、それは人類を救済する目的を持った神が創造されるものを理解するためのものであり、迫害者に栄誉を与え自らが生け贄になるという責務は大学にはないのである」[91]。

デニーンは、宗教の自由はアメリカにとって特別な意味を持つということを主張する。「宗教の自由というのは、アメリカの根本をなすものだ。なぜならば、それがアメリカという国を作る原動力だったからである。アメリカ合衆国が建国された後も、多くの移民が宗教の自由を求めてアメリカにやってきた。カトリック教徒も同じだった。カトリック教徒も宗教の自由があったからこそ、アメリカという国に対しての忠誠心が強くなっていったのである。その国の根幹をなす宗教の自由を侵そうとするオバマ改革は、長期的に見てこの国の方向性に大きな影響を及ぼすと考える。オバマ政権によってアメリカの世俗化が大きく進んでいることに対して、私は大きな恐れを抱いている」[92]。

このように主要メディアにも取り上げられた抗議文であったが、デニーンによると、署名は彼が思っていたよりも集まらなかったという。彼によると数百人の学内関係者にメールを送信したが、結果的に署名に応じたのは、八人であったという。彼は「ジョージタウン大学は、そのアイデンティティの源であるカトリックの教義から離れていってしまっている」[93]と述べた[94]。

ジョージタウン大学におけるセベリウス長官の招聘についての争いは、大学内における世俗的な大学運営を目指す動きの中での争いと重なり合っていたといえる。二〇〇一年に学長に就任したデジョアは、ジョージタウン大学史上初の、聖職者としての地位を有しない学長であった。また、二〇一〇年に公共政策インスティチュートの学部長になったエドワード・モンゴメリーはクリントン政権で労働副長官を務めた人物であり、よりリベラルで世俗的なプログラムを目指した。このようなジョージタウン大学の世俗化の流れと、それを押しとどめようとする流れとがセベリウス長官をめぐる騒動の背景にあったのである。そしてこのようなジョージタウン大学内における動きは、アメリカ国内のキリスト教の精神を重視する保守派と、より世俗的な政策形成を目指すリベラル派との対立に重なることで注目を集めたといえる。[95]

割れる世論

このような女性特有の医療サービスをめぐる議論については、世論調査でも意見が割れていた。二〇一二年二月、ギャラップによって避妊サービスをめぐる議論についての世論調査が行なわれた。「(医療保険と避妊についての議論において) あなたが知っている、もしくは読んだ情報を基に、あなたはどの意見に同調しますか」と聞かれ、宗教リーダーに同調 (避妊を医療保険に含めることを義務化することに反対) すると答えた人は全体の四八%、オバマ政権だと答えた人は四五%であった。回答者を女性に限定すると、オバマ政権に同調する人が多少増えて四六%になるが、それでも宗教リーダーだと答えた人は四七%いた。この調査では、男性であっても女性であっても避妊サービスの問題においては、わずかながらも反対派が賛成派を上回った。[96]

同時期にCNNとORCによって行なわれた世論調査もこれを裏付けている。この調査では「ご存じかもしれませんが、オバマ政権は宗教団体を含む雇用主によって提供される医療保険プランに関して、彼らが女性に対する産児調節や避妊サービスにいかに対処すべきかについて新しい政策を発表しました。これまで読んだり聞いたりしたものを基に、あなたはこの政策に賛成しますか、それとも不賛成ですか」と聞いた。それに対して、五〇%が不賛成であるとし、賛成の四四%を六ポイント上回った。[97]

しかし、二〇一二年二月に行なわれたカイザー財団の調査は、ギャラップとCNN/OCRの調査結果とは異なった。この調査では「一般的に、あなたは民間医療保険プランが産児調節の費用を負担することを連邦政府が義務付けることについて賛成ですか」という質問がなされた。それに対して六三%の人は賛成すると答えた (反対は三三%)。カイザー財団の調査が前二者と違うのは、宗教という言葉が質問や選択肢に入っていないことである。この結果の違いから予測されるのは、回答者が宗教の自由という言葉にかなり敏感であるということである。[98]

このように、女性特有の保健サービスを受ける権利と、雇用主が宗教上の理由で被用者への医療保険に避妊サービスを含めない自由との対立は、妥協点を見いだすのが難しい状況であったといえる。カトリック司教たちの多くは、宗教の自由は死守すべきものであり、いかなる妥協も許すことができないという立場をとる。他方、女性の自由を擁護する人々は、女性特有の医療サービスが基本的な保健サービスとして認められないということを許容することはできない。そして、オバマ政権としては、医療サービスの平等性を考えると、できるだけ例外措置を作りたくない。例外措置を拡大すると、例外措置を求める訴えが広がっていくからである。オバマ改革が医療保険を提供することを雇用主に求める構造である限り、このような宗教の自由と女性の権利との争いは続くことになる。

3　医師の意見

前章でも述べたように、アメリカ医師会は二〇〇九年春までにはオバマ改革への協力を表明していた。しかし、アメリカ医師会内は決して一枚岩ではなかった。同年秋までにはアメリカ医師会は改革案を支持することを決断したが、それは一部の会員からの反発を招くことになった。[99] 二〇一二年四月に五〇〇〇人の医師を対象とした調査によると、その六〇%が改革によって医療サービスの質は低下すると考えている。そして改革に楽観的姿勢を持つ者はわずか二二%であった。[100]

この数字は全体的な傾向のようなものを示してはいるが、医師一人一人の中にどのような葛藤があるのかなどについては測りようがない。すなわち、一人一人の医師の中で、医師が持つ公共空間での役割、私的空間での立場や目標、自分自身の思想、そして現状認識がどのように関係し合っているのか、そして医師個人がどのようにそれらに折り合いをつけて賛成や反対という結論に至るのかという疑問である。それを調べるために、筆者は医師に対する聞き取りを二〇一二年後半から一三年初頭にかけて行なった。以下に述べる三人の医師はメディケアやメディケイドに加入する患者と多く接することで共通している。

公的機関で働く小児科医ジェシカ

ジェシカ（仮名）は、オバマ医療改革を支持しながら、医療制度をより公平に、より効率的にするためにさらなる連邦政府による介入を訴える。彼女は医学部を卒業後、小児科医となるために修士課程に進み、さらにその後公衆衛生学の修士号を取得した。そして現在は州政府の公衆衛生に関わる部署で管理職に就き、主に児童医療に関する仕事を行なっている[101]。

彼女はオバマ改革についての議論が歪曲されて市民に伝わっているのではないかとし、次のように述べる。「オバマ改革は、よく制限診療であるといわれる。人々はそれによって受けることができる医療サービスが制限され、専門医に診てもらうために長い待ち時間を強制されるなどという議論がなされた。しかし、これまでの制度においても人々は保険によって医療サービスが制限され、しばしば必要な医療サービスを受けるために長い待ち時間を要することがある」。

彼女は州政府の機関で働き比較的低所得の人々に接する機会が多い。彼女は医療問題について次のように述べた。「現在、たとえ大きな企業に勤めていてそこで雇用主提供保険を受けることができていたとしても、その保険がかなり高い免責額を設定している場合がしばしばある」。彼女は、現在の民間医療保険の在り方によって、低所得者という枠を超えて中流層にまで不安が広がっていると現状を認識している。

そして、彼女はオバマ改革を支持しながらも、医療制度の歪みを正すために連邦政府はより積極的に関与すべきであると主張する。「オバマ改革にはある意味で失望している。それはオバマ改革が『やりすぎ』というのではなく『もっとやるべきだった』という意味においてである。オバマ改革は医療保険の適用を拡大するということだけに焦点が置かれ、現在の多くの保険が乱立するようなシステムはそのまま維持された形になっている。保険を運営するための事務費が無駄に多くかかり、その費用は保険加入者や医療提供者側に転嫁されている」。

医療提供者側の問題について彼女はさらに続ける。「医療サービスの提供者側の問題点にはほとんど注意が払われていない。特に重要なのは、保険証を持つ者が多くなっても、彼らが医療サービスを欲した時に彼らを診る医療提供者が必ずしもいるとは限らないことだ。特に低所得者にとっては医療へのアクセスの問題が出てくるだろう。そしてそれを解決するためには大きな費用の問題が出てくるのである」。

保守派が懸念する医療費による国家財政の圧迫について彼女は次のように述べた。「医療費については、診断群分類などのように報酬を削減するシステムが開発されている。その方法でも強調されていることだが、医療提供者への報酬は患者に提供された医療サービスの量を基に支払われるべきではなく、医療サービスがもたらした結果に従って支払われるべきである。そして今よりももっと政府が積極的な役割を果たすことで、専門医ではなく基礎的な医療サービスを提供する一般医にお金がまわるようにすべきだ。そして人々にとって何が最低限の医療サービスなのかは医療費の問題と関連させながら、州政府や連邦政府が決める必須医療給付内容によって民主的に決めていけばよい」。

彼女は自分の医療についての哲学について次のように語った。「人々にとって、医療サービスを受けることは『権利』であると考える。私自身の哲学からすると、その権利に関わるところに、お金儲けを優先する営利企業が関わってくることには大きな問題がある。彼らは人々が病気で苦しんでいる時に保険金の支払いを渋ることでお金を儲けるのだ。これは『医療は人権』という考えに根本的に反している。ただし、医療保険について連邦政府がすべてを管理・運営するべきであるとは思わないが、少なくとも非営利団体による保険システムができればいいのではないかと思う。何が非営利であるかという問題はあると思うが」。

さらに彼女は、医療は公共財として考えるべきだとする。「『医療は人権』であるという議論についてもう少し話すと、初等教育、消防署、警察、公立図書館などはコミュニティにとって利益となると考えられているため、そこに税金が使われている。医療についてもそのように考えるべきだと思う」。

最後に、アメリカはアメリカらしい医療制度を持つべきだとするアメリカ例外主義に基づく保守派の考え方に対して彼女はこう述べた。「アメリカでは政府権力からの自由がしばしば強調されるが、私はこれまで公衆衛生という立場で医療と関わってきて、『私にあなたは必要ない。ただ、あなたを必要とするまでは』という姿勢を多くの人々に見てきた。三年前の鳥インフルエンザの時には特にそう感じた。それまで州政府の機関にインフルエンザのワクチンを接種に来るような人はあまりいなかったが、その時には州の機関しかワクチンを持っていないということで人々が押し寄せてきた。そうしたら『お金を余分に払ってもいいからワクチンを打ってくれ』という人が出てくる。何もない時は必要ないから政府に投資はしたくない、税金を払いたくない、でも必要になったら要求する。それがアメリカ例外主義、アメリカの自由の精神の本質のような気がする」。

病院で働く小児科医ジェイムズ

ジェイムズ（仮名）は、オバマ改革には基本的に反対の立場をとる。[102] 彼が働く病院は三〇%の住民がラティーノで低所得者が多く、患者の五〇%はメディケアやメディケイドなど公的医療保険であるという。彼はまず自らの医療に対する姿勢について、次のように述べる。「私の最低限の収入は病院から保障されているが、収入の多くの部分は出来高払いである。しかし目の前の患者が民間保険に加入しているか、それともメディケアやメディケイドに加入しているのか、そういうことでどの患者を優先すべきだとは考えたことはない。メディケアやメディケイドの患者を診ると、民間保険の患者だけを診るよりは多くの患者を一日に診ないといけないが、それでも私はそれを自分の義務だと思っている」。

彼はオバマ改革の中でも既往症を持つ人々への対策や、二六歳まで両親の医療保険に被扶養者として入ることができるという政策には賛成であるという。しかし彼はオバマ改革について「間違った方向性に進んでいるのはないかと感じる」とも言う。彼はオバマ改革の良い点だといわれている部分について、一つずつ反論する。まずは、オバマ改革が病院の緊急センターに押し寄せる無保険者を減らし本当に緊急サービスが必要な患者を救うという議論に対して反論する。「患者は医療保険があろうがなかろうが緊急センターに殺到すると私は思う。緊急センターは医療サービスへの便利で早く簡単なアクセスだと思われている。それはいわば『治療法がない病気』であるといえる」。

メディケイドが連邦政府の補助金によって拡大されることについては、次のように述べる。「それは理念的にはいいことである。しかし、どうしても避けることができない問題点は、多くの医療提供者がその診療報酬が低いという理由で、メディケイドに加入する患者を受け入れないということである。オバマは最初の二年は診療報酬の増額を約束したが、その後はどうなるか分からないし、恐らく財政状況を考えると増額されることはないだろう。そうすればメディケイドを受け入れる医療提供者は増えず、患者が長い待ち時間を強いられる可能性は高まる」。

また、一億二五〇〇万ドルを費やして行なわれる、一〇代の妊娠を減らそうとして学校の保健センターで行なわれるプログラムについても次のように反論する。「中絶をどの程度減少させるのかを示さないで行なわれるのが問題である。そして両親は子供たちがどのようなサービスをそこで受けるのかさえ分からないでいる」。

彼はオバマ改革の被害者は結局一般市民であると強調する。「メディケアは五二〇〇億ドル以上もの削減となる。それはただでさえ報酬が低くすでに破綻状態のメディケアの棺桶に最後の釘を打ち込むようなものである。[103]そしてメディケアはオバマ改革によって破綻してしまい、高齢者は被害者となる。またオバマ改革が成立して以降、三分の二の医者がいかなる医療保険プランも受け付けないことを検討していると聞く。なぜそうなるのかというと、信じられないほどの規制があり診療報酬が低すぎるからである。そうなれば、また被害者になるのは消費者である。さらにメディケアの『ドーナッツ・ホール』を埋めるために、薬品会社は今後一〇年にわたって財政的負担を強いられるが、その財政負担は薬品価格を引き上げる結果となり、またその被害者は消費者となる」。

最後に彼は、アメリカ医療の将来についての大きな不安に言及した。「これまでメディケイドやメディケアの患者と向き合ってきた経験において、連邦政府が関与するプログラムの患者を診ると、それに必要な書類の作成などをはじめ医療提供者は、多大な時間を報酬の支払いを受けるために割かなければならない。オバマ改革は、連邦政府による医療に対する明白で純然たる、さらなる侵害である。我々は医療提供者としての個性や特質を失いつつある、もしくは失ってしまったといえる」。

民間の診療所で働く精神科医ミランダ

ミランダ（仮名）は民間の診療所で精神科医として働く(104)。その診療所は雇用主提供保険に加入する患者も多く訪れるが、メディケイドに加入する患者も積極的に受け入れているという。彼女は、多くのアメリカ人が無保険であることは大きな問題であるし、それへの対処は緊急課題であるとする。そして「医療へのアクセスというのは、お金を持っていようが、なかろうが平等に与えられるべきだと思う」と言う。そんな彼女だが、オバマ改革について理念的には賛成するものの、その内容については反対の立場をとる。

彼女が反対する一つ目の点は、オバマ改革によってメディケイドが拡大されることである。彼女はこれまでメディケイドの患者を受け入れてきた経験から次のようにメディケイドの問題点を指摘する。「メディケイドはまずはその手続きが煩雑で、それに書類を州政府に送ってもそれが突き返されてくることが度々起こる。なぜならば彼らが官僚主義的に運営しているということもあるが、規制がころころと変わるということも原因にある。また、このように書類の処理が遅いため診療報酬の支払いが遅い。最後に、そして一番重要な問題は、診療報酬が民間保険に比べて圧倒的に低いということだ。提供するサービスによっては、メディケイドの報酬が民間保険の報酬の一〇分の一以下になることもある」。

彼女は、これまでの経験から今回のオバマ改革について反対するという。彼女の反対理由の根本にあるのは政府官僚への不信である。「私は医師になるために一生懸命勉強し、医師になった後も現場でいろいろな経験をしてきて何が患者のために良いことなのか分かっている。それなのに、医学を学んだことがない官僚たち、医師資格を持っていても長く現場を離れてしまっている官僚たちが、現場にいる私たちにどのような医療を患者に提供すべきなのかについての指示を出す、それが問題である。今回のオバマ改革によって、近い将来に政府による医療費支出の抑制が大きな問題となるのは確実である。そうすれば医療費抑制のためにまた規制が増える。これ以上の政府による規制は許すことができない」。

今回、アメリカ医師会が改革に対して支持する側に回ったことについても同じような批判をする。「アメリカ医師会の指導者たちは現場のことを全く理解していないと思う。彼らの中には医師会の中でのし上がっていくための政治に身を落とし、現場から離れてしまっている人が多い。そんな彼らが連邦政府との取引によって、これも政治的な観点で改革案への支持に回った。現場の医師たちは取り残されてしまったのである」。

オバマ改革施行後の自身の仕事について、彼女はこのように述べた。「オバマ改革によってメディケイドに加入する者は増える。しかし、メディケイドの患者を受け入れようとする医療機関は減ることが予想される。私は、夫が働いているから自分の収入が低くなってもそれほど問題ではないのは幸運なことだ。だから私は、すべての人々に平等に医療の提供をするという、医師になった時に誓ったことを今後も続けていく。でももし私一人の稼ぎだけで家族を養って行かなければいけないのであれば、別の仕事場に移ることを真剣に考えざるをえない」。

もちろん三人の医師の証言が、すべての医師の意見を代表するわけではない。しかし、彼らの証言からは、同じ医師という職業であっても、その職場やその中での立場、そして個人的背景などが複雑に関係して、オバマ改革への態度がそれによって変わってくることが分かる。彼らは医師の独立性の問題、医療の公平性の問題、医療の質の問題、医療の財政的問題のすべてが重要であると認めながら、それぞれに優先順位を付けているといえる。公的機関で働くジェシカは、医療の公平性、医療の質、医療の財政の問題を解決するためには連邦政府の積極的介入が必要であるとする。他方、同様にメディケアとメディケイドの患者を診てきたジェイムズとミランダは、これまでの経験から連邦政府のこれ以上の介入に対して懐疑的である。しかし、この二人を比べると、ミランダの方はオバマ改革への反対が彼女の官僚不信と深くつながっているといえる。他方、ジェイムズは、メディケアやメディケイドの診療報酬を上げるなどの対応を連邦政府がすることを望むなど、ジェシカのように連邦政府のさらなる介入を期待する面もある。

最後に、三人が共通してオバマ改革の欠陥として指摘するのは、医療提供者側の制度についての改革の必要性である。特に医師不足を解決することなく二〇一四年一月を迎えることに対して不安を共有していた。医療提供者が受け付ける保険を決めることができ、そして公的医療保険と民間医療保険に診療報酬の面で大きな差がある場合、公的保険に加入する患者を引き受ける医療提供者は少なくなってしまう。二〇一一年の調査でも、医師の三分の一は、新たなメディケイドの患者の受け入れをしないと答えている。(105) このような状況では、彼らが心配するように、医療保険の加入者は増えるが、実際に医療サービスを受ける場所は少ないという状況が深刻化した時に、政府と医師がどのような協力体制をとれるのかが問題となるだろう。

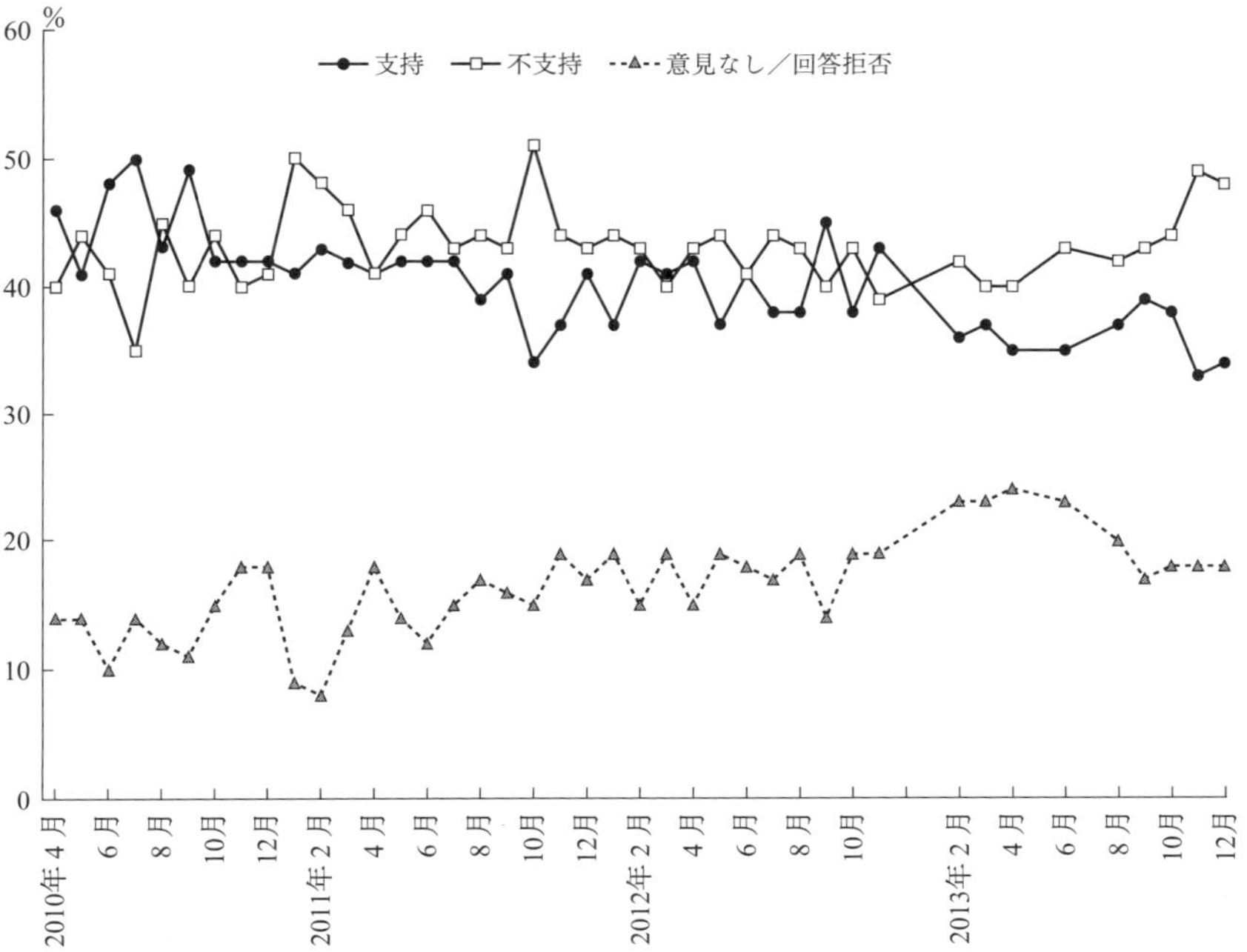

図10　改革法に対する支持，不支持の推移（2010年4月-13年12月）

出典：Henry J. Kaiser Family Foundation, Health Tracking Polls.
注：2012年12月と2013年1月のデータはない（次図も同じ）。

4 世論

様々な論点をめぐる議論に多くの利益団体が積極的に関与したのは、各団体が会員の利益を守り団結力を強化しようとしただけではなく、彼らの主張がアメリカという国にとって最善であることを訴え政策決定への影響力を拡大しようとしたためでもあった。彼らは自らの主張の正当性を訴えるために、メディアを通じて積極的に世論に訴えた。ただし、医療制度改革についての世論は分断されていた。図10はカイザー財団による、オバマ改革について好意的か否かを聞いた世論調査の結果である。法案が成立した直後の二〇一〇年四月には好意的な人が四六%、批判的な人が四〇%であったが、次第に批判的な意見が増加し、二〇一二年に至るまでほぼ一環して批判的な意見の

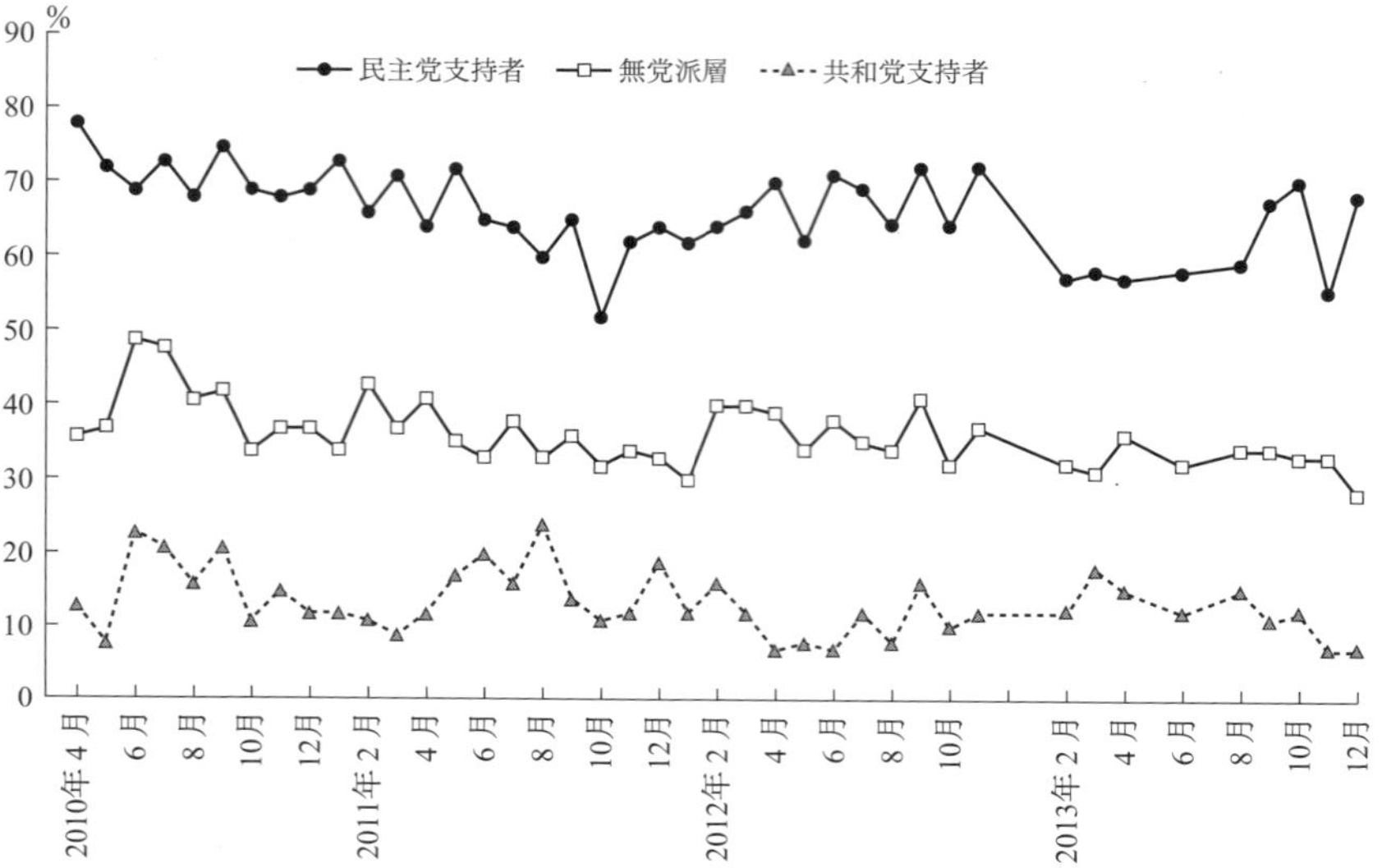

図11　オバマ改革への党派別の支持率（2010年4月–13年12月）

出典：Ibid.

方が優勢となった。しかし全体的に見ると、世論は大きく二つに分かれているように見える。

この世論の分断は、民主党支持者と共和党支持者の分断とほぼ重なっている。図11はカイザー財団による、オバマ改革に好意的な意見を持つ者の支持政党を聞いた調査の結果である。民主党支持者の中では平均約六七%が改革に好意的な意見を持っているのに対し、共和党支持者の中では平均約一四%しか好意的ではない。この結果からは、オバマ改革への意見が支持政党によって大きく異なるということが分かる。

しかし筆者は、このような世論調査では出てこない一個人の中での葛藤がどのようなものかを調べるために、二〇一二年に聞き取り調査を行なった。ここでは三人の例を挙げる。彼らはオバマ改革の直接的な受益者ではない。すなわち、無保険者でもなく、メディケアやメディケイドの公的医療保険に加入しているわけでもなく、比較的寛容な雇用主提供保険に加入する人々である。そして彼らはオバマ改革について全面的に賛成でも全面的に反対でもない。オバマ改革の受益者側ではなく負担者側になる彼らは、改革が今後どのように執行されていくのかを大きく左右する人々といえるが、その彼らがどのように医療問題を把握し、オバマ改革の中身を理解し、自分の現在の環境を理解し、そしてどのように改革に対する評価にたどり着いたのかについて聞いてみた。

皆保険に賛同するポール

年齢が三〇代後半のポール（仮名）は不動産管理会社に管理職として務め、雇用主提供保険に加入している[106]。彼はこれまでいくつかの会社で勤務した経験を持ち、現在加入しているプランが保険料や内容において最も満足いくものであるという。彼はオバマ改革について次のような理解を示す。「今回の医療制度改革は、すべての人々に開けたフィールドを作ろうというものである。すなわち、すべての人々に医療保険の加入を義務付け、失業しても転職しても手頃な価格で医療保険に加入し、保険内容も大きく変わらないことを保証するものだ」。

彼は自分の経験を基にして現在の医療保険の問題について次のように述べる。「私は転職を何度かしたが、雇用主から提供される医療保険プランには大きな違いがあり、ある保険では既往症も含まれることがあるが、その他の保険では適用されないということをはじめ、保険内容が大きく違うことがあった。また保険料もプランによって大きく違う。さらには、プランによって医師などのネットワークが違うので、違うプランに変更すると、それまでお世話になってきた医師にはもう診てもらえないということが起こる。そんなことは起きないほうがいい」。

彼は無保険者について次のように話す。「保険に加入できない人々は様々な事情があると思うが、フルタイムの仕事があるかないかは重要である。例えば健康上の理由でフルタイムの仕事ができなくて、それが理由で雇用主から保険の提供を受けられない人は多いと思う」。そして「私は現状の医療制度を変革しようとする動きには賛成である」と結論づける。

また彼は、個人への保険加入の義務化に反対する保守派に対してこのように反論する。「私は個人に補助金を与えて保険への加入を義務付けることについて、それがアメリカ的ではないとする考えには賛成しかねる。確かに義務化というのはアメリカ的な考え方ではないかもしれないが、医療についてはそれがあってもいいと思う。一つの理由は、市民が健康になることによって国全体が恩恵を受けるからである。連邦政府は医療サービスが人々に行きわたるようにする義務がある。そして医療にかかる費用が他の国と同じ程度になることも必要であると思う」。

しかし、彼はどんな改革でも歓迎するというわけではないと話す。「私は現在のアメリカの医療制度を変えることには賛成するが、連邦政府が医療産業に対してかなり強い規制を行なうことには反対である。アメリカは社会主義国のように連邦政府が市民に医療サービスを提供するために、より直接的な関与をすべきだとは思わない。どこかで連邦政府がやってよいことといけないこととの線引きをすべきだと思う。州政府ができることであれば、州政府がやるべきだ。ただ、私は今あるセーフティネットからどうしてもこぼれ落ちてしまう人々がいるならば、連邦政府がそのセーフティネットを拡大するために積極的な役割を果たすべきだとは思う」。

ただし、最後に彼は次のようにオバマ改革への自らの支持を正当化した。「社会主義的な医療制度には反対だ。それは極端すぎる。ただ、民間に依存しすぎてきたこれまでのアメリカの医療制度は逆の意味で極端なのである。だから改革はどこか中間の部分を目指すべきであり、オバマ改革はセーフティネットをもう少し強化しようとしているだけで、医療産業を支配しようとしているわけではない。その意味で私はオバマ改革に賛成する」。

民間レベルの解決を訴えるシェリー

四〇代後半のシェリー（仮名）は教育機関で事務職員として勤務し、雇用主から提供される医療保険プランに加入している[107]。彼女はそのプランに対して最近保険料の上昇が大きくなってきている以外は概ね満足しているという。彼女は医療問題の深刻さは理解しながら、オバマ政権の改革の方向性に疑問を持つ。

彼女はオバマ改革が成立するまでは、それについて特に意見を持たなかったという。彼女はその理由についてこのように述べる。「オバマ改革が自分の生活に影響を及ぼすとは思っていなかった。オバマ改革は貧困層のためのものであって、仕事があり医療保険があり健康上問題がない私たちには関係のないものだと思っていた」。しかし、彼女は法案が成立した後で少しずつオバマ改革について考え始めたという。彼女の友人には医療関係者が多く、彼らからオバマ改革についてかなり否定的な意見を聞いているうちに、改革の方向性が間違っているのではないかと思い始めたという。「ある友人の医師は、オバマ改革の影響で、自分の収入が下がる、自分の診療科が削減の対象になる、などのことが起きるのではないかと心配している。実際に彼女の勤務先では看護師などの勤務時間の削減が始まっているという。これまで看護師は職探しをしてもすぐに見つかるほどの売り手市場だったのに、今はそのような状況ではないらしい」。

彼女のオバマ改革への懐疑心はさらに、小さな企業を経営する友人たちからの影響で強まったという。「オバマ改革は小さな企業に大きな負担を強いるということを彼らから聞いた。彼らによると被用者に医療保険を提供するか大きなペナルティを払わないといけない。もしそれが始まったら彼らは会社の在り方を大幅に見直さないといけなくなる。このような状況になることに彼らは憤りを感じている」。

彼女には障害を持つ妹がおり、その妹は公的扶助の対象になっているという。「私の妹はメディケアの対象になっていて、それによって非常に助かっている。だから、オバマ改革によって増える私の負担が、本当に必要な人たちに行くならば私は全く問題ないと思う。最低限以上の収入を得ている状況の中、もし他人が苦しんでいるならば手を差し伸べるのがキリスト教徒としての義務だと信じている。しかし、連邦政府が税金を上げるという時には結果的に本当に必要な人々にそのお金が届かないことが多い。私の税金が無駄に使われるのを見るのは堪え難いことだ」。

連邦政府によるお金の使い方についての不信もあり、彼女はできるだけ小さな連邦政府の在り方を支持し、問題があれば民間レベルで解決すべきであるとする。「私たちは教育を受けた大人であり、政府によってあれをせよこれをせよと強制されるようなことはおかしい。我々は自分の意志で行動すべきだと思う。もちろん貧困状況にある人、その他困った人がいたら、彼らを救うために連邦政府は何らかの役割を果たすべきだと思う。だけど連邦政府がいったんその役割を果たし始めると、状況を前向きに解決しようとする方向に進んでいかないことが多い。人々の生活に政府は恒常的に関わるべきではない。例えば、高齢者年金保険についても、政府がプログラムを作ったから人々は自分自身で老後に備える努力をしなくなった。政府が誘導した住宅バブルに乗っかって人々は自分の身の丈に合わない住宅を無理なローンを組んで購入した。政府が介入することによって、人々は馬鹿げた行動に出る。だから私は政府が役割を拡大しようとする時には警戒してしまう」。

福祉依存を憂えるマイケル

五〇代前半のマイケル（仮名）は運輸関係の会社に勤務し、そこから提供される医療保険に加入し、現在の保険プランにはほぼ満足している[108]。彼は医療改革の精神には反対しないし、本当に助けが必要な人がいればそのために自分が多少の負担をすることも厭わないと言う。しかし、三つの理由によってどうしても改革に反対せざるをえないとする。

一つ目は、彼自身が経験した公的扶助受給者との関わりと深く関係する。彼は自分の家を貸し出した時のことについて次のように語った。「過去に家を貸し出した時に何人かの希望者が実際に家を見に来た。その中に、公的扶助を受給している女性がいた。設定した家賃は公的扶助受給者にとっては決して安いものといえるものではなかった。しかし、彼女が家を見に来てびっくりした。なぜかと言うと、その女性は良い車を運転し、スマートフォンを持って、宝石などできれいに着飾って、生活に何不自由ないような気配であったのだ。私は毎日一生懸命働いて、さらに節約のためにスマートフォンを買うのを控えているのに、働かずに公的扶助を税金からもらっている人がそれを持っている。それにどうしても納得いかなかった。本当は必要のない人に公的扶助が渡ってしまっているのではないかと思う。そして公的扶助はいったんもらうと、それを当然のように思ってしまい、仕事に就こうという気持ちは削がれ、また公的扶助をもらっていることに対する有り難さを感じなくなるのではないかと思う」。

彼はその経験がオバマ改革への自分の意見に影響していると話す。「連邦政府がメディケイドを拡大したり、保険に加入させるために補助金を出したりすることには、どうしても私は慎重にならざるをえない。これ以上連邦政府が支出をすると、それによって新たに福祉に依存する人々が増えるような気がする」。

彼はオバマ改革へ反発を覚えるもう一つの原因として、自分がより良い雇用主提供保険に加入するために頑張ってきたことを挙げる。「私は、現在の仕事の内容に満足しているわけではない。しかしこの仕事を続けているのは職場から良い医療保険に入れるからだ。一緒に働く女性などは、これまで数十年働いていた唯一の理由が医療保険であったと言う。私も家族により良い医療保険を提供するために精一杯努力してきた。そんな私が今回の医療制度改革で、医療保険を持たない人のために、より多くの税金を払わないといけないなんて馬鹿げている」。

オバマ改革を推進する人々は、まさに彼のように医療保険のために転職ができない人々の状況を改善し、より柔軟で効率的な労働市場を作り出すことを目指すという。これはこれから仕事を始めるという人たちにとっては非常に良いことかもしれない。しかし、彼のようにこれまでずっとより良い医療保険を持つために頑張ってきたと言う人々にとっては自分の努力が報われなかったような複雑な気持ちになるのだろう。

オバマ改革に彼が反対する三つ目の理由は、オバマ改革が成立した後に彼が支払っている保険料が増加したことであるとする。「オバマ大統領は医療制度改革を議論しているときに、これは保険料の上昇を抑制するためだと言った。しかし実際には私の保険料はさらに上昇した。保険料が上がったのも改革が原因のようだ。保険会社はこれまで受け入れてこなかった人々も加入させないといけなくなったからだ。その被害者になるのは保険会社ではなく、これまで医療保険に加入するために一生懸命働いてきた我々だ」。実際にオバマ改革によってどの程度彼の保険料が上昇したのかは不明だというが、オバマ改革によって、これまでは保険料上昇に対する怒りが保険会社に向けられていたのが、改革後は連邦政府に向かっているともいえる。

最後に彼は、アメリカは医療制度の面においてヨーロッパのようになるべきだとする議論について次のように反論する。「私はこの国はアメリカらしさというものを失ってはいけないと思う。それは小さな連邦政府であるし、自助努力、みんなが成功するために一生懸命働くことである。これまで連邦政府は高齢者年金保険や、その他医療分野ではメディケアやメディケイドなどをセーフティネットとして作ってきた。しかし、どれも財政的に行き詰まっている。ただでさえ多額の財政赤字を抱えるアメリカには、オバマ改革を実行する能力はない。新たに多額の借金をして、他の先進国のように長い待ち時間を患者に課したり、過重労働を医師に課したりする医療制度をアメリカに作っても良いことはない。他に解決策を探すべきだ」。

以上の三人はいずれも比較的寛容な雇用主提供保険に加入し、現状に満足しているグループに属する人々である。同じ境遇にいてもオバマ改革については様々な意見を持ち合わせていることが分かる。ポールは医療保険を人権の一部であると考え、保険加入の義務化などの連邦政府の介入をいわば当然のものと見なす。シェリーは民間レベルではどうしても救うことができないグループにのみ連邦政府は関与すべきであると考える。マイケルは医療保険をより人々が努力して獲得すべきものであると考えており、連邦政府の介入は福祉依存を助長するものとして警戒する。

ただし、彼らの医療改革についての現在の意見が将来的にも変わらないかといえば、そうとはいえない。三人が口を揃えて言うのは、オバマ改革は内容が難しすぎて理解できないということである。彼らは皆大学を卒業し、仕事も専門知識を要するものに就いており、教養レベルとしては決して低くはない。彼らは今回のオバマ改革については、その核心が無保険者の削減であり、そのために保険加入の義務付けとメディケイドの拡大が行なわれるということは理解していた。しかし、医療保険取引所がどのように機能するのか、オバマ改革によって自分の保険がどのような影響を受けるのか、税金がどの程度上がるのかについては想像の範囲を出なかった。

彼らの理解不足についてはある意味で妥当であるといえる。なぜならば、オバマ改革の本格的施行は二〇一四年以降であり、義務化規定がどのように執行されるのか、メディケイドの拡大が各州でどのように行なわれるのか、医療保険取引所が各州でどのような形で設立されるのか、二〇一四年以降しばらく経ってみないと誰にもはっきりと分からない。さらに、それ以降も改革の執行をめぐる政治的争いは続き、医療制度改革の方向性は修正されていく。その中での世論調査は、いわば理解が難しい制度について、さらにその将来についての不確実性が高い中での判断となる。またそれ故に各利害関係者は、改革案が議会で成立した後もなお積極的に世論に訴え、改革法の執行過程に影響を及ぼそうとするのである。次章で述べる最高裁を舞台とする争いも、このような文脈の中で激化していった。

第6章　オバマ改革と最高裁判所

二〇一二年六月二八日、アメリカ合衆国最高裁判所は、一〇年三月に成立したオバマ改革法に対する判決を下した。判決は、メディケイドの強制的拡大については違憲であるとしたが、個人への保険加入の義務付けについては合憲で、法律に含まれる残りのプログラムについても有効であるとした。改革法の核である個人への義務化が合憲とされたことは、オバマ政権にとって大きな安心をもたらしたといえる。

改革法が成立してから二六にのぼる州が、主に個人加入義務化とメディケイドの強制的拡大について違憲であるとの訴えを起こし、最高裁がどのような判決を下すのかにアメリカ中の注目が集まった。大統領選挙を一一月に控えたタイミングで判決が下されるということもメディアによる報道が加熱した大きな原因となった。医療制度改革はオバマ政権にとって、一期目のいわば目玉商品であり、それを否定されることは政権に大きな痛手となり、またそうなれば共和党にとっては、オバマ政権の失態を追及する絶好の機会を得ることになるため、一一月の選挙にもプラス要因となると考えられていた。

ただし、最高裁の判決が注目されたのは、オバマ政権の命運を左右するということだけが原因ではなかった。それは主に以下の三つの点でアメリカ政治の今後に影響を及ぼすものであった。一つは、特に個人加入義務化が違憲とされてしまうと、オバマ改革の皆保険を実現させるという目的どころか、財政的な仕組みにも大きな問題が出てきてしまうこと、そしてオバマ改革は事実上白紙撤回を余儀なくされ、新たに改革案を形成し合意しなければならず、必然的に改革が先送りになるということである。主要な改革を行なうための機会は常に存在するわけではなく、さらにオバマ政権は改革を実現させるために多大な政治資源を使用したため、少なくともオバマ政権の下で新たな政策合意がなされる可能性は極めて低かったといえる。

二つ目は、アメリカの政治システムにおける連邦政府の役割についてである。第Ⅰ部でも述べたように、連邦政府は第二次世界大戦後、その権力を拡大していった。しかし一九七〇年代には、連邦政府の役割について見直しを行なう動きが広がった。そして二〇〇〇年代に入ると、今度は進む保守化に対して見直そうとする動きが強まった。オバマ改革への判決は、社会政策に対する連邦政府と州政府の関与の在り方についての議論に影響を与えるものだった。

三つ目は、アメリカ政治の中における司法の役割についてである。特に二〇世紀に入ってから最高裁の判断が連邦政府の社会・経済分野での役割に対して大きな影響を及ぼすようになった。そして近年、最高裁の権力の大きさを懸念する声が上げられ、アメリカ政治の中における司法府の在り方についての議論が広くなされてきた中で、今回の最高裁の判決が下されたのだった。

アメリカ政治、そして経済にも多大な影響を与えうるオバマ改革への判決を下す最高裁は、このような制度的・政治的文脈の中に置かれていた。本章では、まず司法府が制度として歴史的にどのように発展してきたのか、そしてそれが社会政策の発展とどのように関係してきたのかを概観する。それから、今回のオバマ改革への判決までの流れと、判決内容、そして判決が与える影響について述べよう。

1　アメリカ政治システムの中の最高裁

第1章でも述べたように、アメリカの政治システムはできるだけ権力が一極集中しないようにデザインされている。独立後、イギリスのような世襲の王を置くことに賛同する者はほとんどいなかったし、選挙で選ばれるとされた大統領でさえも元々複数の行政官による合議体形式にするという提案があったほど、一人の人物が大きな権力を握ることに対する警戒心が強かった。そして権力を分散化させるために、合衆国憲法が起草された時に考え出された重要な仕組みが、三権分立と連邦制である。アメリカ政治は、三権分立というういわば「横」の権力の抑制と均衡のバランスと、連邦制という「縦」の権力の抑制と均衡のバランスの上に立ったものなのである。ここではまず、このような権力分立システムの中でアメリカの司法府がどのような発展を遂げたのかを概観する。

分権化された政治システムにおける司法府

アメリカの「より厳格な」三権分立の下では、行政府の長である大統領が議会とは別建ての選挙で選ばれることによって、行政府と立法府の「癒着」を防ごうとした。そして、司法府のその独立性を確保することでその他の二府が憲法の枠を超えて暴走しないようにした。したがって、今回のように、予算規模も大きく国民の生活に大きな影響を及ぼすような法律に対して最高裁が合憲かどうかの判断を下すことも、三権分立の中における司法府の重要な役割なのである。

しかし、司法府の役割は建国期から明確に想定されていたものではなく、時代とともに変化していった。植民地時代には、イギリス本国から派遣された裁判官によって植民地人に不利な判決が下され、それらの多くが本国の意向が反映された政治的な判決であったのを植民地人は経験してきた。彼らは、そのような経験を二度としたくなかったのである。

合衆国憲法の成立過程で中心的な役割を果たした一人であるアレクサンダー・ハミルトンは、アメリカ市民に司法府について次のように説明した。行政府、立法府、司法府の中で「司法府は、その機能の性質からして、憲法が定める諸権利に対して、最も脅威が少ない。なぜならば司法府は諸権利を脅かし侵すことを実行するための能力を持たないからである」(1)。彼がアメリカ市民に言いたかったのは、司法府は法に基づいて判断を下すだけで、その判断を強制するための予算も軍事・警察力も持たないのだから司法府が暴走することはない、ということだった。また司法府は自らが訴えを起こすことができないということもあって、立法府や行政府に比べるとその役割が消極的であると考えられた。

しかし、これでは司法府が、立法府や行政府の暴走を抑えるという三権分立の中での役割を十分に果たすことができないと考える者がいた。その一人がジョン・マーシャルであった。彼は、第二代大統領のジョン・アダムズの下で国務長官を務めた後に、一八〇一年最高裁の首席判事に就任した人物である。彼は「最も脅威が少ない」司法府が、行政府と立法府に対してより対等の地位を確立するきっかけを作った。

彼は最高裁判所の違憲立法審査権を確立した。すなわち、立法府が成立させた法律に対して、合衆国憲法に反していることを理由に無効であると判断する権利である(2)。司法府がこのような権利を持っていることへの理解はあったが、それを具体的に規定するものはなかったし、マーシャル首席判事まではそれを行使した者はなかった。最高裁に違憲立法審査権があることが示されたのは、マーベリー対マディソン判決によってである。マーシャルは、憲法が定めた当時の裁判所法一三条が憲法に反しており無効であるとした。マーシャルは議会なる存在であることを確認し、すべての法律はそれに矛盾してはいけないと主張した。違憲立法審査権を確立させることで、マーシャルは、司法府を立法府と行政府に対し、より対等な地位に押し上げたといってよい。

さらにマーシャル首席判事は、州法に対する連邦法の優位も確立させた。きっかけはマカロック対メリーランド州判決である。メリーランド州は、州によってその設立が認可されていない銀行に対しては課税を行なうということを決めていた。そして課税対象となる銀行に連邦法で作られた第二連邦銀行が含まれることになった。それに対して連邦銀行のボルティモア支店長のジェイムズ・マカロックは税金の支払いを拒否し、さらにメリーランド州の州法を違憲だとする訴訟を起こした。

この裁判で最高裁は、マカロックの主張通りメリーランド州による課税は違憲であるとの判断を下した。判決文はマーシャル首席判事によって書かれ、それによって二つの点が明確化された。一つは、連邦銀行の設立は連邦政府に認められた権限であるということである。連邦銀行の設立は憲法に明記された権限ではない。しかし、明記された権限を遂行するために必要かつ適切な処置であることから正当な権限であるとされた。

二つ目は、憲法で認められた権限を連邦政府が行使する場合、それが州政府によって制定された法律と矛盾する時は、連邦法が州法に優先されるということである。連邦政府は州政府の合意によって形成されたものであるから、州政府の決定は連邦政府のものよりも優先されるべきだとする考え方が当時は強かった。マーシャル首席判事は、連邦政府の形成は州の合意でなされたのではなく、人民の合意によってなされたものであるとして、州政府よりも連邦政府の決定が優位であると主張した。

マーシャル首席判事は、アメリカ政治の「横」の権力の抑制と均衡のバランスである三権分立の中で、行政府と立法府に対する司法府の権力を強化するように努めた。アメリカの司法府は、三権分立という「横」の抑制と均衡のバランスと、連邦制という「縦」のバランスの中において、それを構成するアクターの一つでありながら、そのバランスの在り方について判断を下す役割も果たす機関である。ここに最高裁がアメリカ政治に積極的に関与する制度的背景があるといえる。

しかし、このような動きは反動を招くことにもなった。例えば、ジャクソン政権の時に行なわれた先住民を強制移住させる政策について、最高裁は違憲であるとの判断を下した。しかしジャクソン大統領はその判断を無視し、政策を取り下げることはなかった。このような状況になると、ハミルトンが言ったように、司法府自体にはその判断を執行させるための力がないことから、司法府としてはどうすることもできなかったのである。

連邦政府の権限拡大と最高裁

司法府の権力に大きな変化が起こったきっかけになったのは、大恐慌が起こったことでアメリカ政治の権力構造が大きく変わったことである。一九三二年に大統領に当選したフランクリン・ローズヴェルトが大恐慌を脱するために、連邦政府による経済活動への規制や社会福祉プログラムの拡大などを行なった。州政府が経済不況を脱するために効果的な政策を生み出すことができない事に対して不満を持っていたアメリカ市民の多くは、連邦政府の権力を拡大し、問題解決を行なおうとするローズヴェルトに期待した。

しかし当初、最高裁は連邦政府の権限を拡大しようとするローズヴェルト政権に対し、その目玉政策である全国産業復興法や農業調整法によって連邦政府に与えられた権限が、合衆国憲法で認められた権限を逸脱しているとの判断を下すなど、連邦政府の権力の拡大を抑制する役割を果たすことが多かった。

しかし、一九四二年最高裁によって下されたウィカード対フィルバーン判決は、連邦政府の権限の拡大を大きく後押しするものとなった。ロスコー・フィルバーンは、自分の家族と家畜のために小麦を作っていた。しかし、その小麦の生産量が連邦政府の定めた量を上回ってしまい、罰金の支払いを求められた。連邦政府は価格調整のために州際通商を規制する権限に基づいて穀物の生産量の調整をしていたのである。フィルバーンは生産する小麦は自らが消費するためのものであり、州を越えて商品を売る意図がないことから連邦法の適用にはならないと主張した。しかし最高裁は、生産された小麦は家畜に与えられ、その家畜は州を越えて取引される可能性がある、また家畜の飼料もそこで作られなければ、州を越えた交易によって入手する可能性もある。従ってフィルバーンへの罰則は、連邦政府に認められた州際通商を規制する権限によって正当化されるという判断を下した。

この判決は、行為自体が州内（この裁判の場合は自農園内）の経済活動に関係することであれば、それが州を越えた交易に直接関係しなくても、間接的に州際通商に影響する可能性を持っていれば、連邦政府がそれを規制する権限を持つというものであった。その後間もなく行なわれたゴンザレス対ライヒ判決でも、これが確認されている。(3) このような判決によって、最高裁の判断が連邦政府の権力の拡大を押し進めることになり、結果的にアメリカ政治における司法府の存在感が増すことになった。

そしてさらに二つの判決によってその傾向は強まった。一つは、一九五四年のブラウン対教育委員会判決で、これによって、公立学校における人種差別政策は違憲であるとされた。そして二つ目は、妊娠中絶をするのは女性の権利であるとした、一九七三年のロー対ウェイド裁判での判決である。両者とも、本来州政府が行なってきた政策に対して、連邦政府がより積極的に介入することを正当化したものであった。

最高裁が連邦政府の役割に大きな影響力を及ぼすことが認知されるようになると、行政府や立法府に政策転換を訴えるよりも、裁判所に訴えを起こした方が効率的であると考える者がリベラル派、保守派両者から出てきた。そして、最高裁の判事の任命過程が次第に政治色を増してくるようになった。

最高裁は、八人の陪審判事と一人の首席判事の合計九人によって構成される。新しい判事が任命されるのは、欠員が出た時のみである。最高裁が政策に対し大きな影響を与える存在であることが分かっているため、新たな判事を承認する過程には、行政府と立法府の党派対立がそのまま持ち込まれることになる。その結果、承認に反対する者たちは様々な手段で承認過程を妨害しようとする。現在でも陪審判事としての任を務めるクラレンス・トーマスの一九九一年の承認過程では、反対派からセクハラ疑惑まで持ち出され、承認手続きは紛糾し、議会公聴会の様子はメディアでも大きく取り上げられた。

このように最高裁が政治的アクターとしてその存在感を増していくと、次第に最高裁自体の権力が強くなりすぎているのではないか、という疑問が呈されるようになった。立法府や行政府ではなく、選挙によって選ばれない最高裁の判事が、アメリカ社会・経済に重大な影響を及ぼす政策を左右することに対して警戒する者たちは、近年の最高裁を「帝王的司法府」と呼び警鐘を鳴らす。(4) このような制度・政治的文脈の中で、最高裁はオバマ改革への判断を下したのである。

2　最高裁判決前の争い

医療制度改革に対して起こされた訴えの中で最も重要な論点は、個人に対して民間医療保険への加入を義務化することが合憲かどうかであった。最高裁はそれまで、民間の商品を個人が購入することを義務化することを認める判決を下したことがなかった。反対派は、合衆国憲法には連邦政府にそのような権限を与える条項はないとし、さらには保険加入の義務化が認められれば、買いたくもない野菜や車などの購入を連邦政府が市民に強要するのと同じだと主張した。

また、メディケイドの拡大についても違憲であるとの訴訟が起こされていた。これは、連邦政府が州政府にメディケイドの拡大を強制することができるのかという点が争点となった。オバマ改革によって、もし州政府がメディケイドの拡大に応じなければ、メディケイドの拡大のための費用を連邦政府が州政府に支払わないだけでなく、既存のメディケイド関連の費用もすべて引き揚げる権限を保健社会福祉省長官が持つとされていたからである。法律上は州の参加は任意であるとされたが、事実上オバマ改革は強制であるというのが原告側の主張であった。

このように、個人加入義務化についてもメディケイドの拡大についても連邦政府と州政府の権力関係に大きく影響する裁判となった。最高裁がこれらに対してどのような判決を下すのか、さらにもし違憲の判決が下されたならば、その他のプログラムも無効となるのかどうかという点についても、大きな関心が集まった。特に個人加入義務

表4　改革法に判決を下した最高裁判事

政治的傾向	判事名	任命大統領
リベラル	R・ギンズバーグ S・ソトマイヨール S・ブレヤー E・ケイガン	クリントン オバマ クリントン オバマ
中　道	A・ケネディ	レーガン
保　守	S・アリト J・ロバーツ A・スカリア C・トーマス	ブッシュ（子） ブッシュ（子） レーガン ブッシュ（父）

化についてはまさに改革の心臓部分であり、違憲となれば心臓は取り出されるのに他はそのままにできるのか、ということが問題となった。そして既述したように、それまでに改革の一部はすでに施行されていたということもあり、違憲判決によってすべてが白紙ということになれば、医療現場の混乱は避けられなかった。

この裁判がさらに大きな騒動を巻き起こしたのは、最高裁において保守系の判事が多数を占めていたからである。表4は二〇一二年七月時点での最高裁判事、彼らを任名した大統領、そして予想された政治的立場である。上から四人は民主党大統領に任名された判事たち、そして五人目からは共和党大統領に指名された判事たちである。最高裁はしばしばいわゆる「党派ライン」に沿った形で判断が割れる。すなわち、民主党大統領に任名された判事はよりリベラルな立場をとり、共和党大統領に任名された判事は保守的な立場をとるのである。

しかし、共和党大統領ロナルド・レーガンに任名されたアンソニー・ケネディ判事は、時に民主党大統領に任命された判事たちと行動を共にすることがあった。例えば、一九九二年に下された家族計画連盟対ケイシー裁判である。この裁判は、一九七三年に女性が妊娠中絶を行なう権利を認めたロー対ウェイド判決を覆そうとして起こされたものであった。ケネディ判事は、当初は他の保守系の判事と共に同判決を無効とする判断を下すことを考えていた。しかし、審議の途中で意見を変えリベラル系の判事と共に、女性の妊娠中絶をする権利を認めるのは合憲であるとの判断を下したのである。

ケネディ判事はこのように、時に重要な判決でリベラル系の判事と意見を共にするために、今回の改革法の判決においても彼がどのような判断を下すのかが大きな焦点となった。『ニューヨーク・タイムズ』紙は次のように書いた。「もしオバマ政権がこの裁判で勝利を収めるとすれば、改革法の合憲性を支持すると考えられるよりリベラル色が強い判事四人に加えて、少なくとももう一人を味方に付けなければならない。政権側の一番の希望はケネディ判事である(5)」。

オバマ政権内で改革が議論されている時に、このような訴訟について真剣に議論がなされていたかといえば、答えは否である。既述したように、個人加入義務化についてはそもそも一九八〇年末に保守派シンクタンクのヘリテージ財団から考えが提示されたものであり、それ以降も憲法上の問題が大きく議論されることはなかったからである。しかし、二〇〇九年からティーパーティの運動が盛り上がる中で、リバタリアン的な考え方を支持する法律学者が、その合憲性を問題にし始めた。

二〇〇九年八月には保守派の法律家で、ブッシュ（子）政権下で司法省に務めた経験を持つデイヴィッド・リヴキンとリー・ケイシーが『ワシントン・ポスト』紙に、個人加入義務化は違憲であるとする記事を寄稿した(6)。また両者は九月に『ウォールストリート・ジャーナル』紙でも同様の主張を展開した(7)。

しかし、下院議長のナンシー・ペロシは、最高裁がオバマ改革に対して違憲判決を出す可能性について二〇〇九年に聞かれ、「あなた、冗談を言っているの(8)」と一笑に付した。そして議会の司法委員会において、個人加入義務化の合憲性について公聴会が開かれることもなかった。超党派の医療制度改革を目指そうとした「六人のギャング団」と呼ばれた共和党議員たちの中にも、合憲性について真剣に議論する者はいなかった。

保守派による違憲論議の高まり

しかし保守派は次第に、個人加入義務化を違憲だとする議論を大きく展開していった。二〇〇九年一二月にはヘリテージ財団から「なぜ個人に対する保険加入義務付けが先例もなく、なおかつ違憲でもあるのか」というメモが発表され、その中で「憲法は、個人が民間組織と契約を結んだり商品やサービスを購入したりするのを強制する権限を議会に与えていない。さらに最高裁の過去の判決や現在の考え方もそのような権限を認めていない」[9]と主張された。このメモは、ジョージタウン大学のランディ・バーネット教授（法律学）、ホワイト・アンド・ケイス法律事務所のナサニエル・スチュアート、そしてヘリテージ財団のトッド・ガズィアノ法律司法研究所所長によって書かれた。

ヘリテージ財団は一九八〇年代、九〇年代にかけて個人への保険加入の義務付けを主張した張本人であることから、義務付けが違憲であるとしたヘリテージ財団の訴えに憤りを感じた改革派は多かった。だが、ヘリテージをはじめ保守派は、違憲訴訟を改革反対運動の中心に据えることで、反対運動を盛り上げようとしたのである[10]。

しかし既述の通り、法案が議会で審議・決定される段階でこの点について真剣に議論されることはなかった。そして、ヘリテージ財団が問題提起してから三ヶ月後の二〇一〇年三月に、個人加入義務化がいわば「心臓部」とされた法案は、議会を通過したのである。しかし、水面下で保守派は改革法が違憲であるとする訴えを起こす準備をしていた。

法案成立後間もなく、フロリダ州のビル・マカラム司法長官が義務付け条項が違憲であるとの訴えを起こし、最終的には二五州がそれに追従した。それでもこの訴訟については当初は、メディアでも法曹界でもさほど大きな注目を集めることはなかった。その原因の一つは、重要法案が通過する時に訴訟が起こされるのはアメリカでは日常茶飯事だからである。しかし、この訴訟の場合には、間もなく状況が大きく変化していくことになった。

ジョージ・ワシントン大学の法学部教授でリバタリアンのブロガーとしても有名なオリン・カーは三月二七日に次のように述べた。「私の考えでは、裁判所が個人への保険加入義務化を違憲と判断する可能性は一％以下である」[11]。しかし、彼は一週間後にはその発言を訂正した。「それ（違憲の訴え）は共和党側の政治的目標のようなものになった。（……）常識はずれのように思われていた議論は、時間が経つにつれ政治的に主流となってきた。それは訴訟が置かれている状況を間違いなく変えた」[12]。

ジェフリー・トービンはこの共和党の戦略の変化についてこう述べた。「過去二〇年にわたって、個人への保険加入義務化について合憲かどうかは一度も疑われたことはなかった。しかし、たった数ヶ月の間に州際通商条項に反しているということが、共和党の中での信条になっていった」[13]。各主要メディアは、法案が成立してから時間が経過するにつれ、違憲訴訟への関心を強めていった。

連邦下位裁判所における判決

二〇一〇年一〇月七日、ミシガン州の連邦地方裁判所で、オバマ改革法への判決が下された。それは連邦下位裁判所としては最初のものであった。この裁判では主に、個人への保険加入義務付けが州際通商条項で認められるかどうかという点が争われた。そしてジョージ・スティー判事は合憲であるとの判断を下した。スティー判事は、連邦政府に許された、州際通商を規制する権限によって、個人が保険を「買わない」ことを罰することができるのかについて、個人が保険を持たない場合に、その費用が医療機関や保険に加入する者たちに移転されることが見られることから、個人に保険加入を義務付ける権限は州際通商条項の中で認められると結論づけた[14]。スティー判事はクリントン政権下で任命された判事で、彼による合憲の判決は予想されたものであったといってよい。

しかし、その二ヶ月後の一二月一三日には、個人への保険加入義務付けについて連邦地方裁判所で最初の違憲判決が下された。ブッシュ（子）大統領に任命されたヴァージニア州連邦地方裁判所のヘンリー・ハドソン判事は判決文の中で次のように述べた。「最高裁も連邦巡回控訴裁判所もこれまで、個人に民間市場で商品を購入させ非自発的に通商に参加させることを、州際通商条項で認められる権限として認めたことがない」[15]。ハドソン判事は、スティー判事とは異なる憲法解釈を行ないオバマ改革を違憲と判断した。

そして連邦地方裁判所での判断が分かれたため、連邦巡回控訴裁判所にオバマ改革の合憲性についての議論の舞台は移った。保守派にとっての朗報は、二〇一一年八月一二日にジョージア州アトランタにある第一一連邦巡回控訴裁判所で下された違憲判決であった。しかし、一一月八日に下されたワシントンDC巡回裁判所における合憲判決はリベラル派にとって大きな励みとなった(16)。なぜなら、ワシントンDC巡回裁判所の三人の判事のうち二人は保守系の判事であり、違憲の判断が下される可能性が高いと考えられていたからである。このように巡回裁判所における判断が分かれたため、最高裁においてこの案件が取り上げられることが決まった。

ただし、最高裁で審議を開始する時期については、オバマ政権にある程度の選択の幅があった。もしオバマ政権が第一一連邦巡回裁判所に再審要求を行なうという決断をしたら、そこで時間が費やされ、最高裁の審理は二〇一三年に持ち越される可能性が高かった(17)。しかし、オバマ政権はすぐに最高裁で審理を行なうための手続きに入ることを選択した。そうすれば、最高裁は二〇一二年に任期が終わるまでに判断を下すことになる。すなわち、オバマ政権は二〇一二年一一月に行なわれる大統領選挙の前までに決着を付ける決断を下したのである(18)。そして最高裁は一一月一四日に正式に手続き開始を発表した。

なぜ大統領選挙前に決着を付けようとしたのかについて、新聞各紙は様々な憶測をした。しかしこの時点では、そもそも最高裁がどのような判決を下すのかについても意見が分かれ、二〇一二年の政治・経済状況についても不透明であったため、オバマ政権を含めその決断がどのような意味を持っているかについては、誰も正確には分からなかったであろう。

しかし一つ確実に予想できたことは、大統領選挙の直前に下される判決をめぐり、支持派、反対派ともに運動を活発化させることであった。オバマ改革についての最高裁で口頭審理が行なわれるのは春になってから、そして判決が最終的に出される時期は六月中か七月初旬になるだろうと予想された。まさに大統領選挙も同時期に盛り上がっていくというタイミングで、最高裁の判決をめぐる争いも激化していったのである。

リベラル・保守両陣営の議論

保守派は憲法上の法的根拠を前面に押し出して攻撃的に議論を展開した。ジョージタウン大学のバーネット教授も法案が成立した直後に『ウォールストリート・ジャーナル』紙において、最高裁が違憲の判決を下すことを次のように予想した。「最高裁がこれまで州際通商条項を、実質的に州をまたぐ通商に影響するとして、州内で行なわれる経済〝活動〟の多くに適用されるような解釈を行なってきたことは事実である。しかし最高裁は、何もしていない個人に対して民間企業との契約関係を持つことによって経済活動に加わることを義務付けることには合憲の判断を下したことがない。そのような権力を主張するのは、まさしく先例がないことである(19)」。バーネットはヘリテージ財団のガズィアノなどと連携を図り、違憲であるとの主張を広めることに努めた。

オバマ政権側は、法的根拠を前面に押し出す保守派の議論に対して、憲法論争というよりも、改革が超党派の考えに基づいて行なわれたこと、そして改革がアメリカにとって大きな意義があることについて繰り返し述べることで応じた。二〇一二年一月二四日に行なわれた一般教書演説もその一例であった。彼はオバマ改革がそれまでに着手してきたプログラムについての成果についてこう述べた。「私は医療保険会社が抑制されることのない権力を持ち、あなた方の保険を一方的に停止し、あなた方の保険加入を拒否し、女性に対して男性と異なる保険料を請求するというようなことを行なう日々には絶対に戻ることをしない(20)」。そして改革の性格については超党派の考えに基づいたものであると次のように再び強調した。「私は民主党員である。しかし私は共和党のエイブラハム・リンカーンが信じたことを信じている。それは、政府が人々に対して何か行なうべきなのは、その人々だけではうまく行なうことができないことだけであり、それ以上のことを行なってはならない。（……）だからこそ我々の医療制度改革法は、政府のプログラムではなく、改良された民間市場に基づいているのである(21)」。

リベラル・保守両陣営によってこのような議論がなされる一方で、世論は個人の加入義務化について違憲ではないかという考えに傾いていった。カイザー財団による二〇一二年三月に行なわれた世論調査では、「あなたの意見では、連邦政府が全アメリカ人に医療保険に加入するのを義務付けることについて最高裁は合憲と判断すると思いますか、違憲と判断すると思いますか、それとも自分の意見を持つための知識を持ち合わせていないと思いますか」という質問に対して、五一%の人が違憲、二六%が合憲と答えた。これは二〇一二年一月の時点で行なわれた調査の、違憲五四%、合憲一七%と比べると、多少合憲の数が多くなったが、それでも最高裁が違憲判決をすると思う人々の数が、合憲と思う人々の数を大きく上回っていることには違いはなかった。[22]

ギャラップによって二月に行なわれた世論調査もこの傾向を裏付けていた。個人加入義務付けについて、調査対象者の七二%は違憲、二〇%が合憲であると答えた。さらに、この調査ではオバマ改革に批判的な者、好意的な者に分けた統計も出された。批判的な者の中では九四%が違憲、四%が合憲という結果で、好意的な者の中では五四%が違憲、三八%が合憲という結果であった。オバマ改革を好意的に思っている者の中でも、改革法の合憲性については疑問を感じている者が多かったといえる。[23]

最高裁の「場外乱闘」

最高裁をめぐる争いには、いわば「場外乱闘」のようなものもあった。それは特定の最高裁判事がオバマ改革についての審議に参加できるかどうかをめぐる議論である。このような場外乱闘が出てくるのも、オバマ改革が如何に重要なものであるのか、そしてアメリカの最高裁という機関が如何に政治化されているのかを物語っている。

二〇一一年二月には議会の民主党議員七四人が、オバマ改革に関係する口頭審理にトーマス判事は参加すべきではないとする文章に署名した。彼らは、トーマス判事の妻であるヴァージニアがオバマ改革に反対するための運動に関わっており、その夫であるトーマス判事がオバマ改革の審理に加わることを問題視したのである。[24]

また六月一八日にもマイク・マッキンタイアーが『ニューヨーク・タイムズ』紙上で、トーマス判事とテキサス州の不動産業者であるハーラン・クロウとが親しい関係にあり、それが、ジョージア州サバンナ市でトーマス判事を称えるために行なわれた図書館プロジェクトへの寄付や、判事の妻であるヴァージニアがティーパーティ関連の団体を立ち上げる時に受けた五〇万ドルの支援などの背景にあったのではないかと指摘した。そしてそのようなトーマス判事には倫理的な問題があるのではないかという疑問を呈した[25]。

テネシー大学のグレン・レイノルズは『ニューヨーク・タイムズ』紙の記事について、次のように反論した。『ニューヨーク・タイムズ』紙の記事は、本当は倫理についてのものではない。それは最高裁の医療制度についての判断をめぐる戦場への準備である。（……）これはオバマケアが失敗した時の、それ（オバマ改革）は腐敗した保守派の判事たちによって違憲とされた、というような物語作りの準備なのである」[26]。このようにリベラル派から攻撃を受けたトーマス判事ではあったが、疑念を裏付ける証拠は提示されず、結局審理への参加を妨げられることはなかった。

トーマス判事への攻撃はリベラル派からであったが、保守派からはエレナ・ケーガン判事について、オバマ改革に関する審理に加わることは認められないとする議論がなされた。これは、彼女が司法省において訴訟長官であった時に、改革法をどのように弁護するのかについての議論に加わっていたため、いわば当事者であった彼女が最高裁において判断を下すのは規定に反するとしたのである[27]。ケーガンの訴訟長官就任は二〇〇九年三月に上院によって承認された。彼女はオバマ改革が議論され成立するのを政権内で見届け、二〇一〇年四月に引退を表明したジョン・スティーヴンス判事の後任として同年八月、最高裁判事に指名されたということで保守派から攻撃の対象となったのである。

しかし結果的には、ケーガンが改革法について直接的に関わった証拠はなく、省内の電子メールから判断しても、最高裁判事に指名されることを意識して意図的に議論の場には加わらなかったということが明らかになり、ケーガン判事は改革法についての裁判の審理に加わることになった[28]。

このように、リベラル派、保守派両者からの最高裁判事をめぐる「場外乱闘」は、攻撃の対象となった判事を審理から排除するという結果には至らなかった。しかし、このような争いには、オバマ改革に対する判決の重要性だけでなく、政治化が進む司法府の姿が示されていたといえる。

3　最高裁の口頭審理

二〇一二年三月二六日に最高裁による口頭審理が始まった。口頭審理は通常一時間のものを二回行なう。しかし今回の医療制度改革に対する口頭審理は、二時間のものを三日間にわたって行なうことが決められた。このように審理を異例の長さにしたことからも、オバマ改革の複雑さ、さらに最高裁がオバマ改革に対する審理に慎重に臨もうとした姿勢が示されているといえる。審理の一日目には反差止命令法、二日目は個人に対する保険加入の義務付け、三日目は分離取扱条項とメディケイドの拡大が取り上げられた。

被告側（連邦政府）の弁護団の代表はドナルド・ヴェリリ訴訟長官であった。ヴェリリは、長らく法人顧問弁護士をしていた。多くの訴訟を担当し、その道では有能な弁護士として知れ渡っていた。二〇〇九年にはオバマに乞われて司法次官に就任し、二〇一〇年にはホワイトハウスでオバマの司法関係の側近として働いた。そして、訴訟長官であったケーガンが最高裁判事に任命されると、二〇一一年一月にその後任としてヴェリリが選ばれたのである。

原告側（フロリダ州他二六州と全米製造業者協会）の代理人はポール・クレメントであった。彼は二〇〇五年三月にブッシュ（子）政権下で任命された訴訟長官である。二〇〇八年三月にその地位を退いてからは、ジョージタウン大学の客員教授を務めていた。クレメントはハーバードの法科大学院を卒業後、裁判所書記官として働き、最高裁判事のアントニン・スカリアの下で働いた経験を持つ。二〇〇一年から司法省に移り、二〇〇四年一一月に訴訟長官代理となり、その後訴訟長官に就任した。クレメントは最高裁に四九回出廷して連邦政府のために証言を行ない、歴代の訴訟長官の中では最多の経験を誇っていた。

最高裁における口頭審理は、基本的には判事が質問し、それに被告・原告側の代理人が答えるという形を取り、代理人同士が議論することはない。テレビ中継はないが、音声は数時間以内に公表され、原告側と連邦政府側の代理人がどのような議論を展開したのかは、メディアでも詳細に取り上げられて世論にも影響を与えた。

反差止命令法

初日の三月二六日には、反差止命令法に関わる審議がなされた。反差止命令法というのは簡潔にいえば、税金に関する法律について裁判所に訴えを起こすのは、その税金の支払いが始まった後でなければならないとするものである。個人への保険加入の義務付けについては、二〇一四年一月にならないと開始されない。そして保険への加入を拒否する者については、二〇一五年四月中旬までに行なわなければならない確定申告を待って初めてペナルティを課せられることになる。したがって、反差止命令法を適用すれば、オバマ改革について最高裁で審議が可能になるのは二〇一五年四月になってからであり、二〇一一年に起こされた違憲の訴えは無効になるのである。連邦政府は、連邦下位裁判所では改革法は税金であり、反差止命令法によって裁判自体が成立しないと主張してきた。しかし、オバマ政権は二〇一一年末に最高裁で合憲性を争うという判断をした際に、罰金は税金であるとの主張を変えてペナルティであるとしたのである。

この反差止命令法についての議論で重要であったのは、保険加入義務に反した個人が支払う罰金を「税金」とするのか、それとも「ペナルティ」とするのかということである。オバマ政権としては反差止命令法に反しないためには、「ペナルティ」として定義しなければならない。しかし、それを明確に「ペナルティ」としてしまうと今度は、義務化を合憲と判断するための論拠を一つ失うことになるのである。というのも、義務化が合憲と判断されるための主な論拠は、連邦政府の州際通商を規制する権限か、税金を課す権限の二つであり、「ペナルティ」とすることで後者を自ら失ってしまうことになるからである。

オバマ政権の代表として法廷に立ったヴェリリ訴訟長官は、「議会は課税権によって与えられた権限によって、税金として分類されないものを成立させることができる」[29]として、個人が支払う罰金を税金ではなくペナルティであるとしながら、それは連邦政府の課税権の範囲で徴収できるものであると主張した。すなわち、反差止命令法が想定する税金は政府の歳入を増加させることが主目的のものであり、一方オバマ改革法のペナルティは義務化を行なうための手段であって、歳入が主目的ではない、したがって反差止命令法は適用されない、というのが連邦政府側の主張だったのである。

サミュエル・アリト判事は、ヴェリリの反差止命令法についての議論が翌日の個人加入義務化の議論と密接に関係していることを認識しており、次のように述べた。「今日あなたは罰金を税金ではないと議論している。明日あなたはここに戻ってきて、罰金は税金であると主張しているだろう。これまで最高裁は、憲法上では税金であると主張されるものを、反差止命令法では税金ではないという判断をしたことがあるだろうか[30]」。

口頭審理初日の反差止命令法についての議論は、ヴェリリ訴訟長官が罰金をある文脈では「ペナルティ」と呼び、他の文脈では「税金」と呼ぶなど迷走したように見えた。『ワシントン・ポスト』紙はヴェリリ長官が置かれた状況を「彼は反差止命令法の議論においては罰金を税金でないと主張した。しかし彼は審理が進む中で、議会は課税する能力があるという理由で、医療制度改革法を成立させる権限を有すると議論したのである[31]」。また、リベラル色が強い『ニューヨーク・タイムズ』紙でさえ「司法省は基本的に罰金について、政府がそれを税金だと言う時以外は税金ではないと議論している[32]」と司法省の議論の矛盾を指摘する記事を載せた。

原告側も連邦政府側も、反差止命令法によってオバマ改革についての判断が延期されることは望んでいなかった。したがって、審理一日目は、個人加入義務化に関連する罰金の定義の問題について議論されたが、それは二日目のオバマ改革のいわば心臓部に当たる個人加入義務化についての審理を有利に展開するためであった。

個人への医療保険加入の義務化

二日目の審理には全米の注目が集まった。もし個人加入義務化が最高裁によって違憲であると判断されることになると、オバマ改革は事実上大きな見直しを迫られることが必至であったからである。またオバマ政権にとって、政権第一期の最大の業績ともいえる医療制度改革について合憲性が認められることは、改革の将来にとっても、政権の将来にとっても非常に重要なことであった。他方、保守派にとってはそれまで行なってきた、違憲性を世論に訴える努力が報われるかどうかがかかっており、また最高裁で勝利すれば数ヶ月後の選挙においても大きな後押しになり、さらにその後の社会保障改革全体にも大きな影響を与えるという点で重要であった。保守派の中でもティーパーティの支持を受けるランド・ポール議員（共和党、ケンタッキー州）などは、個人加入義務化への最高裁の判断を「おそらく二、三世代の中で最も重要な判決である」[33]と位置づけた。

個人への保険加入の義務付けについての最も重要な論点は、それが連邦政府に与えられた州際通商を規制する権限として認められるかどうかであった。オバマ政権にとっては、個人加入義務化を連邦政府に与えられた課税権に基づいて弁護することも選択肢としてあった。しかし、ヴェリリ訴訟長官が反差止命令法の議論の際に、罰金について税金と明確に定義できなかったことで、憲法上の州際通商条項に基づいて説得力ある議論を展開できるかどうかが注目された。

州際通商条項をめぐる議論における主要論点は三つあり、それらは相互に深く関連していた。第一に、医療保険の市場は他の市場とどのように異なるのか。第二に、保険市場に個人を加入させることは市場を規制する権限として認められるのか。第三に、それが認められるとすれば連邦政府ができること、できないことの線引きはどのように行なうべきなのか。オバマ改革についてのこのような議論は、医療への連邦政府の介入の仕方についてだけにとどまらず、アメリカ政治システムにおける連邦政府の在り方についても大きな影響を及ぼす。以上の三つの論点について、最高裁で判事たちとヴェリリ訴訟長官との間でなされた議論から重要な部分を引用する（一部意訳）。

ケネディ判事：連邦政府は通商を規制するために通商を作り出すことはできますか。

ヴェリリ訴訟長官：ケネディ判事、そういうことを主張しているわけではありません。そのような根拠でこの法律を擁護しようとしているわけではありません。この法律の場合、規制されるのは医療財政の在り方、すなわち医療の購入方法です。それ自体は経済行為であり、州際通商に多大な影響を及ぼすものです。

スカリア判事：ということは、すべての個人による購入行為がこれに当たるということですか。もし私が何かの市場に身を置いていて、その市場で何かを購入することを怠れば、その結果、私は連邦政府の規制の対象となるというのですか。

ヴェリリ訴訟長官：いいえ。そのようなことは我々の主張するところではありません、スカリア判事。医療市場においては——宗教上の理由で参加できない者、投獄されている者、先住民グループなどのように議会が定める最低限の保険医療の範囲の適用を免除されている者たちを除き——ほとんどの人々が市場にすでに参加しているか、将来いつかは市場に参加します。医療市場が他の市場と異なっている点は、人々は一般的にいつ市場に参加するのか、市場に参加した時にどんなサービスを必要とするのかが分からないということなのです。

ロバーツ首席判事：それでは、警察、消防、救急医療、車が故障した時の路上救援サービスなどと同じだということですか。それらはいつ必要になるか分かりません。将来必要となるかどうかも分かりません。しかし、これは一般医療サービスについても同じです。いつ心臓移植が必要となるか分からないし、将来その必要性が出てくるかどうかも分かりません。それでは、連邦政府はあなたが緊急事態の時に必要だからといって、どこからでも九一一（緊急通報用電話番号）がかけられるように、あなたに携帯電話の購入を義務付けることができるというのですか。

ヴェリリ訴訟長官：いいえ、首席判事、それは違います。我々はそのようなものを市場とは想定していません。一般医療サービスは市場です。そして法律はその市場を規制するものです。そして、人々はいつその市場に参加しなければならない状況になるか分からないですし、その時にどんなサービスが必要となるかも分からないのです。

ロバーツ首席判事：私の仮説ではみんな同じように思えるのですが。いつ警察の助けがいるか分からない。その時に具体的にどんな助けがいるか分からない。しかし必要となった時に、連邦政府はそれを提供する。医療サービスが必要となった時に、連邦政府がそれを確実にできるようにする。これは連邦政府側の議論では重要な点であったと私は思いましたが。あなたが警察や消防や救急医療などにお世話にならないといけない時に、連邦政府は可能な限りサービスが受けられるようにするということですね。

ヴェリリ訴訟長官：首席判事、根本的に違うのは、あなたがおっしゃったものは市場規制の問題ではありません。ここで問題にしているのは、市場の規制であり、連邦議会もそのようにこの問題を捉えています。医療市場は存在する。医療保険は市場のメカニズムの中で提供されます。

アリト判事：埋葬サービスのための市場というのは存在すると思いますか。

ヴェリリ訴訟長官：埋葬サービスのためのですか。

アリト判事：そうです。

ヴェリリ訴訟長官：はい、アリト判事、そのような市場は存在すると思います。

アリト判事：よろしい。それではあなたと私がワシントンDCの街中をお昼時に歩いています。そして私たちは健康な若いカップルを見つけます。そして私たちは彼らにこのように言います。「あなたたちは、今やっておかないといけないことが何か分かりますか。あなたたちは埋葬サービスのためのお金を作らないといけないのです。なぜならばあなたたちはいつか確実に死ぬからです。そして誰かが埋葬のための費用を負担しないといけません。もしあなたが埋葬保険に入らずに費用を準備していなかったら、あなたはその費用を他の誰かに移転することになります」。このようなことを誰かに言うのはとても不自然なことだと思いませんか。
ヴェリリ訴訟長官：不自然だと思います。
アリト判事：もしそれが不自然だとすれば、医療と全く関わりを持たない人々に医療サービスの財政負担のための準備をしろというのも不自然だと思いませんか。
ヴェリリ訴訟長官：それは……それは全く違います。それは……なぜなら埋葬の例は……両者の違いは、連邦政府が今回規制をしようとしているのは他の物、医療、だから、そして医療保険の義務付けについて……私が言いたいのは、ここで重要なのは原告側も認めているように、憲法第一条の通商条項は、健康状態を理由に保険加入を拒否したり保険料をつり上げたりすることを禁止し、そして最低限の保険内容を提供することを強制するのを連邦政府に認めています。彼らの議論は、保険を実際に売る時に初めて……。
アリト判事：違いがよく分かりません。人々は埋葬保険を購入することもできますし、医療保険を購入することもできます。ほとんどの人は医療を必要とします。そしてすべての人々は埋葬または火葬されます。
ヴァリリ訴訟長官：そうですね、大きな違いを一つ挙げれば……。
アリト判事：違いは何ですか？
ヴェリリ訴訟長官：アリト判事、大きな違いは……埋葬の例では、財政負担を他の市場参加者に負わせることはありません。
アリト判事：それは違います。もし埋葬のためのお金がなかったら、州が負担することになるか、他の……。
ヴェリリ訴訟長官：でもそれとこれとは違います。

アリト判事：埋葬の例では家族の誰かが支払うことになります。

ヴェリリ訴訟長官：それは大きな違い、本質的な違いです。医療の分野で保険を持たない場合に起こる経済的な影響で連邦議会が問題にしているのは、保険に加入しない者にかかる何億ドルもの財政負担が他の市場参加者に移転されるということです。どのように移転されるかといえば、医療サービス提供者はこのような財政負担を補うために他の者により高い請求を行なっているのです。そして、保険会社はこれを受けてより高い保険料を保険加入者に請求しているのです。その結果、一家族当たり一〇〇〇ドル余分に保険料を支払っているというのが連邦議会の結論なのです。

（中略）

ケネディ判事：どうか私にうまく説明してください。あなたは同意しないかもしれませんが、ここで考えてみましょう。保険加入の義務付けを認めるような先例はなく、これが認められれば連邦政府がこれまでにない権限を持つことを認め、通商に、より積極的に介入する権利を認めることになります。もしそれが正しければ、連邦政府としては、より緻密にそれを正当化する重責を負っているとは思いませんか。この法律が合憲だとしても、保険加入義務付けという類を見ない方法によって連邦政府は個人と政府の関係を変えようとしています。連邦政府は、これが憲法によって担保されている権限であることをきちんと証明しないといけない重責を負っているとは思いませんか。

（中略）

ケネディ判事：それではですね、問題は通商条項には限界というものがあるかどうかということです。通商条項によって連邦政府ができないことを挙げていただけませんか。

ヴェリリ訴訟長官：はい。我々がここで主張している通商条項の論理的根拠では、需要を刺激するために商品を購入することを強制することはできません。我々は……保険の購入をそのような目的には義務化することはできません。

ケネディ判事：なぜいけないのでしょうか。もし議会が……もし議会が州間の通商が影響を受けると結論づければ、あなたの考えでは、それ自体で議論が終わるはずではないのですか。

ヴェリリ訴訟長官：いいえ。我々が考えるのは……通常の州際通商と医療保険市場の違いは、通常のものの場合で同じようなことをすれば議会は通商を作り出しているといえるでしょう。しかし医療保険市場の場合は、既存の通商、既に存在する経済活動、人々の医療市場への参加を規制し、そして既存の通商の、既存の効果に対処しているということです。(34)

このように州際通商条項をめぐる議論は、保険市場の特異性、州際通商への規制権によって市場の中の「不活動」を規制することはできるのか、そしてさらに広くは州際通商条項によって認められる連邦政府の権限についてまで及んだ。ヴェリリ訴訟長官は、医療保険市場は他の商品市場とは異なることを強調することで、オバマ改革はいわば「特例」として州際通商条項によって認められるべきであると主張した。他方、保守系の判事は医療保険市場に類似した市場があることを指摘し、また市場に参加しない者を参加させる権限は州際通商権によっては認められておらず、さらには個人加入義務化を認めてしまうと連邦政府の権限が無制限に拡大してしまうのではないかという懸念を示した。

個人加入義務化についての議論では、連邦政府の州際通商を規制する権限に続き、課税権についても議論された。課税権については既述の通り、前日にも議論されていたが、この日に強調された点の一つは、大統領も議会も、法案が審議されていた時には個人加入義務化の罰金を税金とは呼ばなかったという点である。もし罰金が税金でないとすれば、個人加入義務化を連邦政府の課税権として認めることはできないことになる。

スカリア判事の「それは税金ですか、それとも違うのですか。大統領は、それは税金ではないと考えていました」という質問に対して、ヴェリリ訴訟長官は次のように答えた。「大統領は、それは増税ではないと言ったのです。なぜならばそれは人々に保険に加入するための動機付けとして理解されるべきだったからです。この発言によって罰金が課税権の行使かどうかを判断するのは公平ではないと私は考えます」と答えた。

また、ケーガン判事は、議会についても罰金が税金であると議論してこなかったのではないかという疑問を呈した。それに対してヴェリリ訴訟長官はこう答えた。「ケーガン判事、それは議会が行なってきたことへの公平な描写であるとは私は思いません。（……）罰金は反対派によって税金であるとして攻撃されました。ですから、議会が課税権について全く言及してこなかったとは言えないと思います」[35]。

違憲判決のその他のプログラムへの影響

口頭審理三日目の午前中には、分離取扱条項についての議論がなされた。これは、もし個人加入義務化が違憲であると判断された場合に、オバマ改革に含まれる他のプログラムも無効になるかどうかという論点である。原告側からはクレメントが、連邦政府からはエドウィン・ニードラー訴訟副長官が代理人として出廷した。

クレメントは次のように述べて、個人加入義務化は改革法の核でありそれが違憲となれば他のプログラムも無効となると主張した。「もし個人加入義務化が違憲となれば、改革法の残りの部分も成り立ちません。議会が結論づけ、それを政権も認めたように、改革法のコミュニティ料率や政府保証については個人加入義務化がなければ成り立ちません。個人加入義務化はそれらにとって不可欠なものであると議会は判断しました」[36]。すなわち、個人加入義務化がもしなければ、地域料率制と政府保証を前提とした医療保険が成立しないということである。そして個人加入義務化がなければ、改革法は「抜け殻」[37]にすぎないとする。

重要な問題の一つに、民間保険会社についてのものがあった。改革法は、その財源の重要な一部を民間保険会社への増税分を充てることとしていたが、民間保険会社は個人加入義務化によって保険加入者が増えるということで増税を受け入れていた。もし義務化だけが違憲とされて他のプログラムは残るとされれば、民間保険への「旨味」は消え、増税だけが残ることになるのである。

ニードラー訴訟副長官は、この点について次のように反論する。「最高裁が行なうべきことは改革法の内容、構造、そして立法過程を見ることであり、貸借対照表を見ることではないのです。貸借対照表などは改革法のどこにもないのです[38]」。そして、彼は個人加入義務化が違憲とされた時に、他のプログラムをどうするかについては最高裁が判断するのではなく、議会が判断すべきであるとの主張を行なった。

メディケイドの拡大

審理三日目の午後に行なわれたのはメディケイドの拡大についての議論であった。メディケイドはジョンソン政権下で一九六五年に成立したものであり、連邦政府と州政府が協力して運営するプログラムである。連邦政府が大まかな運営方針を示し、それに従って州が運営に携わる、そして連邦政府が州の財政に応じて費用を部分負担するものであった。これは、連邦政府が財政や運営についてより直接的な責任を持つメディケアとは異なるものであった。さらにメディケイドについては、州の参加が任意であった。その結果、最後に参加したアリゾナ州がメディケイドの運営を始めたのは、一九八一年になってからである。

オバマ改革ではメディケイドの拡大を行なう、そしてその拡大にかかる費用について、最初の三年間は連邦政府が一〇〇%負担する、とされていた。ただし、それと同時に、もし州がメディケイドの拡大を行なわないという選択を行なうならば、拡大分以外の既存のメディケイド関連予算についても連邦政府が拠出を停止する可能性があるとした。メディケイドの拡大について問題となったのは、連邦政府は州政府にメディケイドの拡大を強制的に行なわせることができるのかという点である。

ヴェリリ長官は、これまでのメディケイドの歴史の中で多くの規定の変更が連邦政府によって行なわれてきたが、州政府はそれに従い問題は起こってこなかった事実を強調した。そしてそれは「州と連邦政府との間で、救済が必要な人々に医療サービスを提供するという共通の目標を共有している」[39]からであると述べた。このようなことからも、保健社会福祉省長官は権限を有するとはいえ、そのような権限を行使する事態は起こらないだろうとした。

ジョン・ロバーツ最高裁首席判事は、次のように述べてヴェリリ訴訟長官への反論を行なった。「申し訳ありませんが、あなたから私に何か安心できる確かな答えをいただけますでしょうか。我々は（保健社会福祉省）長官がこの（州が拒否した場合に、メディケイド関連の予算をすべて引き揚げる）権限を有することを聞きました。それを行使することを許されないと、あなたが言える状況とはどのようなものですか。（……）私が言おうとしているのは、私がその権限を持っていてそれを行使できる地位にいたとします。そうしたら私は常にその権限を行使すると思います。あなたもそうするかもしれない。あなたが小さな（政策）変更をしたいとしましょう。何が起こるか分かりますか。あなたがそれに従わなければあなたのお金をすべて取り上げることができる。私は常にあなたに勝つことになります。毎回、こうなると私には思えるのです。だから我々は、政府が行使する権限の是非について考える時には、政府がその権限を全く行使しないことを念頭において議論してはいけません。権力は行使されるという前提に立って我々は議論しなければならないとは思いませんか」。ロバーツ首席判事は過去にそのような権限が行使されていないにしても、州にとってみれば「頭に銃を突きつけられている」[40]状態であり、本来は任意であるべきメディケイドの拡大が事実上の強制になってしまっていることを強調した。

さらに原告代表のクレメントは、連邦制の精神の重要性を次のように強調した。「我々が州に、彼らが拒否できない申し出を行なう、そして任意であるからという理由で、議会は（メディケイド関連予算の拠出を停止することが）連邦政府の歳出権の範囲内だとおっしゃいますが、我々が言うことを州に行なわせることができる、そのような連邦政府についての考えはまともなものとはいえません」[41]。

三日にわたって行なわれたオバマ改革法についての審理の中心は、連邦制という仕組みの中で連邦政府にどのような権限が与えられるべきかというアメリカ建国期からずっと続いてきた議論であった。州際通商を規制する連邦政府の権限によって、医療保険を持たない者に加入を義務付けることができるのか、メディケイドの拡大については、連邦政府と連邦制の枠組みの中で、どの程度まで州政府に対しプログラムの内容などに関して一方的に指示を出すことができるのかが議論された。いうまでもなく、連邦制を採用する国であるからこそ、このような問題が起こったのであるが、最高裁の判決は連邦制についての議論だけでなく、アメリカの政治システムの中で司法が果たすべき役割についても影響を及ぼすものでもあった。

4　最高裁判決

まず反差止命令法は、この件では適用されないとされた。そしてメディケイドの拡大については違憲判決（七対二）が出された一方で、改革法の最も重要な部分であった個人加入義務化については合憲（五対四）であるとされた。義務化条項を合憲とする根拠として、オバマ政権が当初主張していた州際通商条項ではなく、連邦政府に認められている税を徴収する権限を挙げた。さらに、オバマ改革の一部に違憲判決が出たが、残りのプログラムについては有効であるとの結論が出された。

個人加入義務化は合憲

口頭審理から三ヶ月後の六月二八日、審判が下された。多数意見がロバーツ首席判事によって読み上げられた。まず冒頭において、彼は「我々の連邦制の下では、中央政府は限られた権力しか持っていない。州や人民が残りの権力を持つとされている」[42]と述べ、アメリカの政治システムについての確認がなされた。そして連邦政府と州政府の役割については長年にわたって論争が続けられてきたとし、「この論争を解決するためには中央政府の権力と、これらの（連邦政府と州政府との間の）境界線を守る我々の限られた役割について検証しなければならない」[43]と述べた。

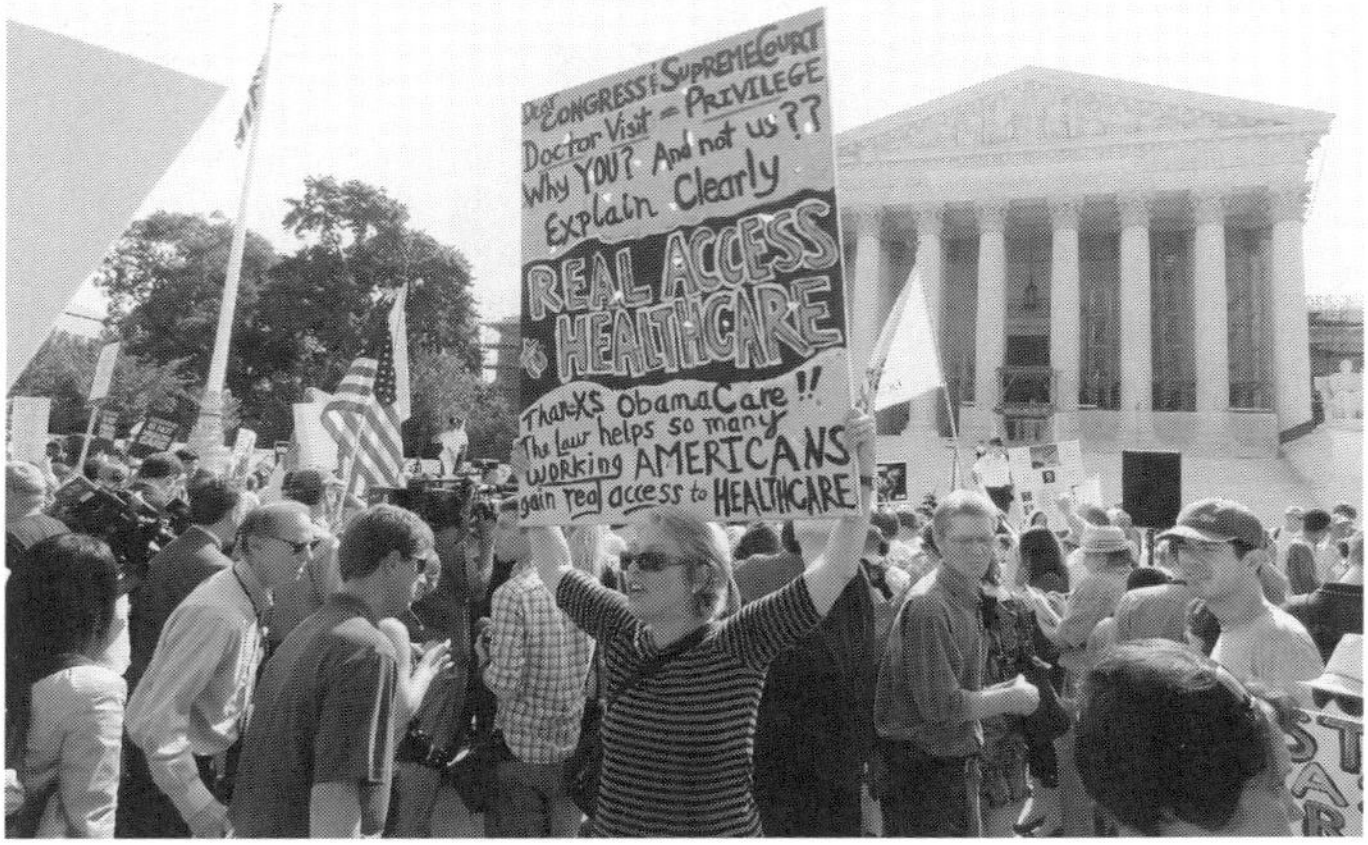
Dear CONGRESS & SUPREME COURT
Doctor Visit = PRIVILEGE
Why YOU? And not us??
Explain Clearly
REAL ACCESS to HEALTHCARE
THANKS ObamaCare!!
The Law helps so many
working AMERICANS
gain real access to HEALTHCARE

図 12　判決直前の最高裁前の様子

出典：筆者撮影（2012 年 6 月 28 日）。

まずは反差止命令法について、個人加入義務化に違反した場合の罰金を「ペナルティ」とするか税金とするかについては、法律上はペナルティとなっていることで反差止命令法の適用はされないが、議会の課税権をもってそれを徴収することはできるとした。そのような定義を行なった上で、個人加入義務化は合衆国憲法第一条第二項で規定する議会の課税権の範囲で認められるとした[44]。

ただし、個人加入義務化は州際通商条項では認められないとした[45]。多数意見は、市場に参加していない人々を強制的に参加させる権限は憲法上連邦政府にないとする議論を支持した。「議会が新しいことを行なうことは必ずしも災いをもたらすものではない。すべてのものに最初というものがある。しかし時に議会の行為に『歴史的先例がないことが、憲法上の深刻な問題があることを最も顕著に示している』[46]」。そして「人々は、彼ら自身の理由によって、しばしば彼らにとって良いこと、もしくは社会にとって良いことを行なうことを怠る。これらの怠慢は、他の人々の怠慢と重なり合って、州際通商に多大な影響を及ぼす。連邦政府側の論理では、そのような状況があるからこそ、議会が通商を規制する権力を使って市民を連邦政府の思うままに行動させることが許されるとする。しかしそのようなことは、我々の憲法の起草者たちが描いた国では許されてはならない」[47]。

メディケイド拡大の強制は違憲

事前の多くの予想に反して個人加入義務化が合憲と判断されたことは、オバマ政権にとっては朗報であった。しかし、個人加入義務化と比べて注目度が低かったメディケイドの強制拡大については、七対二で違憲判決が下された。連邦政府が州政府に対して既存の補助金を引き揚げる権限を持ちながら、メディケイドの拡大を求めることについては連邦政府に認められた権限から逸脱しているとした。

多数意見では、まず任意加入のメディケイドに州が参加を決める際には、連邦政府がメディケイドの運用について修正を行なう時にはそれに従うという合意を連邦政府と州政府が行なっているということを確認した。そして過去には連邦政府が修正を行なって、時には連邦政府からの補助金を条件に、時には新たな補助金と既存の補助金を条件に、州政府に従うよう求めたことがあることも認めた。しかし、ロバーツ首席判事は次のように説明して、今回のメディケイドの修正は過去の事例とは異なると述べた。「今回のメディケイドの拡大は、これまでのような、程度の変化だけではなく、その性質の変化ももたらした。元々のプログラムは四つの特定の分類——障害者、盲人、高齢者、扶養児童がいる困窮家族——に属する貧困者への医療サービスに責任を持つよう作られた。（……。オバマ改革によって）それはもはや我々の中の最も救済を必要とする者の面倒を見るプログラムではなくなってしまっている。それはむしろ皆保険を提供するための包括的な国家的計画の一つの構成要素となっているのである」[48]。これによって、連邦政府が規制権を持つプログラムの運営を強制することは、違憲であることが確認された。

オバマ改革への判決と「ロバーツ・コート」

ロバーツ首席判事は判決文の最後に至って次のように述べた。「憲法の起草者は、権力が限定された連邦政府を作った。そしてこの最高裁はこれらの限界を適用する義務がある。今日最高裁はそれを行なった。しかし最高裁はオバマ改革の英知について意見を述べるものではない。合衆国憲法の下では、その判断を下すのは人民であるとされている」[49]。この発言によってロバーツが行なったのは、最高裁は憲法上の解釈を行なう機関であり、それ以上ではないことを再確認することであった。ロバーツは、アメリカ政治の中で最高裁が演じる役割が近年より政治的なものになっていることに対して警戒心を持っており、最後にこのように述べることで、ロバーツの年齢（判決時、五七歳）を考えるとこれから長く続くであろう「ロバーツ・コート」においては、そのような流れを食い止める努力をすることを宣言したのである。

ブッシュ（子）大統領に任命されたロバーツ首席判事は憲法についても保守的な考えの持ち主である。個人加入義務化を連邦政府の州際通商を規制する権限としては認めなかったことは、その思想を示しているといえる。そして彼はメディケイド強制拡大についても連邦制の精神に反するとして違憲とした。その意味ではオバマ改革に対する判決全体としては保守的であったといえるだろう。しかし、ロバーツが個人加入義務化を連邦政府に与えられた課税権として認めたことで、オバマ改革で最もリベラルであると考えられていた部分が残ったのである。保守的な憲法解釈によってオバマ改革を合憲であるとしながら、アメリカ政治システムの中における司法府の役割についてもその正当性を強化しようとしたのである。

判決に対する反応

オバマはこの判決を受けてすぐに次のような声明を発表した。「（義務化条項に合憲の判決を下したことで）最高裁は、アメリカ——地球上で最も裕福な国——では病気や事故で家族の財政が破綻するようなことは起こるべきではないとする根本的な原則を再確認した。今日はこの判決についての多くの議論、誰が勝ったとか誰が負けたとかいうような政治の議論がきっとなされるだろう。しかし、そのような議論からは重要なことが見えてこない。それは誰が勝とうが負けようが、今日の判決はこの国の人々にとって勝利であるからだ。これらの人々はこの法律があるおかげで、そして最高裁が合憲の判断を下したおかげで、より安心して人生を送ることができるのだ」[50]。違憲判決が出されるのではないかという憶測が飛び回る中での義務化条項への合憲判決に、オバマはきっと胸をなで下ろしたであろう。

他方、ミシシッピ州知事で訴訟の原告にも加わったフィル・ブライアントは次のような声明を発表した。「最高裁によって今日下されたオバマケアとその義務化条項を合憲とする判決は警戒すべきものである。これは連邦政府の権力の驚くべき拡大であり、アメリカ市民の自由への攻撃である。（……）我々の多くは、最高裁の判決によって今日オバマケアが終わりを迎えることを望んでいた。しかし、その代わりにアメリカ市民の投票によって一一月に終わりを迎えるだろう。私はこれから一一月までにミット・ロムニーを大統領に、共和党を議会多数党にして、オバマ大統領による有害な政策を破棄するために尽力する」[51]。

さらに反対派の旗振り役の一つであったヘリテージ財団のエド・フルナー所長は判決翌日に次のような声明を発表した。「あなた方と同じように、私はオバマケアに対する最高裁の判決には失望した。最高裁はオバマケアを救うために、それを間違った読み方をして、そして書き換えたといえる。このような歪曲した行為は判事がやるべき行為ではない。大方のアメリカ人は、この法律を嫌悪しているというあなた方と私の気持ちを共有している」[52]。

最高裁の判決で最も人々を驚かせたのは、保守系判事の中で、リベラル派の四人の判事と共に個人加入義務化について合憲の判断を下したのが、保守派でも穏健派の「スウィング票」と目されていたケネディ判事ではなく、ロバーツ首席判事であったということである。他方ケネディは、義務化条項は違憲であり、さらに法律全体も無効にするべきだという判断であった。

『ニューヨーク・タイムズ』紙のコラムニストのロス・ドウザットは、ロバーツ首席判事の判断を「政治的判断」であったと評価する。彼は次のように述べている。「保守派の中では支持を得ることができない考えではあるが、そのような（行政府や立法府に対する）敬意は、抑制的な最高裁判事が共和国の中における自分の役割を考えていたとすれば理解できるものである[53]」。

ただし、この最高裁の判決が、アメリカ市民の最高裁への信頼回復につながっていくのかはまだ分からない。CNNが六月二八日から七月一日にかけて改革法と最高裁判決について行なった世論調査の結果は微妙なものであった。「最高裁が果たしている役割について、あなたは賛成ですか、反対ですか」という質問に対して、「賛成」は五三％、反対は四三％であった。これは参考として含まれた二〇〇〇年から〇五年に行なわれた同様な一〇の調査結果と比べると、賛成は四番目に低く、反対は二番目に高かった[54]。それだけを見ると、改革法への最高裁の判決によって、人々の最高裁への信頼が大きく改善したとはいえないことが分かる。今後、この判決が長期的に見てどのような影響を及ぼすものであったのかが徐々に明らかになっていくだろう。

さて、最高裁の判決は個人加入義務化についての憲法上の議論には少なくとも短中期的な意味で終止符を打ったといえる。アメリカ進歩センターにおいて医療政策研究を行なうマウラ・カルシンは「最高裁の判決が出て、多くの人々はもうこれは動かし難い法律なのだということが分かった[55]」と述べた。確かにオバマ改革について、個人加入義務化とメディケイドについての合憲性が問われることは、今後しばらくは起こらないだろう。しかしそれでオバマ改革をめぐる政治的争いが終わったというわけではなかった。

二〇一二年六月二八日から三〇日にかけて行なわれたギャラップの調査では、「最高裁は最近、医療制度改革法を合憲であると判断しましたが、あなたはそれに賛成しますか、それとも不賛成ですか」という質問に対して、四七％が賛成、四三％が不賛成であると答えた。意見は党派で分かれていた。民主党支持者では七九％が賛成、共和党支持者では八二％が不賛成であった。そして中立的無党派の中では四三％が賛成、四三％が不賛成と同数に意見なかったといえる。

が割れた。[56] その意味では最高裁の判決は、人々のオバマ改革への姿勢に、少なくとも短期的には大きな影響を与えなかったといえる。

オバマ改革をめぐる次の大きな戦い――保守派が事実上オバマ改革を破棄することができる最後の機会――は数ヶ月後に控えていた。一一月の大統領選挙と議会選挙である。最高裁の戦いでいわば「敗北」したといえる共和党は、一一月の選挙で上下両院の多数を抑え、さらにロムニーを大統領に当選させることによって改革法を破棄するという目標の下に結束を固めようとしていた。他方オバマにとっては、政権第一期の最大の業績といえる医療制度改革を守るためには、まずは自分自身が再選されなければならなかった。

第7章　オバマ改革の本格施行を控えた争い

「変革」を訴えて大統領に就任したバラク・オバマは、医療制度改革を重要な変革として位置づけ、それを成立させた。改革派にとってみれば、オバマ改革によって皆保険に大きく近づいたという意味では、彼らの一世紀にわたる運動を結実させることができたといえる。しかし、オバマ改革では民主党左派が長年夢見てきた、連邦政府が管理・運営に強い主導権を発揮することができる単一保険者による皆保険が実現されたわけではなかった。

オバマ改革が、アメリカの医療制度史の中において決定的転機になったかどうか、すなわちそれが今後の医療制度の発展の経路を大きく変えるものであったかについて論じる時には、二つの側面について見なければならない。

第一に、オバマ改革が医療保険システムに決定的な変化をもたらしたのかという点である。これについては、答えは否である。なぜならば、オバマ改革は民間保険に依拠する医療保険システムに大きな修正を加えるものではなかったからである。

第二に、オバマ改革は医療保険システムをめぐる議論に大きな影響を及ぼしたのかということである。この点については、医療サービスへのアクセスはアメリカ市民にとって守られるべき権利であり、連邦政府は必要に応じて民間保険への規制を設けるべきだとする議論が広く浸透したという意味において、オバマ改革は医療制度をめぐる政治に大きな影響を与えたといえる。

いわば、オバマ改革は医療制度の「ハードウェア」には大きな修正を加えなかったが、「ソフトウェア」の面で大きな変化をもたらしたといえる。そして、このような形の改革であったからこそ、改革が成立した後も改革をめぐる議論の中で主導権を握ろうとする結果、改革をめぐる争いは収束することなく、アメリカ政治の主要争点の一つであり続けるのである。民主党内では、「ソフトウェア」における変化を大きな「ハードウェア」の変化に近い将来つなげたいとする動きが強まる一方で、共和党内では、オバマ改革の執行過程で生じる問題の責任についてオバマ政権を追及することで、改革の動きを阻止しようとする力が強くなる。

本章では、このような文脈の中、最高裁判所の判決後に行なわれた二つの出来事に焦点を当てる。第一に、オバマ大統領とミット・ロムニー元マサチューセッツ州知事との間で戦われた二〇一二年一一月の大統領選挙戦の中で、オバマ改革がどのように語られ、どのような結果に終わったのかについて述べる。第二に、二〇一四年一月に改革が本格施行される直前の時期に起こった、連邦政府機関の一部閉鎖問題、保険に加入するためのウェブサイトの障害問題、そして民間保険プランの解約問題などをめぐってどのような議論が行なわれたのかについて明らかにする。そして最後に、そこから二〇一四年以降のオバマ政権と共和党の課題について考える。

1　二〇一二年大統領選挙とオバマ改革

オバマが再選をかけて臨んだ二〇一二年の大統領選挙において、医療改革は最も重要な争点の一つであった。二〇一二年二月に行なわれたギャラップ調査によって、大統領選挙において重要となる争点についての調査がなされた。その結果、オバマ改革について「極めて重要」と答えた人は三五%にのぼった。これは、経済（四四%）、連邦政府の財政赤字（三七%）に次いで高い数字であった。(1) 前章でも述べたように、医療問題は、経済や国家財政にも密接に関係していることもあり、アメリカ経済の好転の兆しがまだ見えない状況での選挙戦で最重要争点の一つとなった。

現職大統領のオバマに対して、共和党からはロムニーが候補者として選ばれた。二〇一二年の選挙は、オバマ改革法が成立してから最初に行なわれた大統領選挙ということで、そこでどのような議論が行なわれるのかは改革の行方に影響を与えるものであった。そのため、改革の破棄を目指す共和党は、オバマ改革についての議論で世論を味方につけ、さらにロムニーを大統領に当選させる必要があった。

しかし、改革破棄を目指す共和党にとっては、ロムニーは最適な候補者とはいえなかった。なぜならば、オバマ改革が案として形成された時にたたき台となったのが、ロムニーがマサチューセッツ州で成立させた改革であったからである。(2) 結局ロムニーは大統領選に敗北し、共和党大統領の下で改革破棄を目指すという改革反対派の希望は叶えられなかった。しかし、この選挙結果がオバマ改革への信任を意味したということでもなかった。

オバマの選挙戦とオバマ改革

オバマは二〇一〇年の中間選挙時に比べると二〇一二年の大統領選挙時には、オバマ改革について多少なりとも希望を持っていたといえる。最高裁での個人加入義務化に対する合憲判決はその一つの要因であった。最高裁で個人加入義務化に対して合憲の判断が出された後のオバマの態度の変化にもそれが見て取れた。その一つは、オバマ改革を成立させる過程、そしてそれを実行する過程において、オバマ自らの責任をより積極的に認めるようになったことである。

二〇一二年七月一六日、オハイオ州シンシナティ市における集会で、オバマは「オバマケア」という呼び名について言及した。この名付け親は保守派であり、改革法への批判が込められたものであった。他方、オバマ政権としては改革法を主に「Affordable Care Act」と呼んでいた。

しかし、改革法の中のプログラムが徐々に実施され、その受益者が少しずつ増える中で、また最高裁判所では個人へ保険加入を義務付ける条項に対して合憲の判決を勝ち取ると、オバマは「オバマケア」という呼称を容認するように次のような発言をした。「医療改革法、これはオバマケアともいわれている。私は実際この呼び名も悪くないと思っている。なぜならば私（オバマ）がみなさんの健康を気遣って（ケア）いるからだ。そしてだからこそ我々は改革法を成立させたのである[3]」。遊説先のコロラド州デンバー市で二〇一二年八月八日に行なわれた選挙集会でも、オバマはオバマケアという呼び名について「私はその呼び方を実際、気に入っている[4]」と、より積極的な姿勢を見せた。その後、オバマは自らも「オバマケア」という呼称を公の場で使用するようになった。オバマは反対派が使ってきた改革法の呼称を自ら使うことで、自ら責任を持って、アメリカにとって必要な改革を行なっていくことを強調したのである。

コロラド州におけるスピーチでは、オバマは改革法が達成した成果についても言及した。「昨年、オバマケアによってレントゲン検査やガン検診などの予防サービスが新たに受けられるようになった。それも窓口負担もなく、免責額の設定もなく、保険料以外の自己負担もない予防サービスが、二〇〇〇万人以上の女性に提供される。保険会社は提供するサービスの範囲を先週再び拡大させた。そしてほとんどの医療保険プランが避妊のためのサービスも保険の適用とすることを始めている[5]」。オバマは、自らが進める改革によって人々に恩恵が広がっていること、そして自らがその改革の成立に大きな貢献をしたことを強調したのである[6]。

さらに、オバマは民主党の全国党大会においても、改革法がそれまでに残した実績を強調し、それがアメリカ市民にとって重要なものであることを何度も述べた。そして、「スマーター・ケア[7]」という言葉を使って、オバマ改革が従来の民主党左派が主張するような連邦政府による医療の乗っ取りでもなく、共和党保守派が言うような市場原理主義に則った改革案でもないことを再度主張した。

オバマはこのようにオバマ改革の意義を示したが、オバマが置かれた状況は二〇〇八年の大統領選挙の時とそれほど大きく変わっていなかったといえる。二〇一二年の選挙が二〇〇八年時と異なるのは、オバマ改革が既に成立した法律であり、それまでに少しずつプログラムが実施されていく中で、その恩恵を受けるグループが出てきていたということである。しかし、改革の核となる個人や雇用主に対する加入義務化や、メディケイドの拡大がどのような影響をもたらすのかについては不透明であり、この不確実性が高いプログラムに対して有権者は判断しなければならないという意味では、二〇〇八年と二〇一二年の選挙は変わらなかった。オバマにとっては、大統領に再選されるだけではなく、その後オバマ改革を順調に実施していくために、ロムニーとの医療制度改革をめぐる議論に明確に勝利を収める必要があった。

ロムニーの選挙戦とオバマ改革

ロムニーは、大きな投資会社であるベイン・アンド・カンパニーの最高経営責任者、マサチューセッツ州知事、そしてソルト・レイク・シティ冬期オリンピック運営委員長として発揮した指導力に定評があった。社会保障政策の面では、ロムニーは共和党の中でも穏健派であり、州知事時代の重要な功績の一つが、民主党の州議会と共に成立させた州民皆保険制度の創設であった。そのロムニーに共和党が託したのが、オバマ改革を破棄することだったのである。

ロムニーにとってみれば、オバマ改革の破棄を目指すのであれば、オバマを医療制度改革についての議論で明確に論破して、そして大統領に当選する必要があった。しかし、問題は、オバマ改革と自らが手がけた医療制度改革が、皆保険を目指すという目標においても、そして制度設計においても類似していたということであった。このようなことから、ロムニーがオバマ改革をめぐる議論で苦戦するであろうということが予想されていた。そこでロムニーが保守派との均衡をとるために副大統領候補に選んだのがポール・ライアン下院議員（ウィスコンシン州）である。(8) 彼は共和党の中で保守派として知られ、下院の予算委員長として財政保守の立場を明確にとってきた人物である。(9)

ライアンを選択したことはロムニーの反オバマ改革の立場をより明確にさせた。副大統領候補として指名される五ヶ月前の二〇一二年三月に、ライアンが主導権をとって作成された「繁栄への道」と題する二〇一三年度の予算案――通称「ライアン・プラン」――にはオバマ改革に代わる抜本的な医療改革の必要性が唱えられていた。具体的には、個人に定額税額控除を提供し、さらに連邦政府が医療機関の情報開示などをある程度担保する保険市場の中で、自分に適した保険を購入することなどが主張された(10)。このような、個人の自由や市場原理を前面に押し出す考えは、二〇〇〇年代に入ってから共和党保守派の中で広がっていたもので、第5章でも取り上げた保守派シンクタンクの研究者たちが主張してきたものと類似していた。このような改革案を示して注目を集めたライアンを副大統領候補とすることで、ロムニーはオバマとの違いを際立たせようとしたのである。

ロムニーは共和党の全国党大会で次のように述べた。「我々は〝小規模な〟企業の味方をする。それが雇用の拡大の原動力となっているからだ。彼らのための税金を上げるのではなく削減する。小規模な企業が最も被害を被っている規制を簡素化し、時代に合ったものに変える。そしてオバマケアを破棄し、新たな改革を行なうことで医療費の急速な拡大を抑えなければならないのだ(11)」。ライアンも医療関係についてより詳細に踏み込んだ。「オバマケアは、規制、義務化、税金、罰金など自由の国にはあるべきでないものを二〇〇〇頁以上にもわたって定めている。(……。オバマ)大統領は政府が支配する医療についての議論は終わったと言った。しかしミット・ロムニーを当選させる多くのアメリカ人はそれが間違ったことだと分かるだろうし、実際にオバマケアは破棄できるのである(12)」。ロムニーとライアンは、オバマ改革がもたらす小規模企業への悪影響に言及するとともに、連邦政府の権力が拡大することへの警戒心を掻き立てようとした。

大統領候補者討論会とオバマ改革

オバマとロムニーの医療制度改革をめぐる議論は、二〇一二年一〇月三日、コロラド州にあるデンバー大学で行なわれた第一回目の大統領候補者討論会で両者が相見えることで大きな山場を迎えた。この討論会は合計三回、各々九〇分で行なわれた。中でも第一回目は、民主党と共和党の候補者による最初の顔合わせということで注目が集まった。そこで扱われたテーマは国内政策である。経済が低迷しているということもあって、両候補者が経済についてどのように議論するのか、そしてロムニーがオバマ改革をどのように批判するのかが特に注目された。

さらに注目を集めたのが、それまで支持率が低迷していたロムニーがこの討論会にどのような姿勢で臨むのかであった。第一回目の討論会が行なわれる少し前の九月二五日、ブルッキングス研究所のウィリアム・ゲイルストンは次のように述べていた。「ミット・ロムニーはこれまで悲惨な選挙キャンペーンを行なってきた。もし明日選挙が行なわれるならば彼は敗北するだろう。これは低迷する経済状態を考えると、驚くべき状況である。もし国内外でアメリカ市民の考えを動かす大事件が起こらないとすれば、彼がこの流れを変えることができるのはたった一つの機会しかない。それは第一回の大統領候補者討論会である」(13)。ロムニーは瀬戸際に立たされていたのである。

過去の討論会で有名なのは、一九六〇年に行なわれたジョン・F・ケネディ（民主党）とリチャード・ニクソン（共和党）とのものである。これは初めてテレビで放映された討論会ということでも知られているが、ケネディがテレビ映りを含めパフォーマンスでニクソンを凌ぎ、それが選挙における僅差での勝利につながったという。また一九八〇年には、ジミー・カーター現職大統領（民主党）とロナルド・レーガン候補（共和党）との討論会で、レーガンがカーターをその出来において凌ぎ、その後カーター大統領の支持率が下がっていくきっかけになったといわれている。ただし、討論会の選挙結果への影響には否定的な味方もある。ロバート・エリクソンとクリストファー・ウレヴィアンは、有権者が誰に投票するかを決めるのは四月から八月の間であり、討論会での出来は大きな意味を持たないとする(14)。

大きな影響を持つかどうかが不確かな大統領候補者討論会ではあるが、ロムニーにとってはそれが劣勢を自力で挽回する最後の大きな機会であったことは確かである。したがって、ゲイルストンの言うように、第一回目の討論会でかなり明確な勝利を収めなければならなかった。共和党の選挙戦略担当スタッフは、第一回目の討論会で勝つためにはロムニーに「プロボクシングのファイターのような戦略、すなわちいくつかのノックアウトパンチに加え、曲芸的なフットワーク」[15]が必要であるとした。

そして第一回目の討論会本番、ロムニー陣営が期待していたことが起こった。討論会直後にCNNが行なった、討論会を見た人々への調査では、六七％の人々が討論会で勝利したのはロムニーであると答えた。それに対してオバマが勝ったと答えたのは二五％にとどまった。どちらが医療問題に対してよりうまく対処するかという質問については、その差はより小さいものであったが、五二％がロムニー（オバマは四七％）であると答えた。[16]この討論会では、ロムニーはオバマ相手に勝利したといえる。

この大統領候補者討論会の中でロムニーは、医療制度改革についてはオバマ政権による改革法を攻撃しながら、自らが直接その成立に関わったマサチューセッツ州の医療制度改革について、それはオバマ改革と異なるものだと主張した。ロムニーはオバマ改革に反対する主な理由として以下の四つを挙げた（ロムニーとオバマの医療改革に対する主な違いは表5を参照）[17]。

第一に、ロムニーは改革法を実施しても医療保険の保険料は低くならないと主張した。「不幸にも、オバマケアを見ると、議会予算局は保険料がこれまでの保険よりも一年で二五〇〇ドル高くなるとしている。それは新たな出費である。そして事実、大統領は選挙活動をしている時に、今年の終わりまでには一家族の保険料を二五〇〇ドル低下させると言ったが、その代わりに同じ額上昇したのである。それ（保険料）はとても高額である。高価なものは家族に悪い影響を及ぼす。私がそれ（オバマケア）を破棄しようとする理由の一つがそこにある」。

第二に、ロムニーはオバマ改革にかかる費用のうち七一六〇億ドルをメディケアから拠出することを批判し、「私はそのお金を高齢者のためのメディケアに戻してあげたい」と述べた。

第三に、選挙によって選ばれない連邦官僚が患者に対する治療内容を決定する権力を持つのは、アメリカの民主

表5　オバマとロムニーの医療問題への基本姿勢

	オバマ	ロムニー
無保険者問題	ほぼすべての人々に保険への加入を義務付ける。拒否する者には税金としてペナルティの支払いを求める。メディケイドを拡大し、民間保険を購入するための補助金を提供することで人々に保険への加入を促す	オバマケアを破棄する。州ごとに医療問題の解決策を作成するのを支援する。州の解決策としては、マサチューセッツ州のように保険取引所の設置や補助金の提供を行なうことも想定内とする
保険料高騰問題	高所得者を除いて、その所得に応じて税控除という形で民間保険を購入するための補助金を提供する。保険取引所を設けることで購入者がまとまり購入力をつけることができる。保険者が高額な保険料を請求する時には正当な理由が必要となる	新たな減税を行なうことで、人々に民間保険の購入を促す。州を超えて保険を購入できるように規制緩和を行なう。医療貯蓄口座の活用を奨励し、高免責の医療保険に加入する者が定期的に使う医療サービスをそこから支出するようにする
メディケア問題	病院、民間のメディケア・アドバンテージ・プラン、その他医療サービス提供機関に対する支払いを減額する。医療費を抑制するために新たに設ける組織が将来における削減案の作成を行なう。この組織は議会の監督下に置かれる	将来の受給者に、連邦政府から定額の資金を提供して、連邦政府が行なっているメディケアに加入するか、もしくは競争下に置かれる民間保険会社が提供するプランから選択する
メディケイド問題	より多くの人々をメディケイドの受給者とする。新たな受給者に関わる費用については連邦政府がそのほとんどを負担する	メディケイドを州への定額の助成金に変更する。州がより自由に受給者基準や給付内容を決められるようにする。これによる費用削減は1,000億ドルに及ぶ
既往症者問題	保険者は既往症を持つ者を含めすべての人々からの加入申請を受け付けなければならない。既往症があることを理由に加入を拒否したり、保険料の増加を行なってはならない。これに関わる費用は、より多くの人が保険に加入することで相殺される	もし人々が長期間の空白なしに保険の継続を望む場合には保険者が差別を行なわないように規制を強化する。そこからこぼれる者は州による高リスク者のためのプログラムに入る

出典：以下を基に作成。"Health Care Direction Awaits Verdict of the Presidential Race," *New York Times*, October 11, 2012.

主義の精神に反するとした。

最後に、ロムニーは、オバマ改革によって小規模の企業の四分の三が雇用を控えるとしていることを理由に、オバマ改革は経済に悪影響を与えるとし、次のように述べた。「私は大統領が二三〇〇万人の失業者に直面し、経済危機が自宅の台所で起こっているような状況で、最初の二年をアメリカ人の雇用のために戦うのではなく、オバマケアのための戦いに自らのエネルギーと情熱を注いだことが理解できない。それ（オバマケア）は雇用の機会を失わせてきたのである」。

このような主張を展開するロムニーに対して、オバマは改革法が「政府による乗っ取り」ではないことを強調しながら、大きな連邦政府を心配する人々を安心させるために従来の主張を繰り返した。さらに「あなたはあなた自身の保険を持ち続けることができる。あなたはあなた自身の医師のもとへ通い続けることができる」と、改革法は現在民間保険に加入していれば、それに影響するものではないということを再び強調した。

そしてオバマは、マサチューセッツ州で同じような医療改革を行なったロムニーをこのように批判した。「皮肉といえるのは、このモデルがマサチューセッツ州でうまく機能したことを我々が見てきたことである。なぜならば、ロムニー知事が良いことを行なったからである。彼は州議会の民主党議員たちと協力し、実質的には同一のモデルを作り上げ、その結果、保険の適用が州民に拡大された。それは雇用の機会を奪ってはいない。そしてその結果として我々は、多くの人々を寒さの中に放り出すのではなく、医療費を抑制するための機会を得られるシステムを持つことができたのだ」。

討論会でロムニーがこの点を指摘された時にどのように返答するのかが注目されていたが、彼はまずはオバマ改革とロムニー改革とはその決定過程に大きな違いがあるとし、次のように述べた。「まず、私はマサチューセッツ州での改革のやり方について、良かったと思っている。私が良かったと思うのは、私の州では共和党と民主党が議論に参加し改革の実現のために協力を行なったことである。しかし、あなたが行なったのは、その代わりに共和党から一票も得ることなしに案を押し通したということである。（……）アメリカ全体を一緒にしてこの重要な話題を議論するのではなく、完全に党派の原理に則って、あなたとナンシー・ペロシとハリー・リードが最良の答えだと思ったものをあなたは押し通したのだ。（……）我々は、両党を隔てる廊下をまたいで両党から考えを受け入れ、重要な立法を行なうことができる大統領を選ぶ必要がある」。

またロムニーは超党派の合意の重要性に加え、連邦制を尊重することの重要性を指摘した。そして、もし州レベルで改革が必要であると判断すれば、州ごとに必要なプログラムの作成をすればよいと答えた。このようにロムニーは、いわばアキレス腱であると考えられていた問題に対して、アメリカの伝統的な考えである超党派主義と連邦主義に則って反論を行ない、それが討論会における勝利につながったのである。

二〇一二年大統領選挙の結果

この第一回目の大統領候補者討論会でのロムニーによる挽回によって、選挙戦は一時混迷の様相を呈した。各世論調査においてもオバマとロムニーの支持率の差は縮まり、世論調査によってはロムニー優位を伝えるものもあった。しかし、ロムニーは選挙に勝利するためにはオハイオ州で勝利する必要があったが、同州では劣勢が続いていた。さらには選挙が近づいてくるにつれロムニーの討論会直後の勢いに陰りが見え始めていた。

選挙の結果は、討論会でロムニーが得たように見えた勢いを考えると、驚きをもって受け取られるほどのオバマの勝利であったといえる。選挙人数では五三八人中三三二人（六一・七％）、一般得票率では五四％を獲得して再選を果たした。他方、議会選挙では民主党が引き続き上院で多数（一〇〇議席中五三議席）を形成し、共和党は下院で多数党（四三五議席中二三四議席）となった。この二〇一二年の選挙の結果から明らかであったのは、オバマ政権第二期において医療制度改革法の仕組み自体に対して、大きな見直しが議会で行なわれる可能性がほとんどなくなったということである。

しかし二〇一二年の選挙の結果によって正確にいえるのはここまでである。選挙直後の一一月九日から一二日までに行なわれた世論調査で、オバマ大統領が医療制度を改善させると答えた人は五五％であった。半数以上の人がオバマ政権に期待していたことが分かる。しかしこれは二〇〇八年一一月の調査に比べ、九ポイント少ない数字であった。(18) 結果的には、ロムニーは選挙戦に敗北したが、オバマも医療制度改革の議論で勝利したわけではなかった。オバマ改革はいまだにその全貌が明らかになっていないこともあり、アメリカ市民の中にはそれに対する疑念が存在し続けた。そしてその疑念が払拭されるかどうかは、その後のオバマ改革の執行過程の行方次第ということになった。そして、それ故にオバマ改革はその後もアメリカ政治の中で中心的争点であり続けた。

2　改革の本格施行直前の争い

二〇一三年秋から冬にかけて、オバマ改革をめぐる対立が再び激化した。その舞台となったのが、まず二〇一四会計年度の暫定予算案をめぐる議会である。ここで共和党は、オバマ改革についての妥協をオバマ政権が示すことなしには予算案に同意できないとして、その対立は最終的に一〇月一日に連邦政府機関の一部閉鎖を引き起こすまでの事態となった。二つ目は、一〇月から一一月にかけて大きな争点となった、個人で保険に加入するためのウェブサイトの障害問題である。共和党はこれに対する連邦政府の責任を追及しながら、オバマ改革への反対運動を展開した。最後に、個人加入の民間医療保険の解約通知が送られ始めたという問題がある。これは、二〇一四年一月に個人加入義務化が開始されるのを受けて、民間保険会社がとった行為であったが、共和党はこれをオバマ大統領の公約に違反するものとして攻撃を行なった。

このような二〇一三年の秋から冬にかけてのオバマ改革をめぐる争いでは、オバマ改革を執行するための体制の不備などの問題点が明らかになり、オバマ政権は難しい対応を迫られた。しかし同時に、反対運動を続ける共和党側の問題も表出した。共和党は対案なき反対を行なう、政治に混乱をもたらすだけの政党と見られる傾向が強まった。このような二〇一三年末にかけての動きが結果としてもたらしたのは、アメリカ市民のオバマ改革への疑念の増幅、そして政治全体への不信の増幅であった。

暫定予算案をめぐって

二〇一三年九月末日の暫定予算案の成立期限を前にして、共和党の中から予算案とオバマ改革を関連させようとする動きが強まった。暫定予算案をめぐっては、共和党はオバマ改革関連予算を削減し、そして個人への保険加入の義務化の実施を延期することなしには案に同意できないとオバマ政権に迫った。

暫定予算案をめぐっては、共和党の中でもどのような対応をすべきかについて意見が分かれていた。一方に、オバマ改革への反対運動と予算案をめぐる議論を直接的に結びつけようとするティーパーティの支援を受ける議員たちを中心とするグループがいた。そしてもう一方には、オバマ改革を破棄する方法として予算案を関連づけて議論するのは最良の方法ではないとする議員たちがいた。

ティーパーティ運動からの支持を受けるマイク・リー上院議員（ユタ州）は、「もしこれ（オバマ改革）に資金を投じれば、それを所有することになる」[19]として、暫定予算案からオバマ改革に関連する部分を削除することを主張した。同様にティーパーティ系議員であるテッド・クルーズ上院議員（テキサス州）は、一九九五年の連邦政府機関の閉鎖後に共和党が批判にさらされたことを振り返りながら次のように述べた。「一九九五年の出来事が（共和党にとって）大きな過ちであったという世の中に広まっている考えはあらゆる点で間違っていると私は思う。共和党が原理原則に立ち返ったことで、この国が直面するいくつかの財政・経済問題に対して根本的な解決策につながったのである」[20]。

他方、ブッシュ（子）政権の中で大統領の側近として大きな影響力を持ったカール・ローヴは、オバマ政権側からオバマ改革についての妥協を得ようとする強硬派に対し、連邦政府機関の閉鎖につながるのは必至であり、そうなれば共和党がその責任をとらされ、その後の選挙で共和党候補者が苦戦を強いられることになるとして、次のように述べた。「これ（強硬派の戦略）は民主党が連邦政府機関の閉鎖を恐れているという前提に立っている。彼らはそれを脅威などとは思っていない。彼らはそれを望んでいるのだ。これは二〇一四年の議会選挙で民主党が議席を増やすことを保証する一つの戦略、戦法なのである」(21)。

九月二〇日、共和党が多数を占め、ティーパーティ系議員の勢力が強い下院は、オバマ改革関連予算の削減と個人加入義務化の延期を含める予算案を可決し上院に送付した。民主党多数の上院はそれに対してオバマ改革についての要求を取り除いた形で可決し、下院にそれを戻した。その後、下院と上院との間で妥協点が見いだされることなく、予算案は期限までに成立せず、ついに一〇月一日から連邦政府機関の一部が閉鎖に追い込まれた。

ヘリテージ財団は、個人加入義務化の実施を一年間延期することは、「法律（オバマ改革）内のプログラムが根を下ろすのを防ぐための第一歩」(22)であるとした。また、もしこの延期が実現したら、オバマ政権にとっては、政策実施のための準備不足や無能さを市民に印象付けてしまうこととなる。同年七月に雇用主提供義務化の実施を一年延期していたこともあって、オバマ政権としてはこれ以上プログラム実施の延期を繰り返しすわけにはいかなかった。

また、個人加入義務化が延期されると、保険に実際に加入する者が予想より減り、また健康リスクが高い者の割合が増える。その結果、民間保険会社は大きな損害を受けることになる(23)。オバマ改革は、保険の加入者が増加するという「アメ」があってこそ、民間保険業界に対して様々な面で規制を強化するという「ムチ」が振るえる。加入者が増えず、さらにその中における健康リスクが高い者の割合が高くなれば、民間保険業界にとってオバマ改革は「ムチ」の側面ばかりが大きくなってしまう。そうすれば、保険業界の多くがオバマ改革への支持を見直さざるをえなくなる。

この連邦政府機関の一部閉鎖が行なわれている間に、連邦債務の上限引き上げ問題もその期限を迎えた。一〇月一六日中に連邦債務の引き上げについての合意を行なわないと、債務不履行となり、アメリカ経済は大混乱に陥るという事態が予測された。共和党は、当初債務上限引き上げに反対の姿勢をとりながら、同意するための条件としてオバマ改革関連予算の削減を迫ったのである。

このような共和党の姿勢に対して、オバマ政権は断固とした対決態度で臨んだ。オバマは、連邦機関の一部閉鎖が決まった一〇月一日に次のように述べて共和党の責任を追及した。「議会内の共和党が連邦政府を閉鎖することを選択した。もう少しより具体的に言おう。議会の中の一つの議院の中の一つの政党の中の一つの党派（ティーパーティ）が政府機関の主要な部分を閉鎖させたのである。一つの法律が嫌いだという理由だけで彼らはこのようなことをしたのだ。この共和党による閉鎖は起こってはならないものであった[24]」。そして、オバマは共和党の「脅し」に対して「身代金」を支払う用意はないと断言した[25]。

一〇月一六日に上下両院で二〇一四年一月一五日までの暫定予算案が可決されたことによって政府機関の一部閉鎖問題は解決された。共和党がこの混乱から得たものはほとんどなかった。個人加入義務化の一年延期や医療機器への税金の停止などについては認められず、主要な妥協としては、個人が保険に加入するための補助金についてその所得審査をより厳格に行なうことぐらいであった[26]。

そして、アメリカ市民の反応も共和党にとっては厳しいものであった。政府機関が閉鎖されていた時期に行なわれたギャラップによる世論調査では、共和党に好意的な意見を持つと答えた者が一九九五年以来最低の二八％に落ち込んだのである[27]。世論の共和党に対する反応は、結果的にはローヴの予想通りのものであったといえる。

ウェブサイト障害問題

共和党が政府機関の一部閉鎖問題で非常に苦しい立場に追い込まれた時に、今度はオバマ政権が大きな問題に直面した。それは、個人が保険に加入するための医療保険取引所のウェブサイトの障害問題である。医療保険取引所の創設に合意した州の住民は、州政府が運営する医療保険取引所で保険プランを選択するが、その他の州民は連邦政府が運営する医療保険取引所を使用することになっていた。サイト障害が問題となったのは、連邦政府が運営するサイト「HealthCare.gov」であり、このサイトで手続きを進めようとすると多くの場合に「システムは現在使えません」というエラーメッセージが出た。

一〇月初頭にウェブサイトの障害問題が少しずつ表面化してきた時、キャスリーン・セベリウス保健社会福祉省長官は、政権の予想よりも加入者が多いことが原因でウェブサイトの処理が遅くなっているのだという政権の楽観的な認識を示し、次のように発言した。「(ウェブサイトの) 多少の遅延や不調を我々は経験した。しかし、これはいってみれば素晴らしい問題である」[28]。しかし、間もなくすると、これは深刻なシステム上の問題が原因であることが判明した。

共和党のジョン・ベイナー下院議長は一〇月四日に発表した声明の中で、「オバマ改革の保険加入のシステムがすでにオフラインであることは、大統領の医療制度改革法が純然たる失敗作であることを立証している。(……) 機能しさえしないウェブサイトから商品を買わない個人に対して、この政権は税金 (ペナルティ) を課すつもりなのか」[29]と述べ、個人加入義務化の実施を延期するように求めた。

セベリウス長官は下院の公聴会への出席を求められ、一〇月三〇日に証言に立った。ここでセベリウスは彼女自身の失望と、アメリカ市民に対する謝罪を次のように述べた。「私はこの HealthCare.gov の立ち上げの不備に対して失望と怒りを感じている人々と同様の気持ちでいる。あなた方は、当然もっとましな扱いを受けるに値する。私は謝罪する。私はこの問題を修復するための責任をあなた方に負っているし、私はこのウェブサイトを修復することによってあなた方の信頼をもう一度勝ち取りたい」[30]。

そして一一月一一日、『ウォールストリート・ジャーナル』紙は、障害が起こったウェブサイトで一〇月中に加入した人数の見積もりを発表した。加入者数は五万人で、オバマ政権の当初の目標の五〇万人を大幅に下回った。加入が認められる三月までに七〇〇万人の加入を目指すオバマ政権にとってみると、非常に悪い滑り出しであったといえる[31]。オバマ政権は一一月末までにウェブサイトを修復することを約束したが、一二月に入っても障害は完全にはなくならず、反対派からは政権の管理能力を問う批判がなされ続けた。

このようなウェブサイトの障害は、加入者が減少すると大きな経済的損害を受ける民間保険業界にとっては死活問題であった。さらに、この問題は多くの民主党議員にも危機感を抱かせた。翌二〇一四年に行なわれる中間選挙ではオバマ改革が争点になることは確実であり、オバマ改革への不信感が増幅すれば、自らの再選も危うくなるからである。二〇一〇年の法案成立直後の中間選挙における民主党の敗北はまだ多くの民主党議員にとっては記憶に新しいものなのである。オバマ政権の補佐官の一人は、オバマ改革に対する民間保険業界と民主党議員からの支持について、「もしそれが失われれば、法律の行方にとって深刻な脅威になるし、彼（オバマ）に対しても深刻な脅威となる[32]」と述べた。

オバマ大統領の「公約違反」問題

ウェブサイトの障害問題については、アメリカ市民のオバマ改革への信頼感は短期間で回復するものではないといえるが、技術的な部分は時間が経てば解決するものであった[33]。しかし、この問題と時をほぼ同じくして起こったもう一つの問題は、オバマ改革により大きな痛手を与えるものであった。それは個人加入の医療保険に関しての公約を、オバマが守らなかったというものである。

オバマは改革法案が成立する直前に「もしあなたがあなたの保険プランを気に入っているならば、それを持ち続けることができる[34]」とアメリカ市民に訴え、その後も同様の約束を繰り返した。しかし、共和党は法案成立後から、このオバマの約束は守られないだろうと批判してきた。そして共和党が予想してきたことが二〇一三年末になって実際に起こったのである。

この問題は二〇一四年一月から個人加入義務化とそれに伴う新たな規制が開始されるのを受けて、保険会社がそれに対応するために動き出したことから明るみになった。民間保険会社は、個人加入者の中でオバマ改革が定める基準に適合しないプランに加入する者に対して、新たなプランに切り替えなければならないことを通知し始めた。多くの場合、給付内容についてはより充実したプランへの切り替えが提示されるのであるが、問題となったのは、保険料が割高になり、さらに免責額や自己負担額も高くなる場合がしばしば起こるということであった。これを反対派はオバマ改革による「高い値段の衝撃（sticker shock）」[35]と呼んで世論に訴えた。さらに、反対派は新たなプランの下で、これまで通ってきた病院に行けなくなったり、これまでかかっていた医師に診察を受けることができなくなったりする状況が起こることも問題視した。なぜならば、民間保険会社のうちで、できるだけ新たなプランの費用を抑えるために、契約を結ぶ病院や医師の数を大きく制限するということが少なからず起こったからである。[36]

二〇一二年に共和党の大統領候補者にもなったロブ・ポートマン（オハイオ州）は次のように述べ、この問題の重要性を強調する。「我々がもしウェブデザイナーの愚かさやシステムの崩壊――私は不調と呼ばずに崩壊と呼ぶが――だけに注目するならば少し危険である。我々はより大きな状況を忘れてしまっている。人々がもし（オバマ改革という車に）乗ると、支払わなければならない金額は減るのではなく増える、そして人々はこれまで持っていたものを手放さざるをえなくなる」[37]。また同じ共和党のトム・コウバーン上院議員（オクラホマ州）は「彼ら（オバマ政権）はウェブサイトの問題は修正するだろう。ただし彼らは法律の根源的問題は解決できないだろう」[38]と批判した。

オバマ政権は、当初この問題に対して保険の解約通知を行なった民間保険会社の責任を問う姿勢をとっていた。例えば一一月五日にホワイトハウス報道官のジェイ・カーニーの次の言葉である。「法律の規定によると、もしあなたが現在気に入っている保険プランを維持したいと思うならば、それを維持できる、ということが確約されている。それにもかかわらず、既存のプランの内容を変更することを決めた保険会社、既存のプランを解約した保険会社は、改革の二〇一〇年三月二二日以前に加入した保険プランには改革法の規制は適用しないとする規定に違反している」[39]。

しかし、改革が成立した二〇一〇年三月二三日以降に新たに保険に加入した者や、契約を更新した者については、この規定の対象とはならない。さらに、『ワシントン・ポスト』紙は、過去の個人加入保険のパターンについての研究から、二〇一〇年三月二二日以前に保険に加入していて、二〇一三年一月の段階でその保険が有効であるというような人々は五％にも満たないであろうという試算を発表した[40]。

オバマはこのような状況を受けて、アメリカ市民に対する謝罪を行なった。「皆さんもご存じのことだと思うが、私からの確言があったにもかかわらず、このような状況に陥ってしまっている人々に対して謝罪をしたい。私たちはそのような人々の声に耳を傾けていること、そしてその結果として厳しい立場に立たされている人々に対処するためにできうることはすべて必ず実行するために全力を尽くす」[41]。公の場面で大統領自身が謝罪することはめったにないにもかかわらず、この問題で謝罪をしたということは、これがオバマ改革にとって大きな分岐点になるということを大統領が認識したからだといえよう[42]。

このオバマの「公約違反」についての騒動は二〇一四年以降も続くことは間違いない。なぜならば、免責額や自己負担額が増加する、病院や医師を変更しなければならない、というようなことは実際に医療サービスを受けて初めて経験するからである。その時に不満を感じる人々に対して改革反対派は「公約違反」問題を持ち出す。また、今回は個人で医療保険に加入する人の問題が取り上げられたが、近い将来には雇用主提供保険に加入する多くの者にも同じようなことが起こる。オバマ改革で定められた必須医療給付内容は、まず個人加入保険に適用されるが、数年後には被用者に保険を提供する雇用主もそれに従わなければならなくなるからである[43]。そのような事態が起こった時には、多くの人が新たなプランの下で感じる不満が、より大きな改革反対の動きとなっていく可能性もある。

二〇一四年を控えた民主党と共和党

このように、二〇一三年は後半にかけて、オバマ改革の本格施行を控えたオバマ政権と共和党の攻防が激化した。そしてこの戦いは二〇一四年に入っても続くことは確実である。ここでは、筆者が二〇一三年末に聞き取り調査を行なった、保守系シンクタンクのアメリカン・エンタープライズ研究所のジョー・アントスと、リベラル系シンクタンクのニュー・デモクラティック・ネットワークのサイモン・ローゼンバーグがそれぞれ自陣営について語ったことを中心に、共和党と民主党が抱える問題点についてまとめて本章を閉じたい。

アントスは共和党の行き詰まりを指摘する。まず彼は「現在の共和党の中で、医療制度改革について今何をまずやるべきなのかについて理解している者は誰もいない。私を含めてだ(44)」と語る。彼は共和党関係者と日常的に議論する中で、全体として大きな混乱の中にあると感じていると言う。

その原因について彼は次のように述べた。「共和党がオバマケアを撤廃すべきだと主張することは様々な意味で難しい。医療保険取引所は、個人に補助金を与えて、いくつかの民間保険プランから選択させる、という側面においては共和党の主張するものとそれほど大きく異なっている考えではない。厳密にいえば、両者は理念的にもシステム的にも異なるが、一般市民にはそんなことは理解できない。また、オバマケアの中の政府保証や必須医療給付内容などは今更撤回できるものではない。オバマケアは医療保険というのは一般市民にとって当然の権利であるという社会的メッセージを送り、民間保険企業から一般市民を守るという名目の下に成立した。それが正しいかどうかは別として、共和党がそれを撤廃することは、共和党が一般市民よりも民間保険企業の味方であるとの社会的メッセージを発信してしまい、政治的には危険である」。このアントスの発言を見ると、共和党が反オバマ政権のための戦略や対案作りの中でかなり困難な状況にあることを示している。

またアントスは、次のように述べて、ティーパーティ勢力が共和党を窮地に陥れている原因であると主張する。「議会内のティーパーティ勢力が今回の連邦政府機関の閉鎖をもたらしたのは間違いない。今回の彼らの戦略は、自分の頭に銃を突きつけて『言うことを聞かなければ撃つぞ！』というようなもので、そのような戦略がうまくいくはずのないことは共和党内でも多くの人は分かっていたし、今後もそのような戦略は通用しない。しかし一部のティーパーティ議員は自らの選挙のことだけを考えて行動し、その他の共和党議員たちも次の議会選挙の予備選挙で勝つことを考えて結局あのような事態になり、共和党は自ら大きな墓穴を掘ることになった」。

アントスは、連邦議会の選挙区が近年ますますイデオロギー的に分極化されてきている状況で、このようなティーパーティ勢力の共和党内での影響力が短期的に大きく低下するとは考えておらず、ティーパーティ勢力は今後も共和党の戦略形成を混乱させるだろうとする。(45)「共和党にとっては、今後オバマ改革に問題が生じた時に、アメリカ市民により一貫した代替案を示すことができるかが大きな課題である」と彼は述べる。

他方、ローゼンバーグも、最近のオバマ政権や民主党の、改革に対する消極的な姿勢に苛立ちを感じているという。彼は、連邦政府機関閉鎖問題や連邦債務上限問題などへのオバマ政権の対応には一定の評価をするが、ウェブサイトや公約違反問題については、「オバマはもう少し誠意を持って対応すべきだったのではないかと思う」と述べる。

また、ローゼンバーグはオバマ改革全体についても、オバマはもう少し説明責任を果たすべきだと次のように言う。「オバマ改革は、今まで保険を持たなかった人々を保険に加入させる。これまで保険が適用されなかった医療サービスに保険を適用させる。このようなことをやるためには連邦政府の財政負担は増大するし、民間保険の保険料も上がる可能性があることを、オバマはもっと真摯にアメリカ市民に説明すべきである」。

さらに、ローゼンバーグは「オバマケア」という呼称をオバマ政権が使い出したことについて「オバマ大統領が犯した非常に重要な誤り」であるとした。なぜならば、これによってオバマ改革に問題が生じると、法案を成立させた議会ではなく、オバマ大統領の責任に焦点が当てられるようになるからである。その結果、民主党議員がより容易に改革を進めるための協力体制から離反する構造が出来上がってしまったということである。実際、オバマ政権はこの状況に気づき、再び「Affordable Care Act」と呼ぶようになった。

二〇一三年九月から一二月にかけての世論の移り変わりについてローゼンバーグは「これまで経験したことのない世論の変化[46]」と評した。彼はオバマ改革の行方に関して、不確実性が非常に高いとして次のように言う。「医療保険取引所を通しての保険者数がどの程度の速度でどの程度まで伸びるのかは予測が難しい。また二〇一四年一〇月に規模が小さな企業が加入する民間保険の保険料が大幅に上昇するという説があるが、それが実際に起こるかどうかも分からない[47]」。ローゼンバーグは今オバマ政権が行なうべきことを次のように述べた。「経済的に苦しくても、すべてのアメリカ市民には医療サービスを受ける権利があるとしたオバマ改革の理念は正しく、それを否定することは共和党ももはやできないだろう。また、共和党はオバマ改革が経済に悪影響を及ぼすとずっと主張してきたが、現在の順調な経済状況を見ると、その主張は間違っていることを示している。問題は、オバマ政権と民主党がどこまで改革の正しさを信じてアメリカ市民を説得できるかである」。

このように、保守派もリベラル派も今後の見通しが明るいという状況ではない。議員にとって大きな関心は、今後の選挙に勝てるのかということである。アメリカ市民にとっては、保険料、自己負担額、免責額などで経済状況に大きな影響があり、そして受ける医療サービスによって生命をも左右されるオバマ改革は、大きな関心の的である。二〇一三年一一月に行なわれたヴァージニア州知事選挙でも、オバマ改革が大きな争点となり、断然有利であると見られていた民主党候補者が最終的には僅差まで追いつめられるということが起き、メディアは民主党候補者を「オバマケアが殺しかけた[48]」と報じた。このようなことが起こると、共和党議員は、ますますオバマ改革が引き起こす問題を批判することで人々の疑念を煽る努力を強めるであろう。それに対して民主党議員がどれだけオバマ改革への支持を持続させることができるか。そして何よりもこのようなオバマ改革をめぐる争いの中で、オバマ大統領が在任期間中にどの程度までオバマ改革に対して積極的姿勢を示し続けることができるか。そして、二〇一六年の大統領選挙で民主・共和党両党からどのような候補者が出てきて、どのような主張を展開し、最終的に誰が新大統領になるのか、その時に議会の政治勢力はどのようになっているのかが、オバマ改革の行方を大きく左右する。

上院多数党院内総務を務め、オバマの側近として医療制度改革の形成過程で中心的役割を果たしたトム・ダシュルもローゼンバーグと懸念を共有している。彼は、オバマ改革の将来について筆者に語る時に「楽観視している」としながらも、同時に何度も「信頼」という言葉を口にし、改革法を成功させるためには、アメリカ人が改革を信頼し、守り続ける覚悟が必要であるとした(49)。

しかし世論は連邦政府に対して非常に厳しい。二〇一四年一月五日から八日にかけて行なわれたギャラップによる世論調査では、調査対象者の六五％がアメリカの政府システムと政府の働きについて不満足であると答えた。これは、二〇〇一年以来最高の数字（同期間で最低は二〇〇二年の二三％）であった(50)。さらに、前年一二月五日から八日に行なわれた調査では、「強力な政府、強力な産業界、強力な労働組合の中でどれがより国家にとって脅威ですか」という質問に対して、七二％が連邦政府と回答した。これも一九六五年以降最高の数字であった(51)。オバマ改革は、まさに連邦政府の権力に対して世論がこれまでにないほどの大きな疑念を抱いている時に、本格施行が始まったのである。

本書で見てきたように、これまで連邦政府による皆保険の実現は、アメリカの歴史の中で否定され続けてきた。しかしそれと同時並行で、民間保険を中心とした医療保険システムが発達した。オバマ改革は皆保険を達成するという政策目標を設定したという意味では歴史的なものであったといえる。しかし、それまで発達してきた民間保険に大きく依拠しながら皆保険を達成しようとするオバマ改革は、自らの中に「爆弾」を抱えてしまったともいえる。オバマは、改革法は新たな公的医療保険プログラムを含まなかったことで、「大きな連邦政府」につながらないと主張する。しかし現実には、連邦政府は医療サービスの質を維持するのと同時に医療費を抑制しようとするために、大きく発達した民間保険業界に複雑な規制を行なわざるをえなくなる。その結果、アメリカ市民には、連邦政府の権力がオバマ改革によってかえって大きく見えてしまうという皮肉な状況が生じているのである。

アメリカ市民は、旧世界からの理念的決別を行なった建国の歴史、分権化した政治システム、政府権力からの自由を重視する政治文化、そしてこれまで発展してきた医療制度に関係する政治的制度などを背負っている。オバマ改革は、その彼らからダシュルが言うような「信頼」を勝ち取ることができるのであろうか。

あとがき

二〇一四年一月一日、私はメリーランド州に滞在していた。前年末からオバマ改革の本格施行が開始されるのを控えて、新聞やテレビなどのメディアでは様々な報道がなされていた。オバマ改革をめぐる論点は、経済、社会、宗教、そして政治などの在り方についてなど多岐にわたり、多くの政治アクターが議論に関与している。二〇一四年以降も、オバマ改革をめぐる議論の「熱さ」は続くであろう。

世論はいまだ大きく割れている。第5章（二四三頁）の図をみると分かるように、オバマ改革についての諸問題が噴出した二〇一三年一〇月から一二月にかけての時期に行なわれた世論調査では、オバマ改革を支持しないと答えた人の割合が四九％（支持するとした人は三三％）に跳ね上がった。そして一二月になってもその数字はほとんど変わらなかった。

二〇一四年はアメリカ医療制度にとってもアメリカ政治にとっても重要な年になるだろう。二〇一四年一一月に行なわれる中間選挙では、オバマ改革が再び争点になるのは確実である。また、二〇一六年一一月の大統領選挙を伴う選挙までには、個人加入義務化やメディケイドの拡大が実際にどのような効果をもたらし、将来どの程度の費用がかかるのかが明らかになっている。二〇一五年には雇用主に対する被用者への保険提供の義務付けも始まる。二〇一四年から一六年にわたる時期は、オバマ改革にとっても、アメリカ政治にとっても、その行方を左右する重要な時期になる。

オバマ改革がどのように「着地」するのかは、まだ分からない。アメリカ市民にとって医療保険を持つことが政府から保障されるべきことであるという考え方がオバマ改革によってアメリカ市民の中に広まったとはいえ、その医療保険によってどのような医療サービスが、どの程度の保険料で提供されるべきかについては意見が集約されているわけではない。

オバマ改革が医療制度により大きな変化をもたらす「決定的転機」になるかどうかについては、少なくともこれから数年かおそらく一〇年程度の時間が経った後に明らかになるだろう。いまだ「着地点」が見えない不確実性が高いオバマ改革をめぐっては、その執行過程に様々な政治アクターが影響力を及ぼそうとするであろうし、小さな出来事が結果的に大きな差異を生み出すことも起こるであろう。オバマ改革の今後については、アメリカ政治・経済全体への多大な影響も考え、注視していくべきである。

オバマ改革をめぐる政治的争いを、太平洋を挟んで日本から眺めていると、なぜそこまで皆保険に対する反対運動が強いのか不思議に思う人が多いだろう。医師会や民間保険団体などの一部の政治勢力の影響力が強く、世論がねじ曲げられて皆保険が成立しないのかと考える方もいるだろう。

しかし、本書が示してきたように、この改革をめぐる争いはより複雑である。確かに一部の利益集団が政策過程に大きな影響力を持っているという事実もあるが、アメリカという国を支える理念、政治システム、そして過去の医療制度の発展が複雑に絡み合い、それが皆保険導入への障壁となる政治文化や既得権益などを生んでいる。医療制度改革をめぐる議論の広がりと「熱さ」の背景には、このような政治的・制度的・歴史的要因があるのである。

確かに、アメリカの医療制度には様々な問題がある。二〇一四年一月の時点でも、保険料が高いという問題は短期間で解決される見込みはないし、医療保険取引所で購入するプランでも何千ドルもの免責額が設定されているものもある。その意味ではオバマ改革は無保険者問題と低保険者問題への根本的な解決にはなっていない。このような状況を見て日本人は、民間保険に大きく依存した医療制度の危険さを、そして日本が持つ皆保険のありがたさを確認することができるであろう。

しかし、アメリカの医療制度改革の動きの中から日本も学ぶことがある。それは主に二つある。一つ目は、アメリカからは公的権力と民間セクターとの関係性について学ぶことができる。オバマ改革は、民間保険への規制を強化し、民間保険と公的保険を共存させ、それと同時に皆保険を実現させようとするものである。日本では、皆保険と市場メカニズムはしばしば「水と油」のように議論される。もちろん市場メカニズムを医療保険に導入することには様々な危険を伴うが、もし民間でできることがあるならばそれは民間に任せる、という考えを常に持ち続けること、公的権力と民間セクターとの関係性をより多面的に考えながら新たな政策を模索することは重要である。日本でも「医療危機」が叫ばれて久しい。ますます高齢化が進行し、医師（特に勤務医）の過労状態は改善されない、されど国家財政は逼迫し、保険料や自己負担割合（一般に三〇％）を容易に引き上げることが困難な状況で、日本において何らかの政策革新が必要となることは確実である。この時に、アメリカにおける政策の中で日本の文脈で活かせるものがあればとり入れるべきである。

二つ目は、アメリカからは医療制度を在るべき国家像と結びつけて議論するということを学ぶことができる。日本でこのような議論が行なわれることが少ないのは、日本がアメリカのような理念に基づいた国家ではないということがある。しかし、医療制度というのは、我々がどのような国で、どのように生まれ、どのように生き、どのように死ぬのかという人間として国民としての根本的な問題に深く関わっている。したがって、医療制度の在り方というものは国民の中で広く真剣に議論されるべきであると思う。

このようにアメリカの状況を「対岸の火事」として眺めるだけでなく、それをもって日本にあるものを再確認するとともに、日本にないものを認識し、それが医療政策について考える上で新たな想像力につながってくれればと願う。

最後に、もう一つ読者に考えていただきたいと思うのは、本書が描いた政策発展のメカニズムである。南山大学において、本書の構想を基にした授業を行なった時、そこで何人かの学生から「先生の政策変化の説明の中には、一般市民の姿がほとんど見えないのですが、それはおかしいのではないでしょうか？」という旨のコメントを貰った。

本書が分析枠組みとした歴史的制度論は、政策発展を引き起こす要因として、政策を取り巻く政治的制度が与える要因、既存の政策が政治に与える影響、戦争や不況などのような外的要因に注目する。その中では、一般市民は政策変化を起こす能動的主体としてではなく、政治的制度の枠組みにおける受動的主体として描かれる。そこがいわば歴史的制度論の弱点だともいえるが、社会科学の理論は研究対象を完璧に説明できるものではなく、それがこの理論の「射程」であるからだともいえる。

歴史的制度論の「言い訳」をここでしようとするのではない。ここで言いたいのは、実際にもしばしば一般市民の声からかけ離れたところで政策発展が起こりうるということである。大多数の人々が改革を行なうべきだと感じる政策が、なぜかずっと変わらないということがある。こういう場合に、一般市民として政治家の責任を追及することは簡単であるが、だからといって政治家と一緒に政策のどこが問題で、どのような改革を、どのような方法で行なうべきかを考えるのは難しい。本書によって、医療政策をはじめ公共政策についてより多角的に考える機会を持っていただけたとすればありがたい。

二〇一三年一〇月、本書がすでに校正段階にあった時に、天野拓著『オバマの医療改革』（勁草書房）が出版された。この著書の議論を本書に反映させることは時間的にできなかったが、ここでこの著書の特徴と、本書との差異について言及しておきたい。この著書と本書に共通している点は、オバマ改革についての制度設計、成立過程、政治的対立について説明を行なっているところである。ただ、天野氏の著書は本書と比べ、メディケアの変化とそのオバマ改革への影響、その他、民主・共和党内における政策選好の変化についてより詳細に述べられている。他方、本書はアメリカ医療制度の変化をより長い時間軸の中で分析し、その中にオバマ改革を位置づけているという特徴を持っている。また、三権分立と連邦制などの政治システム、民間保険の歴史的な変化、そして退役軍人医療サービスなどについてより大きく焦点を当て、それが医療制度改革に与えた影響について論じている。さらに、現地における関係者への聞き取り調査を含んでいる点も本書の特徴であるといえる。したがって、オバマ改革についてより複眼的に理解しようとするならば、本書と天野氏の著書とを並べて読んでいだくことをお勧めしたい。

本書をこのように世に送り出すことができるのは、本当に多くの人のお力添えがあったからこそである。まず、学問の世界に身を置いてみたいと思うきっかけを作っていただき、さらには慶應義塾大学の三年生から現在に至るまでずっと研究に関するご指導をいただいている久保文明先生（現東京大学教授）には深く御礼を申し上げたい。また、ジョンズ・ホプキンス大学で指導教員を引き受けて下さったマシュー・クレンソン先生とアダム・シャインゲイト先生からは、また違った角度から、研究者としての在り方、教育者としての在り方を教わった。アメリカ政治に関心を持って太平洋を渡って来た日本人の私に対して二人は興味を持ち、そして情熱を持ってご指導下さった。二人の公私にわたる支援がなければ博士号の取得は到底できなかったであろう。

さらに、本書の研究にとっては、二〇一一年九月から二〇一三年三月までのジョージタウン大学での研究留学の時間が重要であった。南山大学にはこのような貴重な機会を与えていただいたことを感謝したい。ジョージタウン大学政治学部でホスト役を買って出て下さったクライド・ウィルコックス先生や、日米政治の差異などをしばしば議論させていただいたケヴィン・ドーク先生にたいへんお世話になった。また、ワシントンDCでのシンクタンク研究者へのネットワーキングで大きな助けになったのはヘリテージ財団上級研究員の横江久美氏の存在である。さらに、今回の滞在中聞き取り調査に応じてくれた方々、またよく私が本書の執筆を行なっていたカフェ「Panera Bread」で、医療についての様々な経験や意見を語ってくれた常連客の方々へもお礼を申し上げたい。彼らが本書に登場することはなかったが、もし本書から「現地の息づかい」が感じられるとすれば彼らの貢献が大きい。最後に、ジョンズ・ホプキンス大学時代と今回のジョージタウン大学での研究留学期間を通してずっと「アメリカの母」として様々な相談に乗って下さった高瀬節子さんにもここで感謝を表したい。

本書のためには様々な助成金をいただいた。日本学術振興会からは科学研究費助成（若手研究（スタートアップ：研究代表者）、若手研究（B：研究代表者）、基盤研究（B：研究分担者））を受けた。南山大学からは、パッヘ研究奨励金を二〇〇七年度から毎年度受けることができた。このような助成を頂かなければ本書のための研究を行なうことはできなかった。これらの助成に対して心より感謝している。

南山大学からは本書の出版のために助成を受け、南山大学学術叢書として本書を刊行するという機会を得ることができた。南山大学の寛大な出版助成にお礼を申し上げるとともに、本書の査読を引き受けていただいた先生、教育・研究支援事務室の職員の方々などにはここで深く感謝申し上げたい。

南山大学には二〇〇七年四月に着任したが、それ以降、素晴らしい同僚に支えられてきた。特に木下登先生、藤本博先生、鈴木達也先生には外国語学部長として様々なご支援をいただいた。また英米学科内では特に、岩野一郎先生、川島正樹先生、花木亨先生に研究と教育の両面で大いに刺激を受けた。さらに、二〇〇八年からリサーチアシスタントとして支えてくれている伊藤純子さんにもここでお礼を申し上げたい。

南山大学で刺激的で充実した時間を送ることができたもう一つの重要な要因がある。それは、素晴らしい学生の存在である。本書の構想に基づいて講義を行なった「アメリカ政治特殊研究」を受講した学生たちとの活発なやり取りは本書を校正する際に非常に役に立った。そして何よりも、私が研究への情熱をずっと持ち続けていられるのは、これまで担当してきた「山岸ゼミ」の学生の存在が大きい。彼らの積極性と好奇心があるからこそ、執筆することでそれに応えたいと思うのである。みんな、ありがとう。

また、本書の出版について構想の段階から相談に乗っていただき、刊行に至るまで的確な助言をいただいた名古屋大学出版会の橘宗吾氏と、校正その他を担当して下さった長畑節子氏にはここで深く感謝申し上げたい。

このように多くの方々に支えられてきた本書ではあるが、本書の至らない部分はひとえに著者の責任である。

最後に、家族について述べたい。父茂雄と母三千代はこれまでずっと私を見守り、励まし続けてくれた。父は、高校を休学して一年間福井から大阪へ丁稚奉公に出かけなければならない経済環境の中で育ち、もちろん大学進学の夢もあきらめざるをえなかった。そんな父は、学問がしたいという私の気持ちを最大限に尊重してくれた。母は、私に持続することの大切さを教えてくれた。そして「人の三倍は努力しなさい」という母の私に対する口癖が、アメリカ留学中のつらい苦しい時期に私の心を支えてくれた。本書はある意味で、父の学問に対する思いと、母の子供の可能性を信じる愛の結晶であるともいえるだろう。

妻の由佳とは、彼女がメリーランド大学大学院で小児歯科研究を行なっている時に出会った。それ以降現在に至るまで、彼女は私が研究を進めるための大きな原動力となっている。日本でも歯科医師免許を持つ彼女からは、日米の現場で医療保険がどのように扱われているのか、その他広く医療制度の問題について知り話し合う機会を得た。そして何よりも日常の生活において、由佳と二人の息子である慶良と和史の笑顔は、私にとって本当に大きな心の支えになっている。本書は、これまで私を支えてきてくれた家族に捧げたい。

二〇一四年二月

著　者

《著者紹介》

山岸敬和《やまぎしたかかず》

1972年生

1995年　慶應義塾大学法学部政治学科卒業

1999年　慶應義塾大学法学研究科政治学専攻修士課程修了

2007年　ジョンズ・ホプキンス大学政治学部博士課程修了，Ph. D.（Political Science）

現　在　南山大学外国語学部英米学科教授

著　書　*War and Health Insurance Policy in Japan and the United States : World War II to Postwar Reconstruction*（Johns Hopkins University Press, 2011）

アメリカ医療制度の政治史　　南山大学学術叢書

2014年3月31日　初版第1刷発行
2016年7月31日　初版第2刷発行

定価はカバーに
表示しています

著　者　山　岸　敬　和

発行者　金　山　弥　平

発行所　一般財団法人　名古屋大学出版会

〒464-0814　名古屋市千種区不老町1名古屋大学構内
電話(052)781-5027/FAX(052)781-0697

Printed in Japan

印刷・製本 ㈱太洋社

ISBN978-4-8158-0769-6

乱丁・落丁はお取替えいたします。

索　引

ア　行

アイゼンハワー，ドワイト（Dwight D. Eisenhower）　4, 94-6, 98, 101
アイゼンハワー政権（Eisenhower Administration）　24, 94-5, 97-8, 100-1, 104, 133
アダムズ，ジョン（John Adams）　34, 255
アーベラ号（Arbella）　27, 127
アーミー，ディック（Dick Armey）　138
アメリカ医師会（American Medical Association）　38-42, 49-50, 52-5, 57-8, 62, 65, 69-70, 72, 76-84, 86-7, 89-93, 98-9, 102-3, 106-7, 110-1, 114, 119, 122, 125, 143, 181-2, 210, 235, 241
アメリカ家族計画連盟（Planned Parenthood Federation of America）　227-8, 260
アメリカ・カトリック司教会議（US Conference of Catholic Bishops）　222, 224, 229
アメリカ再生・再投資法（American Recovery and Reinvestment Act）　179
アメリカ商工会議所（American Chamber of Commerce）　143
アメリカ進歩センター（Center for American Progress）　176, 191, 285
アメリカ製薬研究製造協会（Pharmaceutical Research and Manufacturers of America）　182
アメリカ退役軍人障害者協会（Disabled American Veterans）　129
アメリカとの契約（Contract with America）　145
アメリカニズム（Americanism）　41, 88-9
アメリカ病院協会（American Hospital Association）　53, 79, 89, 98, 119, 181, 210
アメリカ民間医療保険協会（Health Insurance Association of America）　137, 139
アメリカ・ユニテリアン協会（American Unitarian Association）　221
アメリカ例外主義（American exceptionalism）　6, 23, 27, 29, 41, 88, 215-7, 238
アメリカ労働総同盟（American Federation of Labor）　38, 61, 64
アメリカ労働総同盟・産業別組合会議（AFL-CIO）　141
アメリカ労働立法協会（Association for American Labor Legislation）　37-40, 49
アメリカン・エンタープライズ研究所（American Enterprise Institute）　125, 205, 306
アメリカン・リージョン（American Legion）　68, 70-1, 85, 88-91
アメリメド・コンサルティング（AmeriMed Consulting）　210
アリト，サミュエル（Samuel Alito）　270, 273-4
アルトマイヤー，アーサー（Arthur J. Altmeyer）　61, 77
アルトマン，スチュアート（Stuart Altman）　184, 225
アンダーソン，オディン（Odin W. Anderson）　42
アンダーソン，クリントン（Clinton Anderson）　106
アントス，ジョゼフ（Joseph Antos）　125, 136, 306-7
医学院（Institute of Medicine）　226-8
偉大な社会（Great Society）　94, 109, 115-6, 145
医療貯蓄口座（health saving account）　153-4, 164, 174, 213
医療保険取引所（health insurance exchange）　158, 184, 186-7, 192, 195-7, 202-3, 206-7, 211, 214, 222, 224, 250-1, 301-2, 306, 308
医療保険の携行性とその説明責任に関する法律（HIPPA : Health Insurance Portability and Accountability Act）　146, 174
医療マッカーシズム（Medical McCarthyism）　76
ウィカード対フィルバーン判決（Wickard v. Filburn）　257
ウィッテ，エドウィン（Edwin E. Witte）　49
ウィテイカー・アンド・バクスター（Whitaker and Baxter）　80-1
ウィルソン，ウッドロウ（Woodrow Wilson）　36

ウィルバー，レイ（Ray Wilbur） 41
ウィンスロー，チャールズ-エドワード（Charles-Edward Amory Winslow） 75
ウィンスロップ，ジョン（John Winthrop） 27-8, 127
ウェスト，オーリン（Olin West） 62
ヴェトナム戦争（Vietnam War） 94, 115-6, 129
ヴェリリ，ドナルド（Donald Verrilli, Jr.） 268, 270-9
ウォーターゲート事件（Watergate scandal） 123
ウォフォード，ハリス（Harris Wofford） 132
ウォーレン，アール（Earl Warren） 80
ウレヅィアン，クリストファー（Christopher Wlezien） 293
エウィング，オスカー（Oscar R. Ewing） 75, 77, 100, 102
エウィング・レポート（Ewing Report） 75
エトナ（Aetna） 99, 111
エドワーズ，ジョン（John Edwards） 153, 170-1
エリクソン，ロバート（Robert S. Erikson） 293
エルウッド，ポール（Paul Ellwood） 121
エンタイトルメント・プログラム（entitlement program） 145, 150
エンヅィ，マイク（Mike Enzi） 183
大きな連邦政府（big federal government） 45, 114, 130, 142, 169, 216, 296, 309-10
丘の上の町（City upon a Hill） 28, 217
オニール，ジェイムズ（James F. O'Neil） 91
オバマ，バラク（Barack H. Obama） 2-3, 7, 99-100, 155, 158-60, 170-82, 185-94, 200-2, 205, 216-7, 222, 239, 283-4, 286, 289-90, 292, 294, 296-8, 301, 303, 305, 307-9
オバマ改革 3, 7-8, 16-7, 22, 41, 127, 158-60, 194-7, 199-203, 205-17, 220, 222-3, 225-6, 228, 233, 235-7, 239-47, 249-53, 259, 261, 263-71, 276-80, 282-3, 285-92, 294, 296, 298-309
オバマケア（Obamacare） 1, 201, 205, 207, 266, 268, 284, 289-90, 292, 294, 296, 306-8
オバマ陣営 171
オバマ政権（Obama Administration） 1, 5-7, 132, 158-60, 169-70, 176, 180-3, 185, 187-90, 192, 197, 202, 206, 210, 212-4, 216, 223, 225, 229-30, 233-5, 246, 252-3, 260-1, 263-5, 269, 271, 280, 282, 288-9, 294, 297-304, 306-8
思いやりのある保守主義（compassionate conservatism） 6, 150-1
オルソン，カルバート（Culbert Olson） 55

カ 行

カー，オリン（Orin Kerr） 262
カー，ロバート（Robert S. Kerr） 103
海軍保護院（Navy Asylum） 67
カイザー（Kaiser） 99
カイザー，ヘンリー（Henry J. Kaiser） 119
カイザー財団（Kaiser Foundation），ヘンリー・カイザー・ファミリー財団（Henry J. Foundation） 153, 161, 234-5, 243-4, 265
隠された福祉国家 （hidden welfare state） 99
革新主義（Progressivism） 7, 36, 42
ガズィアノ，トッド （Todd Gaziano） 262, 265
カーター，ジミー（Jimmy Carter） 123, 293
カーター政権（Carter Administration） 123
価値に基づく診療支払い調整機構（Value-Based Payment Modifier） 211
合衆国公衆衛生局長（Surgeon General） 74
カーティス，トーマス（Thomas Curtis） 110
カトラー，デイヴィッド（David M. Cutler） 191
カトリック教（会）（Catholicism） 222-3, 229
カトリック司教（Catholic Bishop） 222, 224-5, 229-30, 235
カトリック保健協会（Catholic Health Association） 223, 225
カーニー，ジェイ（Jay Carney） 304
カニンハム，ロバート（Robert Cunnigham III） 123
カビー，ローレンス（Lawrence Kubie） 84
カプレッタ，ジェイムズ（James C. Capretta） 205
カー＝ミルズ法（Kerr-Mills Act） 106-7, 110-1
カー＝ミルズ法案（Kerr-Mills Bill） 103, 112
カリフォルニア州医師会（California Medical Association） 55, 80
カルシン，マウラ（Maura Calsyn） 193, 285
ガレン研究所（Galen Institute） 205
患者保護及び医療費負担適正化法（オバマ改革，オバマケアも参照）（Patient Protection and Affordable Care Act） 193, 213
キー，V・O（V. O. Key, Jr.） 5
既往症者問題（pre-existing condition problem）

15-6, 147, 173
議会予算局（Congressional Budget Office） 125, 139, 198, 214, 294
議事妨害行為（filibuster） 179, 187-8
規制された競争（regulated competition） 99, 133
キーハン，キャロル（シスター）（Sr. Carol Keehan） 223, 225-6
キャディラック・プラン（Cadillac plan） 14-5, 187, 199, 214
キャノン，マイケル（Michael Cannon） 209
ギャラップ（Gallup） 77, 203, 234, 266, 285, 288, 301, 309
キャロル，コン（Conn Carroll） 190
行政管理予算局（Office of Management and Budget） 121
拒否権行使点（veto points） 17
キリスト教（Christianity） 27-9, 127, 220-2, 226, 229, 234, 247
キング，スティーヴ（Steve King） 201
キング，セシル（Cecil King） 106
キング，マーティン・ルーサー（Matin Luther King, Jr.） 176
キング＝アンダーソン法案（King-Anderson Bill） 106-8, 110-1
ギングリッチ，ニュート（Newt Gingrich） 138-9, 142, 144, 146, 151
キンボール，ジャスティン（Justin Ford Kimball） 52-4
クエイル，ダン（James Danforth Quayle） 138
クシニッチ，デニス（Dennis Kucinich） 170, 192
クライン，ロバート（Robert Klein） 129
クラーク，トーマス（Thomas C. Clark） 76
グラスコフ，ドナルド（Donald G. Glascoff） 89
グラスリー，チャック（Chuck Grassley） 183, 190
クランシー，ディーン（Dean Clancy） 138
グリスウォルド対コネチカット州判決（Griswold v. Connecticut） 221
クリストル，ビル（Bill Kristol） 138, 142
クーリッジ，カルヴァン（Calvin Cooledge） 44
グリーン，ウィリアム（William Green） 62
クリントン，ヒラリー（Hillary Rodham Clinton） 135-6, 170-3, 185
クリントン，ビル（William Jefferson Clinton） 132-8, 140-2, 144, 146-50, 152, 170
クリントン案，クリントン改革案 136-43, 149, 159-60, 178
クリントン政権（Clinton Administration） 132, 135-6, 140, 143, 146-8, 151, 154, 159, 162, 169-70, 178, 182, 233, 263
グリーンバーグ，ダニエル（Daniel S. Greenberg） 130
クルーズ，テッド（Ted Cruz） 299
クレメント，ポール（Paul Clement） 268, 277, 279
クロウ，ハーラン（Harlan Crow） 266
経験料率制（experience rating） 97, 118
経済安全保障委員会（Committee on Economic Security） 49-50
経済機会均等法（Economic Opportunity Act） 109, 116
経済的権利の章典（Economic Bill of Rights） 73
ケイシー，リー（Lee A. Casey） 261
ケイトー研究所（Cato Institute） 209
ゲイルストン，ウィリアム（William A. Galston） 293
経路依存性（path dependence） 20-2
ケーガン，エレナ（Elena Kegan） 267-8, 277
決定的転機（critical juncture） 20-1, 23-4, 287, 312
ケネディ，アンソニー（Anthony Kennedy） 260-1, 272, 275, 284
ケネディ，ジョゼフ（Joseph Kennedy） 185
ケネディ，ジョン（John F. Kennedy） 4, 94, 104-5, 107-9, 122, 293
ケネディ，テッド（Ted Kennedy） 122, 140, 153, 185-7
ケネディ政権（Kennedy Administration） 104, 115
健康維持機構（HMO : Health Maintenance Organization） 148, 209
権利の章典（Bill of Rights） 33
ゴア，アル（Al Gore） 132, 136, 148-9, 151
公衆衛生局（Public Health Service） 38, 63, 67, 74, 76
コウバーン，トム（Tom Coburn） 304
公民権法（Civil Rights Act） 109, 115
高齢者に関する連邦委員会（Federal Council on Aging） 101

コーエン，ウィルバー（Wilbur Cohen）　100, 102, 111
コーエン，ジョナサン（Jonathan Cohen）　162
ゴシャーク，マリー（Marie Gottschalk）　22, 141
個人加入義務化（individual mandate）　1, 168, 171-2, 174, 183, 186, 194-8, 202, 206, 245-6, 252, 259, 261-3, 265-6, 269-71, 275-8, 280-5, 289-91, 291, 299-302, 304
ゴードン，コリン（Colin Gordon）　113
コミュニティ・アクション・プログラム（Community Action Program）　116
雇用主提供義務化（employer mandate）　117, 121-2, 124, 138-40, 152, 167-9, 194-8, 206, 212-3, 229, 291
雇用主提供保険（employer-based health insurance）　83, 129, 138, 141, 147, 153, 162-4, 167, 173, 187, 194-5, 202, 206, 214, 236, 240, 244-5, 249-50, 305
ゴールドウォーター，バリー（Barry Goldwater）　109, 116, 124
コルドーゾ，ベンジャミン（Benjamin Cardozo）　48
コールマン，J・ダグラス（J. Douglass Coleman）　99
ゴンザレス対ライヒ判決（Gonzales v. Raich）　257
ゴンパーズ，サミュエル（Samuel Gompers）　38
コンラッド，ケント（Kent Conrad）　183

サ　行

最高裁増員計画（court-packing plan）　46
財政責任サミット（Fiscal Responsibility Summit）　179
サイデンストリッカー，エドガー（Edgar Sydenstricker）　38, 49
サイドカー法案（side-car bill）　188
歳入法（Revenue Act）　66, 98-9
裁判所と政党の国家（state of courts and parties）　34
債務不履行（default）　301
サクランボ摘み（cherry picking）　118
サージェント，ジェイムズ（James Sargent）　54
産業革命（industrial revolution）　35
産業別組合会議（CIO : Congress of Industrial Organizations）　64, 82, 141
サンクイスト，ジェイムズ（James Sundquist）　101
サンダーズ，ベルナルド（Bernard Sanders）　179
シェイズの反乱（Shays Rebellion）　30
シェクター鶏肉加工社対合衆国判決（Schechter Poutly Corp v. United States）　46
ジェニングス，クリス（Chris Jennings）　169, 173
ジェファソン，トマス（Thomas Jefferson）　33-4, 48
自社保険（self-insured）　128
静かなる多数（silent majority）　115
『シッコ』（*SiCKO*）　163
児童医療保険プログラム（CHIP : Children's Health Insurance Program）　13, 147-8, 151, 162, 177, 197, 236
シャイバーリング，エドワード（Edward Scheiberling）　71, 89
社会主義的医療（socialized medicine）　40-2, 57, 67, 69, 72-3, 77-8, 81, 84-5, 90-1, 98, 114, 130, 165-6, 215
社会保障局（Social Security Bureau）　61-2, 64, 74, 76
社会保障庁（Social Security Administration）　75, 119-20
社会保障法（Social Security Act）　47, 49-51, 72, 100-3, 105, 145, 203
ジャクソン政権（Jackson Administration）　256
シャディッド，マイケル（Michael Shadid）　54
州際通商条項（Interstate Commerce Clause）　46, 263-4, 271, 276, 280-1
州児童医療保険プログラム（SCHIP : State Children's Health Insurance Program）　148
消費者主導型医療保険（consumer-driven health care）　152-3, 164, 173
食品医薬品局（Food and Drug Administration）　221, 228
ジョージ，ヘンリー（Henry George）　37
ジョージタウン大学（Georgetown University）　1, 230-1, 233-4, 261, 264, 268
ジョージ・ワシントン大学（George Washington University）　172, 262
『ジョンQ』（*John Q*）　163
ジョンズ・ホプキンス大学病院（Johns Hopkins University Hospital）　209

ジョンソン，リンドン（Lyndon B. Johnson）　4, 94, 108–9, 112, 114–6, 124
ジョンソン政権（Johnson Administration）　108–9, 115–7, 119, 135, 140, 178, 203, 278
診断群分類（Diagnosis-Related Groups）　126, 237
新連邦主義（New Federalism）　116
スカリア，アントニン（Antonin Scalia）　268, 272, 276
スクエア・ディール（Square Deal）　36
スクロウニック，ステファン（Stephen Skowronek）　34
スコッチポル，シーダ（Theda Skocpol）　142, 182
スター，ポール（Paul Starr）　169
スタグフレーション（stagflation）　123
スチュアート，デイヴィッド（David Stewart）　120
スチュアート，ナサニエル（Nathaniel Stewart）　262
スティー，ジョージ（George C. Steeh）　263
スティーヴンス，ジョン（John Paul Stevens）　267
スティーヴンソン，アドレイ（Adlai Stevenson）　91
ステファノプロス，ジョージ（George Stephanopoulos）　136
ストゥパック，バート（Bart Stupak）　192, 223–5
スノウ，オリンピア（Olympia Snowe）　183
スプートニク・ショック（Sputnik shock）　104
スペクター，アーレン（Arlen Spector）　179
スミス，アダム（Adam Smith）　45
スミス，ベン（Ben Smith）　182
スーン，ジョン（John Thune）　176
政府保証（guarantee issue）　196, 277, 306
ゼネラル・モーターズ（GM : General Motors）　165
セベリウス，キャスリーン（Kathleen Sebelius）　184, 188, 227–34, 302
セリッド，スーザン（Susan Starr Sered）　162
全国産業復興法（Natoinal Industrial Recovery Act）　46, 257
全国自営業連合（National Federation of Independent Business）　139
戦争危険保険法（War Risk Insurance Act）　67
選抜訓練徴兵法（Selective Training and Service Act）　60
全米製造業協会（National Association of Manufacturers）　213, 268
総力戦（total war）　59–61, 65, 69
ソード，ニーラージ（Neeraj Sood）　191
ソーンバーグ，ディック（Dick Thornburgh）　132

タ　行

第一次世界大戦（World War I）　35, 39–40, 43, 49, 57, 67–8, 70–1, 85–6, 88
退役軍人医療サービス（Veterans Health Care）　7, 23–4, 57, 59, 66–72, 83–7, 89–94, 99, 129–30, 141, 158, 165–7, 172
退役軍人医療サービス資格改革法（Vetrans Health Care Eligibility Act）　166
退役軍人医療システム（Veterans Health Care System）　167
退役軍人援護法（Servicemen's Readjustment Act : G. I. Bill）　71, 84–5, 89
退役軍人庁（Veterans Administration）　87, 130
退役軍人病院（Veterans Administration Hospital）　68–9, 71, 85–7, 89–90, 129–30
大恐慌（Great Depression）　3, 43–4, 47, 49, 53, 68, 101, 176, 257
大統領候補者討論会（presidential debate）　131, 293–4, 297
第二次世界大戦（World War II）　19, 23, 26, 56–60, 67, 69–72, 78, 83, 85–6, 88, 92, 94–5, 140, 253
タウジン，ビリー（Billy Tauzin）　182
ダウド，マウリーン（Maureen Dowd）　193
ダシュル，トム（Tom Daschle）　176–8, 217, 309–10
タスクフォース（task force）　135–6, 139–40, 178
ターナー，グレイス-マリー（Grace-Marie Turner）　205, 207, 209–10, 213
タフト，ウィリアム（William Taft）　36
タマルティー，カレン（Karen Tumulty）　164
ダール，ドロシー（Dorothy Dahl）　66
タンデン，ニーラ（Neera Tanden）　173
地域料率制（community rating）　97, 118, 277
小さな連邦政府（small federal government）　35, 44–5, 58, 95, 124, 141–2, 150, 247, 250
チャーチル，ウィンストン（Winston Churchill）　78

中絶，人工妊娠中絶（Abortion） 4, 127, 192-3, 220-8, 231, 239, 258, 260
中絶サービス（abortion service） 127, 192-3, 220-2, 224-8
デイヴィス，ジョージ（George Davis） 47-8
デイヴィス，ネイサン（Nathen Smith Davis） 39
ディヴィス，マイケル（Michael M. Davis） 81
デイヴィッド，ポール（Paul A. David） 20
帝王的司法府（imperial judiciary） 259
帝王的大統領（imperial presidency） 123
ティーパーティ（Tea Party） 2, 187, 193, 204, 261, 267, 271, 299-300, 306-7
低保険者（underinsured） 16
低保険者問題（underinsured problem） 15-6, 161, 163-4, 173
低保険プラン（underinsured plan） 164
ディンゲル，ジョン（John Dingell） 64, 100
デジョア，ジョン（John J. DeGioa） 231-3
デニーン，パトリック（Partick J. Deneen） 232-3
テネシー川流域開発公社（Tennessee Valley Authority） 46
デューイ，トーマス（Thomas E. Dewey） 77
デュカキス，マイケル（Michael Dukakis） 131
デリクソン，アラン（Alan Derickson） 82
ドウザット，ロス（Ross Douthat） 285
独立支払い諮問委員会（Independent Payment Advisory Board） 209
ドーナッツ・ホール（donut hole） 209, 240
トービン，ジェフリー（Jeffrey Toobin） 263
トーマス，ヴァージニア（Virginia L. Thomas） 266
トーマス，クラレンス（Clarence Thomas） 258, 266-7
トライアンギュレーション戦略（triangulation strategy） 146
トーラン，ジョン（John Tolan） 62
ドール，ボブ（Bob Dole） 139-40
トルーマン，ハリー（Harry S. Truman） 4, 58, 72-8, 82, 86, 91-2, 101-2, 112-4, 194
トルーマン政権（Truman Administration） 75-6, 94, 100

ナ 行

ナンバーズ，ロナルド（Ronald L. Numbers） 38
南北戦争（American Civil War） 34, 45, 67
ニクソン，リチャード（Richard M. Nixon） 4, 104, 114-7, 119, 121-4, 138, 293
ニクソン政権（Nixon Administration） 140, 159, 167
ニードラー，エドウィン（Edwin Needler） 277-8
ニューディール政策（New Deal Policy） 3-4, 46-7, 50, 72, 94, 114, 132, 145
ニュー・デモクラット（New Democrats） 133
ニュー・デモクラティック・ネットワーク（New Democartic Network） 306
ニューフロンティア（New Frontier） 104, 108
ネルソン，フィロ（Philo Nelson） 97
農業調整法（Agricultural Adjustment Act） 46, 257
ノブレス・オブリージュ（noblesse oblige） 36

ハ 行

バイデン，ジョー（Joe Biden） 170
ハイド修正条項（Hyde Amendment） 127, 221-2, 224
パイプス，サリー（Sally Pipes） 207, 214
バウカス，マックス（Max Baucus） 183-4
バクストン，リー（Baxton C. Lee） 221
ハッカー，ジェイコブ（Jacob Hacker） 22, 98-9, 113, 118, 128, 142
ハッチ，オリン（Orrin Hatch） 190
ハーディング，ウォレン（Warren D. Harding） 44
ハドソン，ヘンリー（Henry Hudson） 263
ハドソン研究所（Hudson Institute） 212
バトラー，スチュアート（Stuart M. Butler） 167
バーネット，ランディ（Randy Barnett） 262, 265
ハーネス，フォレスト（Forest A. Harness） 76
ハネムーン・ピリオド（honeymoon period） 135, 176
パブリック・オプション（public option） 174, 184-6, 192
ハミルトン，アレクサンダー（Alexander Hamilton） 34, 48, 255, 257
パラン，トーマス（Thomas Parran） 62-3
ハリー・アンド・ルイーズ（Harry and Louise） 137
ハリントン，マイケル（Michael Harrington）

105
ハーロング，シドニー（Sidney Herlong） 110
ハーロング＝カーティス法案（Herlong-Curtis Bill） 110-1
ハワード，クリストファー（Christopher Howard） 99
繁栄への道（The Path to Prosperity） 292
反差止命令法（Anti-Injunction Act） 268-71, 280-1
バーンズ，ジョン（Johns Byrnes） 111
バーンナム，ウォルター・ディーン（Walter Dean Burnham） 5
ハンフリー，ヒューバート（Hubert Humphrey） 114
ピアソン，ポール（Paul Pierson） 21
ヒギンズ，マーガレット（Marguerite Higgins） 216
必須医療給付内容（essential health benefits package） 197, 206-7, 226-8, 237, 305-6
避妊（contraception） 220-1, 226-7, 231, 234, 290
避妊サービス（contraceptive service） 193, 220, 226-30, 231, 234-5
避妊薬（contraceptive） 221, 226-7, 229-30
ピュー・リサーチ・センター（Pew Research Center） 175, 223
病院調査及び建設法（Hospital Survey and Construction Act） 87, 95-6
ヒル＝バートン法（Hill-Burton Act） 87
ビンガマン，ジェフ（Jeff Bingaman） 183
貧困家族一時扶助（TANF : Temporary Assistance for Needy Families） 146
貧困者の宣誓（pauper's oath） 85
貧困との戦い（War on Poverty） 109
ファークゴット-ロス，ダイアナ（Diana Furchtgott-Roth） 212
フィッシュベイン，モリス（Morris Fishbein） 41, 55
フィラデルフィア憲法制定会議（Philadelphia Convention） 30
フィルバーン，ロスコー（Roscoe Filburn） 257
フーヴァー，ハーバート（Herbert Hoover） 44
フエール，ドナルド（Donald Wuerl） 232
フェルナンドプル，ルシカ（Rushika Fernandopulle） 162
フォーク，イシドア（Isidore S. Falk） 49, 75, 100
フォード，ジェラルド（Gerald Ford） 123
フォーランド，エイム（Aime Forand） 103
フォーランド法案（Forand Bill） 103, 106, 110
フォン・ビスマルク，オットー（Otto von Bismarck） 37
負傷兵国立保護院（National Asylum for Disabled Soldiers） 67
ブッシュ，ジョージ・H・W（George H. W. Bush） 131-3
ブッシュ，ジョージ・W（George W. Bush） 2, 6, 148-51, 153, 159, 171, 173, 177, 182, 263, 283
ブッシュ政権（子） 6, 24, 60, 149-50, 153-4, 158, 160, 176, 208, 261, 268, 300
ブッシュ政権（父） 138, 143
ブライアント，フィル（Phil Bryant） 284
ブラウン，スコット（Scott Brown） 187-8, 225
ブラウン，ペリー（Perry Brown） 89-90
ブラウン対教育委員会判決（Brown v. Board of Education） 4, 105, 258
フリードマン，ミルトン（Milton Friedman） 142
フルーク，サンドラ（Sandra Fluke） 230
ブルークロス（Blue Cross） 52-4, 57, 79, 83, 96-7, 99, 113, 118, 120, 188
ブルーシールド（Blue Shield） 55, 57, 79-81, 83, 96-7, 99, 113, 118, 120
ブルッキングス研究所（Brookings Institute） 120, 293
ブルードッグ連合（Blue Dog Coalition） 179-80, 183-4, 191-2
フルナー，エド（Edwin J. Feulner） 200, 284
ブレアハウス（Blair House） 189
プレッシー対ファーガソン判決（Plessy v. Ferguson） 105
プロ・チョイス（pro-choice） 222, 224, 226-7
フローム，アル（Al From） 132
プロ・ライフ（pro-life） 222, 224-8
分割政府（divided government） 123
分離すれども平等（separate but equal） 105
分離取扱条項（severability） 268, 277
ベイカー，ヘレン（Helen Baker） 66
平常への復帰（return to normalcy） 43, 58, 74
ベイナー，ジョン（John A. Boehner） 190, 200, 215, 222, 228, 302
ベイラー大学病院（Baylor University Hospital）

52-3
ベイン・アンド・カンパニー（Bain & Company） 291
ベヴァリッジ，ウィリアム（William Henry Beveridge） 63
ベヴァリッジ・プラン（Beveridge Plan） 64
ベヴァリッジ報告（Beveridge Report） 63-4
ペッパー，クロード（Claude Pepper） 71, 81
ヘリテージ・アクション（Heritage Action） 201
ヘリテージ財団（Heritage Foundation） 167-8, 190, 200-1, 205, 216, 262, 265, 284, 300
ヘルスケア・サミット（Health Care Summit） 189
ペロー，ロス（Ross Perot） 135
ペロシ，ナンシー（Nancy Pelosi） 215-6, 224, 261, 297
ペンス，マイク（Mike Pence） 228
ボーゲル，ケネス（Kenneth P. Vogel） 182
保健教育福祉省（Department of Health and Human Services） 105-6, 111, 121
ボストン・エジソン・エレクトリック・イリュミネーティング社（Edison Electric Illuminating of Boston） 47
ポートマン，ロブ（Rob Portman） 304
ポール，ランド（Rand Paul） 271
ボール，ロバート（Robert Ball） 119
ポール，ロン（Ron Paul） 201
ホルツ-イーキン，ダグラス（Douglass Holtz-Eakin） 214
ホワイトウォーター事件（Whitewater scandal） 140
ホワイトハウス（White House） 4, 36, 74, 121, 160, 175, 177-8, 181, 183, 191, 223, 268, 304

マ　行

マガジナー，アイラ（Ira Magaziner） 136
マカドゥー，ウィリアム（William Gibbs McAdoo） 67
マカラム，ビル（Bill McCollum） 262
マカロック，ジェイムズ（James McCulloch） 256
マカロック対メリーランド判決（McCulloch v. Maryland） 255
マクナリー，ウィリアム（William McNary） 97
マケイン，ジョン（John McCain） 153, 169, 173-4
マサチューセッツ・ヘルス・コネクター（Massachusetts Health Connector） 168, 183-4
マーシャル，ジョン（John Marshall） 255-6
マッキンゼー・アンド・カンパニー（McKinsey & Company） 206
マッキンタイアー，マイク（Mike McIntire） 266
マッキンレー，ウィリアム（William McKinley） 36
マディソン，ジェイムズ（James Madison） 48
マニックス，ジョン（John Mannix） 97
マネイジド・ケア（managed care） 14-5, 93, 118-22, 128, 143, 147-8, 152-4, 166, 209
マーベリー対マディソン判決（Marbury v. Madison） 255
マーモア，セオドア（Theodore Marmor） 39, 102, 110
マルコム X（Malcolm X） 115
ミカルスキ，バーバラ（Barbara Mikulski） 224, 226
ミッチェル，アール（Earl Mitchell） 55
ミッチェル，ジョージ（George J. Mitchell） 140
ミード，アリサ（Alissa Meade） 206
ミード，ローレンス（Laurence M. Mead） 145
ミュレイ，ジェイムズ（James Murray） 64
ミュレイ，チャールズ（Charles Murray） 145
ミラー，トーマス（Thomas P. Miller） 205
ミルズ，ウィルバー（Wilbur Mills） 102-4, 106-8, 111, 122-3
ミルバンク，ダナ（Dana Milbank） 192
民主党指導者評議会（Democratic Leadership Council） 132, 149, 187, 216
ムーア，デニス（Dennis Moore） 180
ムーア，マイケル（Michael Moore） 163
無保険者問題（uninsured problem） 15-6, 151, 155, 161, 163, 169, 171, 173
明記された権限（expressed powers） 32-3, 256
メディケア（Medicare） 7, 13-5, 24, 95, 103-14, 117, 119-27, 137, 141, 147, 149-52, 154, 158, 160, 165, 182, 184, 186, 198-9, 202-3, 207-11, 213-4, 236, 238-40, 242, 244, 247, 250, 278-9, 294
メディケア・アドバンテージ（Medicare Advantage） 147, 166, 208

メディケア・アドバンテージ・プログラム（Medicare Advantage Program）　199
メディケア処方薬の改善及び近代化に関する法（Medicare Prescription Drug, Improvement, and Modernization Act）　149, 152
メディケア・パートD（Medicare Part D）　150, 152
メディケイド（Medicaid）　7, 13-6, 24, 95, 108, 111, 113-4, 117, 119-21, 125-7, 137, 141, 145, 147, 151, 158, 160, 162, 194, 196-8, 200, 202, 207-11, 214, 221, 236, 238-42, 244, 249-52, 259, 268, 278-80, 282-3, 285, 291
モイニハン，パトリック（Patrick Moynihan）　140
『もうひとつのアメリカ』（*The Other America*）　105
モフィット，ロバート（Robert Moffit）　205
モリス，ディック（Dick Morris）　146
モンゴメリー，エドワード（Edward B. Montgomery）　233
モンデール，ウォルター（Walter Mondale）　132

ヤ　行

幼児及び妊婦保護法（Promotion of the Welfare and Hygiene of Maternity and Infancy Act）　42
要扶養児童家庭扶助（AFDC : Aid to Family with Dependent Children）　47, 145-6, 196

ラ　行

ライアン，ポール（Paul Ryan）　291-2
ライアン・プラン（Ryan Plan）　292
ランド・コーポレーション（RAND Corporation）　165
ランバート，アレクサンダー（Alexander Labmert）　39
リー，マイク（Mike Lee）　299
リヴキン，デイヴィッド（David B. Rivkin）　261
リチャーズ，セシル（Cecil Richards）　227
リード，ハリー（Harry Reid）　132, 297
リトル・スティール・フォーミュラ（Little Steel formula）　66
リバタリアン（libertarian）　2, 261-2
リーバーマン，ジョー（Joe Lieberman）　179, 186
リーマン・ショック（Lehman schock）　159-60, 170
留保された権限（reserved powers）　32-3
リンカーン，エイブラハム（Abraham Lincoln）　45, 117, 175, 265
倫理及び公共政策センター（Ethic and Public Policy Center）　205
ルース，クリフォード（Clifford Loos）　54
ルース，ヘンリー（Henry Luce）　54
ルーター，ウォルター（Walter Reuther）　82
レイノルズ，グレン（Glenn Reynolds）　267
レーガン，ロナルド（Ronald Reagan）　4, 116, 124-7, 129-32, 142, 144, 222, 260, 293
レーガン政権　（Reagan Administration）　6, 125-6, 131, 142, 150, 159
歴史的制度論（historical institutionalism）　18-22
連邦準備制度（Federal Reserve System）　217
連邦政府職員健康プログラム（Federal Employees Health Benefits Program）　99, 111, 133-4
連邦退役軍人局（Veterans Bureau）　68
連邦保障庁（National Security Administration）　74, 101
レインラ，ジョージ（George Reinle）　55
ローヴ，カール（Karl Rove）　150, 299, 301
労働省（Department of Labor）　63, 125, 136, 139
老齢・遺族・障害年金（OSDI : Old-Age, Survivors, and Disability）　47-8
六人のギャング団（gang of six）　183, 190, 261
ロス，ロナルド（Donald Ross）　54
ローズヴェルト，セオドア（Theodore Roosevelt）　35-7, 39, 45
ローズヴェルト，フランクリン（Franklin D. Roosevelt）　3-4, 44-7, 49-51, 58, 60, 62, 68, 72-3, 84, 94-5, 104, 114, 203, 257
ローズヴェルト政権（Roosevelt Administration）　49, 51, 60, 257
ローゼンバーグ，サイモン（Simon Rosenberg）　306-9
ロー対ウェイド判決（Roe v. Wade）　127, 220-2, 258, 260
ロバーツ，ジョン（John Roberts）　272-3, 279-80, 282-5
ロビンズ，ジョシュ（Josh Robins）　201
ロムニー，ミット（Mitt Romney）　167-9, 284, 286, 288-9, 291-4, 296-8

ロング，ラッセル（Russell Long）　120
ロングマン，フィリップ（Phillip Longman）　130, 166

ワ　行

ワグナー，ロバート（Robert J. Wagner）　51, 64
ワグナー＝ミュレイ＝ディンゲル法案（Wagner-Murray-Dingell Bill）　64-5, 73, 75, 94
ワシントン，デンゼル（Denzel Washington）　163
ワリング，ロアン（Roane Waring）　88

図表一覧

注

はじめに

（1） オバマ政権による改革は主に医療保険に関するものであり，「医療保険改革」と呼ぶべきであるともいえるが，この改革はアメリカにおける医療の在り方に大きな影響を与えるという意味で，本書では「医療制度改革」とする。

（2） オバマケアというのは元々オバマ政権による医療改革への反対派による造語である。そのためこの言葉を使うとしばしば反対派だと見なされた。賛成派は，Affordable Care，PPACA，ACA などと呼ぶことが多い。しかし，特に 2012 年に最高裁の合憲判決が出る頃になって，支持派の人たちやオバマ大統領自身もオバマケアという言葉を使うようになってきた。また日本のメディアでもこのように紹介されることが多い。本書が副題にオバマケアという言葉を使うのは読者にとってそのほうが分かりやすいと判断したためであり政治的な意味はない。本書ではこれ以降，オバマ政権による医療制度改革について，引用箇所でオバマケアとされている部分を除き，オバマ改革，改革法などと呼ぶ。

（3） ティーパーティ運動については以下を参照。久保文明編『ティーパーティ運動の研究——アメリカ保守主義の変容』NTT 出版，2012 年。

（4） The Public Papers of President Ronald Reagan, “Inaugural Address,” January 20, 1981, http://www.reagan.utexas.edu/archives/speeches/1981/12081a.htm, accessed on July 19, 2012.

（5） V. O. Key, Jr., “Secular Realignment and the Party System,” *The Journal of Politics* 21 (May 1959) : 198–200.

（6） Walter Dean Burnham, “Party Systems and the Political Process,” in William N. Chambers and Burnham eds., *The American Party Systems : Stages of Political Development* (New York : Oxford University Press, 1967).

（7） 以下が批判の代表例。David R. Mayhew, *Electoral Realignment : A Critique of an American Genre* (New Haven : Yale University Press, 2002).

（8） アメリカにおけるミドルクラスの地盤沈下については，以下を参照。Theda Skocpol, *The Missing Middle : Working Families and the Future of American Social Policy* (New York : W. W. Norton & Company, 2001) ; Matthew A. Crenson and Benjamin Ginsberg, *Downsizing Democracy : How America Sidelined Its Citizens and Privatized Its Public* (Baltimore : Johns Hopkins University Press, 2002).

第Ⅰ部導入部

（1） 日本の医療制度については，以下を参照。池上直己『ベーシック　医療問題』日本経済新聞出版社，2010 年。厚生労働省「我が国の医療保険について」，http://www.mhlw.go.jp/seisakunitsuite/bunya/kenkou_iryou/iryouhoken/iryouhoken01/index.html, accessed on September 18, 2012.

（2） Elizabeth Mendes, “Fewer Americans Have Employer-Based Health Insurance,” Gallup

(February 14, 2012), http://www.gallup.com/poll/152621/fewer-americans-employer-based-health-insurance.aspx, accessed on July 1, 2012.

（3）「キャディラック・プラン」という名前は，ゼネラル・モーターズが展開する高級車ブランドであるキャディラックから付けられたものである。一般的に富裕者が加入する保険のことをいう。

（4）政策の「発展」という言葉を使うと，政策があたかもより良い方向に変化していくと考えられがちである。そして皆保険が存在しないアメリカは，国民保険を持つ日本に比べ「遅れている」と考えられる。しかし，本書では「発展」を政策が良い方向に進む上でのステップだとは捉えていない。また，国によって最適な医療制度が異なる場合もあるだろうし，また時代によって国が必要とする医療制度も変化するであろうという前提で，本書は書かれている。

（5）憲法の条文の内容が，国民の社会保障政策への態度にどのような影響を及ぼすのかについては，以下を参照。Takeshi Iida and Tetsuya Matsubayashi, "Constitutions and Public Support for Welfare Policies," *Social Science Quarterly* 91 no. 1 (March 2010) : 42–62.

（6）Ellen Immergut, *Health Politics : Interests and Institutions in Western Europe* (New York : Cambridge University Press, 1992) ; Sven Steinmo and Jon Watts, "It's the Institutions, Stupid! Why Comprehensive National Health Insurance Always Fails in America," *Journal of Health Politics, Policy and Law* 20 no. 2 (1995) : 329–372.

（7）例えば，ルイス・ハーツはアメリカの政治文化が国家発展に影響を及ぼしたことを論じた。Louis Hartz, *The Liberal Tradition in America : An Interpretation of American Political Thought Since the Revolution* (San Diego : Harcourt Brace Jovanovich, 1991 [1955]).

（8）James G. March and Johan P. Olsen, "The New Institutionalism : Organizational Factors in Political Life," *The American Political Science Review*, vol. 78, issue 3 (September 1984) : 734–749.

（9）以下を参照。Kenneth A. Shepsle, "Studying Institutions : Some Lessons from the Rational Choice Approach," *Journal of Theoretical Politics*, vol. 1, issue 2 (1989) : 131–147.

（10）Paul A. David, "Clio and the Economics of QWERTY," *American Economic Review* 75 (1985) : 332–337.

（11）Paul Pierson, "Not Just What but When," *Studies in American Political Development* 14 (Spring 2000) : 74–75.

（12）Ibid., 72–92.

（13）Ruth Collier B. and David Collier, *Shaping the Political Arena : Critical Junctures, the Labor Movement, and Regime Dynamics in Latin America* (Princeton : Princeton University Press, 1991).

（14）Jacob S. Hacker, *The Divided Welfare State : The Battle over Public and Private Social Benefits in the United States* (New York : Cambridge University Press, 2002).

（15）Marie Gottschalk, *The Shadow Welfare State : Labor, Business, and the Politics of Health Care in the United States* (Ithaca : Cornell University Press, 2000). アメリカ医療制度については，日本語でも研究がなされている。その中でも，政治学的な視点で行なわれている代表的なものとして，天野拓による『現在アメリカの医療政策と専門家集団』（慶應義塾大学出版会，2006 年）や『現代アメリカの医療改革と政党政治』（ミネルヴァ書

房，2009年）がある。これらは，本書と比べると，より短期的な政治的な変動に焦点を当てており，特に本書の1980年代以降の医療制度の変化についての記述を補足するものであるといえる。経済学，財政学の分野では，渋谷博史を中心とした研究が代表的なものの一つとして挙げられる。例えば，以下を参照。渋谷博史／中浜隆共編『アメリカ・モデル福祉国家2　リスク保障に内在する格差』昭和堂，2010年。渋谷博史／中浜隆『アメリカの年金と医療』日本経済評論社，2006年。

第1章　「小さな連邦政府」と医療保険

（1）　以下を参照。古矢旬／齋藤眞『アメリカ政治外交史』東京大学出版会，2012年。

（2）　UShistory.org, "Massachusetts Bay—'The City upon a Hill,'" U. S. History Online Textbook, no date, http://www.ushistory.org/us/3c.asp, accessed on March 17, 2013.

（3）　古矢／齋藤『アメリカ政治外交史』1頁。

（4）　独立宣言の日本語訳は，在日米国大使館のものを使用。在日米国大使館「独立宣言（1776年）」，http: //aboutusa. japan. usembassy. gov/j/jusaj-majordocs-independence. html, accessed on January 29, 2013.

（5）　Alexis Tocqueville, vol. 1, translated by Henry Reeve, 4th ed., *Democracy in America*（New York : J. & H. G. Langley, 1841), 335.

（6）　アメリカ独立革命の発展過程の詳細については，以下を参照。齋藤眞『アメリカ革命史研究』東京大学出版会，1992年。

（7）　合衆国憲法の成立過程と19世紀までの発展過程についての詳細は，以下を参照。阿川尚之『憲法で読むアメリカ史』上，PHP研究所，2004年。

（8）　権力の一極集中を回避しようとする動きは，大統領の「数」をめぐる議論にも現れた。現代のアメリカ大統領制を見慣れている我々は，大統領はもちろん一人であることを知っているし，そうなければならないと思うだろう。しかし，憲法制定会議では大統領を複数にして合議制にしようという提案がなされ，真剣に議論された。結局大統領を複数にしようという案は，国家危機の際に迅速な判断をすることができないなどの理由で退けられたが，この事例は制定会議の中に連邦政府の権力について，いまだ大きな警戒心があったことを物語っている。Sidney M. Milkis and Michael Nelson, *The American Presidency : Origins and Development, 1776-2007*（Washington, D. C. : Congressional Quarterly Press, 2007）などを参照。

（9）　合衆国憲法の日本語訳はすべて在日米国大使館ホームページのものを使用した。在日米国大使館「合衆国憲法」，http://aboutusa.japan.usembassy.gov/j/jusaj-constitution.html, accessed on September 3, 2012.

（10）「権利の章典」は新憲法の批准過程の中で，賛成派（フェデラリスト）と反対派（アンタイ・フェデラリスト）の間で成立した妥協によって，憲法修正条項に含まれることになった。

（11）Stephen Skowronek, *Building a New American State : The Expansion of National Administrative Capacities, 1877-1920* (New York : Cambridge University Press, 1982).

（12）本書でいう「改革派」は，公的権力を拡大して医療分野における不平等をなくそうと主張する人々のことを指す。ただ，1940年になると民間保険を利用した形で同じ目的を果たそうと主張する人々が出てくるため，必要な場合には「改革派」に「民主党

左派の」などの但し書きを付ける。

(13) Henry George, *Progress and Poverty : An Inquiry into the Cause of Industrial Depressions, and of Increase of Want with Increase of Wealth. The Remedy* (New York : D. Appleton and Company, 1880). 邦訳は以下を参照。ヘンリー・ジョージ，山嵜義三郎訳『進歩と貧困』日本経済新聞社，1991年。

(14) Odin W. Anderson, *Health Services in the United States : A Growth Enterprise Since 1875* (Ann Arbor : Health Administration Press, 1985), 67.

(15) Ronald L. Numbers, *Almost Persuaded : American Physicians and Compulsory Health Insurance, 1912–1920* (Baltimore : Johns Hopkins University Press, 1978), 31–32.

(16) Theodore Marmor, *The Politics of Medicare* (New York : Adline, 1970), 7.

(17) Daniel S. Hirshfield, *The Lost Reform : The Campaign for Compulsory Health Insurance in the United States from 1932 to 1943* (Cambridge, MA : Harvard University Press, 1970), 18.

(18) Paul Starr, *The Social Transformation of American Medicine* (New York : Basic Books, 1982), 260.

(19) The American Medical Association, "Our Founder, Nathan Davis Smith," the American Medical Association, no date, http://www.ama-assn.org/ama/pub/about-ama/our-history/the-founding-of-ama/our-founder-nathan-smith-davis.shtml, accessed on September 18, 2012.

(20) Starr, *The Social Transformation of American Medicine*, 117–118 ; Anderson, *Health Services in the United States*, 58. 20世紀初頭におけるアメリカ医師会の活動の概略については，以下を参照。The American Medical Association, "Illustrated Highlights," the American Medical Association, no date, http://www.ama-assn.org/ama/pub/about-ama/our-history/illustrated-highlights/1900-1939.shtml, accessed on September 18, 2012.

(21) Marmor, *Politics of Medicare*, 25–26.

(22) Starr, *The Social Transformation of American Medicine*, 246 ; Morris Fishbein, *A History of the American Medical Association 1847–1947* (Philadelphia : Saunders, 1947), 286 ; Numbers, *Almost Persuaded*, 113.

(23) Starr, *The Social Transformation of American Medicine*, 198–199.「社会主義的医療」は «Socialized Medicine» の筆者による日本語訳である。その他の日本語訳としては「医療社会化制度」（Yoshio Koike ed., *Kenkyusha's New English-Japanese Dictionary*, 5th ed. [Tokyo : Kenkyusha, 1980], 2007）などや，日本史の文脈では「医療の社会化」（川上武『現代日本医療史——開業医制の変遷』勁草書房，1965年）と呼ばれることもある。しかし，アメリカの場合，«socialized» が社会主義に対する警戒と関連させて使用されると考えられるため，本章では「社会主義的医療」とした。

(24) Anderson, *Health Services in the United States*, 79–80.

(25) Starr, *The Social Transformation of American Medicine*, 260 ; Robert Cunningham III and Robert M. Cunningham Jr., *The Blues : A History of the Blue Cross and Blues Shield System* (DeKalb : Northern Illinois University Press, 1997), 35.

(26) James A. Morone, *The Democratic Wish : Popular Participation and the Limits of American Government* (New York : Basic Books, 1990), 256.

(27) Cunningham and Cunningham, *The Blues*, 17–18.

(28) 以下に引用。Cunningham and Cunningham, *The Blues*, 18.

(29)　法案提出者であるモリス・シェパード（民主党，テキサス州）とホラス・マン・タウナー（共和党，アイオワ州）の名をとってシェパード＝タウナー法案（Sheppard-Towner Act）と呼ばれた。

(30)　Starr, *The Social Transformation of American Medicine*, 260 ; Theda Skocpol, *Protecting Soldiers and Mothers : The Political Origins of Social Policy in the United States*（Cambridge, MA : Belknap Press of Harvard University Press, 1992), 511.

(31)　Starr, *The Social Transformation of American Medicine*, 260.

(32)　Anderson, *Health Services in the United States*, 47.

(33)　以下に引用。Skocpol, *Protecting Soldiers and Mothers*, 513.

(34)　Starr, *The Social Transformation of American Medicine*, 260 ; Anderson, *Health Services in the United States*, 48 ; Jacob S. Hacker, "The Historical Logic of National Health Insurance : Structure and Sequence in the Development of British, Canadian, and U. S. Medical Policy," *Studies in American Political Development* 12 (Spring 1998), 113. スー・ラインハルトは幼児及び妊婦保護法によって，妊婦と幼児の健康状態は劇的に改善したとする（Sue T. Rinehart, "Maternal Health Care Policy : Britain and the United States," *Comparative Politics* 19 no. 2 [1987], 196)。

(35)　第一次世界大戦期の連邦政府による政治動員政策については，以下を参照。Allen Eisner, *From Warfare State to Welfare State : World War I, Compensatory State Building, and the Limits of the Modern Order*（University Park : Pennsylvania University Press, 2000).

(36)　ローズヴェルト政権下の社会保障プログラムの変化については以下を参照。佐藤千登勢『アメリカ型福祉国家の形成――1935 年社会保障法とニューディール』筑波大学出版会，2013 年。

(37)　アメリカでいう「大きな政府（big government)」は，主に連邦政府の権力を示す。次章で説明するように，アメリカ人は国家の成り立ちが大きく影響して，「政府権力」について考える時に連邦政府と州政府は別次元のものと考える傾向がある。このような理由で以下，「大きな連邦政府」とする。

(38)　ニューディール期の制度・政策変化については，以下を参照。河内信幸『ニューディール体制論――大恐慌下のアメリカ社会』学術出版会，2005 年。久保文明『ニューディールとアメリカ民主制――農業政策をめぐる政治過程』東京大学出版会，1988 年。

(39)　在職年数にも 10 年以下という規定を設ける提案がなされた。

(40)　詳細については，阿川尚之『憲法で読むアメリカ史』下，PHP 新書，2004 年，第 25 章を参照。

(41)　Social Security Administration, "Justice Cardozo―Helevring vs. Davis," Security Act," Social Security Administration, May 24, 1937, http://www.ssa.gov/history/court.html, accessed on March 17, 2013.

(42)　この時期の公的医療保険案の歴史については，以下を参照。Social Security Administration, "The Evolution of Medicare," Social Security Administration, no date, http://www.ssa.gov/history/corningchap2.html, accessed on March 17, 2013.

(43)　Numbers, *Almost Persuaded*, 27.

(44)　Morone, *The Democratic Wish*, 257 ; Sven Steinmo and Jon Watts, "It's the Institutions,

Stupid! Why Comprehensive National Health Insurance Always Fails in America," *Journal of Health Politics, Policy and Law* 20 no. 2 (1995), 339.

(45) Morone, *The Democratic Wish*, 257.

(46) Ira Katznelson, Kim Greiger, and Daniel Kryder, "Limiting Liberalism : The Southern Veto in Congress, 1933–1950," *Political Science Quarterly* 108 (Summer 1993) : 283–306.

(47) Gerald W. Boychuk, *National Health Insurance in the United States and Canada : Race, Territory, and the Roots of Difference* (Washington, D. C. : Georgetown University Press, 2008).

(48) Frank R. Dobbin, "The Origins of Private Social Insurance : Public Policy and Fringe benefits in America, 1920–1950," *The American Journal of Sociology* 97 no. 5 (March 1992), 1424.

(49) Starr, *The Social Transformation of American Medicine*, 298. アメリカでは一般的に，病院サービス（病院施設利用）料金と医師サービス（診察・治療）料金が明確に分けられている。

(50) Cunningham and Cunningham, *The Blues*, 3–4.

(51) Ibid., 5–6.

(52) Ibid., 11–19.

(53) Jacob S. Hacker, *The Divided Welfare State : The Battle over Public and Private Social Benefits in the United States* (New York : Cambridge University Press, 2002), 204. アメリカ病院協会は，アメリカ医師会と比べるとその政治的影響力は限定されたものであった（Anderson, *Health Services in the United States*, 124）。

(54) Starr, *The Social Transformation of American Medicine*, 304–305.

(55) Anderson, *Health Services in the United States*, 124.

(56) Cunningham and Cunningham, *The Blues*, 40.

(57) Ibid., 41–42.

(58) Ibid., 40–41.

(59) Ibid., 45–46. 非営利団体にするかどうかの交渉で州側窓口になったのがアール・ウォーレンであった。ウォーレンは1942年に共和党の候補となり現職のオルソンを破って州知事となり，公的医療保険の設立を主張し，医師会との全面対決に臨んだ人物である。さらには1953年には最高裁判事となり，人種問題などでリベラルな判決を下す。

(60) Hacker, *The Divided Welfare State*, 215 ; Starr, *The Social Transformation of American Medicine*, 269.

第2章　第二次世界大戦と医療保険

(1) アメリカにとって，第二次世界大戦は，いわば「総力戦」であり，戦後も「再建」を必要としたといえる。しかし，第二次世界大戦による影響，戦後再建の期間や規模などは，他の参戦国が経験したものとの比較の視座で考える必要がある。以下を参照。Takakazu Yamagishi, *War and Health Insurance Policy in Japan and the United States : World War II to Postwar Reconstruction* (Baltimore : Johns Hopkins University Press, 2011).

(2) Franklin D. Roosevelt, "State of the Union Message to Congress," *The American Presidency Project*, January 11, 1944, http://www.presidency.ucsb.edu/ws/index.php?pid=16518, acces-

sed on November 5, 2012.

（3） 戦時動員と医療政策との関係性については以下を参照。Yamagishi, *War and Health Insurance Policy in Japan and the United States* ; Richard M. Titmuss, *Essays on the Welfare State*（New Haven : Yale University Press, 1959）.

（4） Leonard G. Rowntree, "Fit to Fight : The Medical Side of Selective Service," in Morris Fishbein ed., *Doctors at War*（New York : E. P. Dutton & Company, Inc., 1945）, 30.

（5） 一例として以下を参照。John M. Broder, "Views on Money for Iraq War, and What Else Could Be Done with It," *New York Times*, April 14, 2008, http://www.nytimes.com/2008/04/14/us/politics/14warcosts.html?pagewanted=print&_r=0, accessed on September 20, 2012.

（6） 傭兵戦と総力戦の違いについては，以下を参照。Titmuss, *Essays on the Welfare State*.

（7） "Social Security and National Defense : An Address by Arthur Altmeyer, Chairman, Social Security Board, at the Fourteenth Annual National Conference of the American Association for Social Security," April 5, 1941, 6, RG 47 Records of the Social Security Administration, 1946–1950, Box 4-speech, NACP.

（8） William Green, "Letter to John H. Tolan," July 28, 1941, 2, RG 47 Records of the Social Security Board, Central File, 1935–1947, Box 60–056.

（9） Olin West, "Letter to Paul V. McNutt," June 27, 1941, RG 47 Records of the Social Security Board, Central File, 1935–1947, Box 60–056.1, NACP.

（10） "One-Fourth of Men Called Here Found Unfit for the Army Service : Rejections for Physical Reasons May Summon Those Far Down on Lists of the Board—Teeth and Eyesight Chief Faults," *New York Times*, November 27, 1940.

（11） Osvald Stein, "Fundamental Programs," in Wilbur J. Cohen ed., *War and Post-War Social Security*（Washington, D. C. : American Council on Public Affairs, 1942）, 10.

（12） 以下に引用。Michael M. Davis, "How Healthy Are We?" *New York Times*, February 22, 1942, 37.

（13） Sir William Beveridge, "Social Insurance and Allied Services, Report by Sir William Beveridge," Presented to Parliament by Command of His Majesty, November 1942, http://www.fordham.edu/halsall/mod/1942beveridge.html, accessed on November 5, 2012.

（14） Wilbur J. Cohen, "Letter to Dan Goldy," December 21, 1942, RG 47 Records of the Social Security Board, Central File, 1935–1947, Box 60–056.1, NACP.

（15） "Social Security for Great Britain : A Review of the Beveridge Report," *Social Security Bulletin* 6 no. 1（1943）, 30.

（16） C. P. Trussell, "Congress Gets Security Bill Adapting Beveridge Plan : Wagner, Murray and Dingell Offer Measure to Provide Jobless, Illness, Old Age and Post-War Benefits for All," *New York Times*, June 4, 1943.

（17） 1963年7月5日にはベヴァリッジが渡米して，ワシントンDCで数千人を前に社会保障制度改革の重要性を訴える講演を行なった。"Beveridge Explains Plan to D. C. Throng," *Washington Post*, July 6, 1943.

（18） プログラムの概要は以下を参照。American Historical Association, "Had a National Health Program been Put before Congress?" *Constructing a Postwar World : The G.I. Roundtable Series*, http: //www. historians. org/projects/giroundtable/Health/Health4. htm, accessed on

September 24, 2012.

(19) Trussell, "Congress Gets Security Bill Adapting Beveridge Plan" *New York Times*, June 4, 1943.

(20) Ibid.

(21) "Bill Expands Scope of Social Security : Many Variations from Beveridge Scheme are Provided by Measure," *Washington Post*, June 4, 1943.

(22) Monte M. Poen, *Harry S. Truman Versus the Medical Lobby : The Genesis of Medicare* (Columbia : University of Missouri Press, 1979), 32 ; Paul Starr, *The Social Transformation of American Medicine* (New York : Basic Books, 1982), 280.

(23) Eliot, "Maternity Care for Service Men's Wives," 114 ; Sue Tolleson Rinehalt "Maternal Health Care Policy : Britain and the United States," *Comparative Politics* 19 no. 2 (1987) : 199.

(24) Helen Baker and Dorothy Dahl, *Group Health Insurance and Sickness Benefits Plans in Collective Bargaining* (Princeton : Industrial Relations Section, Dept. of Economic and Social Institutions, Princeton University, 1945), 16.

(25) Department of Commerce, Bureau of the Census, *Historical Statistics of the United States, Colonial Times to 1970* (Washington, D. C. : U. S. Government Printing Office, 1975), 82.

(26) 後の海軍ホーム（Navy Home）で，1976年まで続いた。連邦政府の医療制度への関与としては1798年の海運病院サービス（Marine Hospital Service）の設立が挙げられる。これは，合衆国商船に属する船乗りを対象に主に防疫を目的に作られたものである。合衆国商船は正式には海軍の一部ではないが，戦時になると海軍の補助を行なうとされていた。

(27) Office of Public and Intergovernmental Affairs, "VA History in Brief," U. S. Department of Veterans Affairs, http: //www. va. gov/opa/publications/archives/docs/history_in_brief. pdf, accessed on February 16, 2012.

(28) Office of Public and Intergovernmental Affairs, "VA History in Brief," 7.

(29) 以下に引用。Rosemary Stevens, *The Public-Private Health Care State : Essays on the History of American Health Care Policy* (New Brunswick : Transaction Publishers, 2007).

(30) Ibid.

(31) 退役軍人局の歴史的発展については，以下を参照。Glover E. Hopson, *The Veterans Administration* (New York : Chelsea House Publishers, 1987).

(32) 以下に引用。Rosemary Stevens, "Can the Government Govern? Lessons from the Formation of the Veterans Administration," *Journal of Health Politics, Policy and Law* 16 no. 2 (Summer 1991) : 289.

(33) American Medical Association, "Organization Section : Proceedings of the St. Louis Interim Session," *Journal of the American Medical Association* 138 no. 16 (December 1948), 1166. Frank T. Hines, "Medical Care Program of the Veterans Administration," *Annals of the American Academy of Political and Social Science* 239 (May 1945) : 74 も参照。

(34) Frank T. Hines, "Progress of the Part Veterans' Administration is Playing in the National Defense program," *The Military Surgeon* 90 (February 1942), 115.

(35) Office of Public and Intergovernmental Affairs, "VA History in Brief," 12.

（36）アメリカン・リージョンは1919年に第一次世界大戦に参加した高官によって設立された団体であり，多くの退役軍人団体の中でも第二次世界大戦前後を通じ最大のものであった。

（37）American Medical Association, *Medical and Hospital Care of Veterans with Non-Service Connected Disabilities : A Review of American Medical Association Policy* (Chicago : The American Medical Association, 1953), 15. Thomas Rumer, *The American Legion : An Official History*, 1919–1989 (New York : M. Evans, 1990), 214–216 も参照。

（38）Frank T. Hines, "The Veterans' Administration and National Defense," *The Military Surgeon* 88 (January 1941) : 27. 退役軍人病院の発展については，以下も参照。Paul B. Magnuson, "Medical Care for Veterans," *Annals of the American Academy of Political and Social Science* 273 (January 1951) : 76.

（39）Morris Fishbein, *A History of the American Medical Association, 1847–1947* (Philadelphia : Saunders, 1947), 374.

（40）Ibid., 384.

（41）US House of Representatives, *Proceedings of the 25th National Convention of the American Legion* (Washington, D. C. : U. S. Government Printing Office, 1944), 8.

（42）以下に引用。Ellen C. Potter, "Health and Welfare Services," *Annals of the American Academy of Political and Social Science* vol. 242 (November 1945) : 142.

（43）Edward N. Scheiberling, "A Look Ahead," *The American Legion Magazine* 37 no. 5 (November 1944), 6.

（44）Office of Public and Intergovernmental Affairs, "VA History in Brief," 13.

（45）Arco Publishing Company, *GI Bill of Rights for Service Men and Women Wives, Mothers Families* (New York : Arco Publishing Company, 1944), 13.

（46）U. S. Bureau of the Census, *Statistical Abstract of the United States : 1952* (Washington D. C. : U. S. Government Printing Office, 1952), 206 ; American Medical Association, *Medical and Hospital Care of Veterans with Non-Service Connected Disabilities*, 20.

（47）Theodore Marmor, *Politics of Medicare* (New York : Adline, 1970), 9.

（48）Harry S. Truman, "Special Message to the Congress Recommending a Comprehensive Health Program," *The American Presidency Project*, November 19, 1945, http://www.presidency.ucsb.edu/ws/index.php?pid=12288, accessed on October 16, 2012.

（49）Ibid.

（50）Ibid.

（51）Poen, *Harry S. Truman Versus the Medical Lobby*, 98 ; "Statement of Arthur J. Altmeyer, Chairman, Social Security Board on S. 1606, Before the Senate Committee on Education and Labor, April 4, 1946," 15–1, RG 47 Records of the Social Security Administration, Records of the Office of the Commissioner, Speeches and Articles, 1946–1950, 2–S. 1606, NACP.

（52）Harry S. Truman, "Federal Reorganization of 1946," http://www.ssa.gov/history/1946Reorg.html, accessed on October 16, 2012.

（53）Jill Quadagno, *One Nation Uninsured : Why the U. S. Has No National Health Insurance* (New York : Oxford University Press, 2005), 27.

（54）Poen, *Harry S. Truman Versus the Medical Lobby*, 66.

(55)　Ibid., 74.

(56)　Letter from Charles-Edward Amory Winslow to Isidore S. Falk, December 6, 1946, RG 47, Records of the Social Security Administration, Division of Research and Statistics, General Correspondence, 1946–1950, 3-011. 1, NACP ; Alan Derickson, *Health Security for All : Dreams of Universal Health Care in America* (Baltimore : The Johns Hopkins University Press, 2005), 38–42. ウィンスローは1920年代から医療制度改革を訴えてきた。

(57)　Harry S. Truman, "Special Message to the Congress on Health and Disability Insurance," The American Presidency Project, May 19, 1947, http://www.presidency.ucsb.edu/ws/index.php?pid=12892, accessed on March 18, 2013.

(58)　Odin W. Anderson, *Health Services in the United States : A Growth Enterprise Since 1875* (Ann Arbor : Health Administration Press, 1985), 133.

(59)　American Medical Association, "Washington Letter : Truman Indorses Ewing's 10 Year Health Program," *Journal of the American Medical Association* 138 no. 4 (1948) : 300. The National Health Assembly was sponsored by the Federal Security Agency and held in Washington, D. C. in May 1948.

(60)　U. S. Congress, House, Committee on Expenditures in the Executive Departments, Investigation of the Participation of Federal Officials in the Formation and Operation of Health Workshops : Third Intermediate Report of the Committee n Expenditures in the Executive Departments (Washington, D. C. : United States Government Printing Office, 1947), 1–2.

(61)　以下に引用。Bartholomew H. Sparrow, *From the Outside in : World War II and the America State* (Princeton : Princeton University Press), 290.

(62)　U. S. House of Representatives, Committee on Expenditures in the Executive Departments, Investigation of the Participation of Federal Officials in the Formation and Operation of Health Workshops : Third Intermediate Report of the Committee on Expenditures in the Executive Departments (Washington, DC : United States Government Printing Office, 1947), 7.

(63)　American Medical Association, "Editorial : Propaganda Activities of Government Agencies," *Journal of the American Medical Association* 134 no. 15 (1947) : 1246–1247. 上院でも，ロバート・タフト上院議員は労働及び公共福祉委員会（Labor and Public Welfare Committee）の委員長の座に就きながらトルーマン政権の職権濫用の疑いを追及した (Poen, *Harry S. Truman Versus the Medical Lobby*, 102)。

(64)　Poen, *Harry S. Truman Versus the Medical Lobby* 1979, 106 ; Colin Gordon, "Why No National Health Insurance in the U. S.? The Limits of Social Provision in War and Peace, 1941–1948," *Journal of Policy History* 9 no. 3 (1997) : 282.

(65)　Gallup, "Election Polls : Accuracy Record in Presidential elections," http: //www. gallup. com/poll/9442/election-polls-accuracy-record-presidential-elections.aspx, accessed on November 7, 2012.

(66)　Social Security Administration, "Social Security History, The Third Round, 1943–1950," Social Security Administration, http: //www.ssa. gov/history/corningchap3. html, accessed on March 18, 2013.

(67)　Robert C. Lieberman, *Shifting the Color Line : Race and the American Welfare State* (Cambridge, MA : Harvard University Press, 1998), 34.

(68) Starr, *The Social Transformation of American Medicine*, 284.

(69) 以下に引用。Frank D. Campion, *The AMA and U. S. Health Policy since 1940* (Chicago : Chicago Review Press, 1984), 154. 当時の平均年収は 1,320 ドルであった（U. S. Department of Commerce, *Statistical Abstract of the United States 1952* [Washington, D. C. : U.S. Government Printing Office, 1952], 258）。

(70) Winston S. Churchill, "Iron Curtain Speech," Internet Modern History Sourcebook, March 5, 1946, http: //www. fordham. edu/halsall/mod/churchill-iron. asp, accessed on November 27, 2012.

(71) Karen S. Palmer, "A Brief History : Universal Health Care Efforts in the US," Physicians for a National Health Program, http: //www. pnhp. org/facts/a-brief-history-universal-health-care-efforts-in-the-us, accessed on November 8, 2012.

(72) 以下に引用。Marmor, *Politics of Medicare*, 13.

(73) "1948 Health Reform Debate—National Health Insurance," *Congressional Quarterly Almanac* (Washington, D. C. : Congressional Quarterly News Features, 1949).

(74) 以下に引用。Jill Lepore, "The Lie Factory," The New Yorker, September 24, 2012, http: //www.newyorker.com/reporting/2012/09/24/120924fa_fact_lepore?currentPage=all, accessed on November 26.

(75) 以下に引用。Starr, *The Social Transformation of American Medicine*, 282.

(76) 以下に引用。Jacob S. Hacker, *The Divided Welfare State : The Battle over Public and Private Social Benefits in the United States* (New York : Cambridge University Press, 2002), 228.

(77) Ibid.

(78) Poen, *Harry S. Truman Versus the Medical Lobby*, 152 ; Starr, *The Social Transformation of American Medicine*, 286. ウィテイカー・アンド・バクスター社については以下も参照。Campion, *The AMA and U. S. Health Policy since 1940*, 158-159.

(79) 以下に引用。Poen, *Harry S. Truman Versus the Medical Lobby*, 180.

(80) Poen, *Harry S. Truman Versus the Medical Lobby*, 187 ; Social Security Administration, "Social Security History."

(81) Anderson, *Health Services in the United States*, 126.

(82) Poen, *Harry S. Truman Versus the Medical Lobby*, 94.

(83) Alan Derickson, "Health Insurance for All? Social Unionism and Universal Health Insurance, 1935-1958," *The Journal of American History* 80 no. 12 (1994), 1334. 以下も参照。Derickson, *Health Security for All*, 111.

(84) Hacker, *The Divided Welfare State*, 233.

(85) Nelson Lichtenstein, *Walter Reuther : The Most Dangerous Man in Detroit* (Champaign : University of Illinois, 1997), 282.

(86) Marie Gottshalk, *The Shadow Welfare State : Labor, Business, and the Politics of Health Care in the United States* (Ithaca : Cornell University Press, 2000), 242.

(87) Hacker, *The Divided Welfare State*, 228.

(88) 退役軍人医療サービスの発展や，退役軍人団体などを含めた関係団体などの詳細については以下を参照。Takakazu Yamagishi, "War, Veterans, and Americanism : The Political

Struggle over VA Health Care after World War II," *The Japanese Journal of American Studies* 24 (July 2013) : 145-164.

(89) George Q. Flynn, *The Mess in Washington : Manpower Mobilization in World War II* (Westport : Greenwood Press, 1979), 240.

(90) American Medical Association, "Organization Section," 1166.

(91) J. Joseph Huthmacher, *Senator Robert F. Wagner and Rise of Urban Liberalism* (New York : Holiday House, 1971), 295.

(92) Lawrence S. Kubie, "How Should the Medical Care of Veterans be Organized?" *Military Affairs* 9 no. 2 (1945) : 114.

(93) Major Thomas M. Nial, "Men Not Disabled in Service Can Obtain Hospital Care," *New York Times*, May 30, 1945.

(94) US House of Representatives, *Proceedings of the 28th National Convention of the American Legion* (Washington, D. C. : US Government Printing Office, 1947), 397, 473.

(95) American Medical Association, "Organization Section," 1166.

(96) Ibid.

(97) Ibid., 1167.

(98) Ibid.

(99) The American Legion, "Preamble to the Constitution," The American Legion, http://www.legion.org/preamble, accessed on December 28, 2011.

(100) American Legion, "American Creed," *The American Legion Magazine* 35 no. 1 (July 1943), 52.

(101) American Legion, "What We Fight For," *The American Legion Magazine* 34 no. 2 (February 1943), 24.

(102) Roane Waring, "Democracy at War," *The American Legion Magazine* 34 no. 6 (June 1943), 7.

(103) Donald G. Glascoff, "G. I Joe's New Horizon," *The American Legion Magazine* 37 no. 2 (August 1944) 14.

(104) Edward N. Scheiberling, "A New Birth of Americanism," *The American Legion Magazine* 39 no. 2 (August 1945), 6.

(105) Ibid.

(106) Perry Brown, "The Growing Attack on Veterans' Benefits," *The American Legion Magazine* 47 no. 1 (July 1949) : 14.

(107) Ibid.

(108) American Medical Association, "Organization Section," 1167.

(109) James F. O'Neil, "How You Can Fight Communism," *American Legion Magazine* 45 no. 2 (August 1948), 44.

(110) "V. A. Tightens Rule for Hospital Care : Acts to Curtail Free Treatment for Ex-G. I.'s Who Can Pay—Requests Prosecutions," *New York Times*, November 6, 1953.

(111) Harry S. Truman, "Annual Message to the Congress on the State of the Union," *The American Presidency Project*, January 9, 1952, http://www.presidency.ucsb.edu/ws/index.php?pid=14418, accessed on November 14, 2012.

(112)　Poen, *Harry S. Truman Versus the Medical Lobby*, 202.

(113)　以下に引用。“The American Medical Association : Power, Purpose, and Politics in Organized Medicine Source,” *Yale Law Journal*, vol. 63, no. 7 (May, 1954) : 955.

第３章　民間医療保険の拡大と変容

(1)　Dwight D. Eisenhower, “Annual Message to the Congress on the State of the Union,” *The American Presidency Project*, January 7, 1954, http://www.presidency.ucsb.edu/ws/index.php?pid=10096, accessed on November 14, 2012.

(2)　James L. Sundquist, *Politics and Policy : The Eisenhower, Kennedy, and Johnson Years* (Washington, D. C. : Brookings Institute Press, 1968), 292.

(3)　Ibid.

(4)　Ibid.

(5)　Robert Cunningham III and Robert M. Cunningham Jr., *The Blues : A History of the Blue Cross and Blues Shield System* (Dekalb : Northern Illinois University Press, 1997), 91–92.

(6)　Ibid., 97.

(7)　Ibid.

(8)　Ibid., 97–98.

(9)　Ibid., 99–100.

(10)　Jacob S. Hacker, *The Divided Welfare State : The Battle over Public and Private Social Benefits in the United States* (New York : Cambridge University Press, 2002), 238. Sundquist, *Politics and Policy*, 291. Cunningham and Cunningham, *The Blues*, 95–96.

(11)　Dwight D. Eisenhower, “Annual Budget Message to the Congress : Fiscal Year 1955,” *The American Presidency Project*, January 21, 1954, http://www.presidency.ucsb.edu/ws/index.php?pid=9919, accessed on October 4, 2012.

(12)　Hacker, *The Divided Welfare State*, 239.

(13)　Christopher Howard, “The Hidden Side of the American Welfare State,” *Political Science Quarterly* 108 no. 3 (Autumn 1993), 403–436.

(14)　Cunningham and Cunningham, *The Blues*, 113. ブルークロスとブルーシールドは非営利団体であったこと，そして運営のための全国組織も整備されていたこともあり主要な保険者として認められた。これによって，ブルークロスとブルーシールドは約 100 万人の加入者を一気に得ることになった。それは一つの雇用グループとしては最大のものであった。

(15)　以下に引用。Cunningham and Cunningham, *The Blues*, 113.

(16)　Hacker, *The Divided Welfare State*, 242.

(17)　Sundquist, *Politics and Policy*, 293.

(18)　エウィングやフォークはすでにアイゼンハワー政権になってから政権を離れていたが，コーエンはフォークがかつて務めていた社会保障庁の調査及び統計局の局長として勤務していた。彼はリサーチ・アシスタントとして社会保障法に関わった経験を持っており，ケネディ大統領時には社会保障政策形成の中心的存在として抜擢され，ジョンソン政権では保健教育福祉長官に就任した。

(19)　Cunningham and Cunningham, *The Blues*, 120.

(20)　以下に引用。Ibid., 120.
(21)　Ibid., 121.
(22)　Sundquist, *Politics and Policy*, 293-296.
(23)　Ibid., 296.
(24)　Ibid., 296-297.
(25)　Theodore Marmor, *Politics of Medicare* (New York : Adline, 1970), 24.
(26)　以下に引用。Ibid., 15.
(27)　Ibid., 31.
(28)　Jonathan Engel, *Poor People's Medicine : Medicaid and American Charity Care Since 1965* (Durham : Duke University Press, 2006), 34.
(29)　Marmor, *Politics of Medicare*, 37.
(30)　43 歳 236 日で就任したケネディは，現在（2013 年）でもセオドア・ローズヴェルト（42 歳 322 日で就任）に次いで，就任時において二番目に若い大統領である。
(31)　John F. Kennedy, "Address of Senator John F. Kennedy Accepting the Democratic Party Nomination for the Presidency of the United States—Memorial Coliseum, Los Angeles," *The American Presidency Project*, July 15, 1960, http://www.presidency.ucsb.edu/ws/index.php?pid=25966, accessed on November 21, 2012.
(32)　この時期の人種統合への動きは以下などを参照。川島正樹『アメリカ市民権運動の歴史——連鎖する地域闘争と合衆国社会』名古屋大学出版会，2008 年。
(33)　Michael Harrington, *The Other America* (New York : Macmillan Publishing Company, 1962). 邦訳は，マイケル・ハリントン著，内田満／青山保訳『もう一つのアメリカ——合衆国の貧困』日本評論社，1965 年。
(34)　John F. Kennedy, "Annual Message to the Congress on the States of the Union," *The American Presidency Project*, January 30, 1961, http://www.presidency.ucsb.edu/ws/index.php?pid=8045, accessed on November 20, 2012.
(35)　Marmor, *Politics of Medicare*, 41.
(36)　Engel, *Poor People's Medicine*, 39.
(37)　Marmor, *Politics of Medicare*, 40.
(38)　Ibid., 36-37.
(39)　Marmor, *Politics of Medicare*, 37.
(40)　以下に引用。Ibid., 24.
(41)　Ibid., 50.
(42)　Ibid., 45.
(43)　Ibid., 55-56.
(44)　Michael L. Gillette, *Launching the War on Poverty : An Oral History* (New York : Twynes Publishers, 1996), 113.
(45)　Lyndon B. Johnson, "Address before a Joint Session of the Congress," *The American Presidency Project*, November 27, 1963, http://www.presidency.ucsb.edu/ws/index.php?pid=25988, accessed on March 18, 2013.
(46)　Vaughn Davis Bornet, *The Presidency of Lyndon B. Johnson* (Lawrence : University Press of Kansas, 1983), 45-47.

（47）　Lyndon B. Johnson, “Remarks at the University of Michigan,” The American Presidency Project, May 22, 1964, http://www.presidency.ucsb.edu/ws/index.php?pid=26262, accessed on March 18, 2013.
（48）　Marmor, *Politics of Medicare*, 60.
（49）　Ibid., 61–62.
（50）　Ibid., 61.
（51）　Ibid., 63–64.
（52）　以下に引用。Ibid., 64.
（53）　Ibid., 64, 68.
（54）　James M. Brasfield, *Health Policy : The Decade Ahead*（Boulder : Lynne Rienner Publishers, 2011）, 53–54.
（55）　Lyndon B. Johnson, “Remarks with President Truman at the Signing in Independence of the Medicare Bill,” July 30, 1965, http://www.lbjlib.utexas.edu/johnson/archives.hom/speeches.hom/650730.asp, accessed on November 28, 2012.
（56）　Hacker, *The Divided Welfare State*, 247.
（57）　Colin Gordon, *Dead on Arrival : The Politics of Health Care in Twentieth-Century American*（Princeton : Princeton University Press, 2003）, 28.
（58）　Nicholas Dawidoff, “Race in the Sought in the Age of Obama,” *New York Times*, http://www.nytimes.com/2010/02/28/magazine/28Alabama-t.html?pagewanted=all, accessed on November 30, 2012.
（59）　「静かなる多数」という言葉は，1969 年 11 月 3 日に行なわれたヴェトナム戦争に関係するアメリカ市民に対する演説で，ニクソンが使用した言葉である。Richard Nixon, “Address to the Nation on the War in Vietnam,” The American Presidency Project, November 3, 1969, http://www.presidency.ucsb.edu/ws/index.php?pid=2303, accessed on March 18, 2013.
（60）　Richard Nixon, “Inaugural Address,” *The American Presidency Project*, January 20, 1969, http://www.presidency.ucsb.edu/ws/index.php?pid=1941, accessed on November 30, 2012.
（61）　コミュニティ・アクション・プログラムの執行過程については，以下を参照。山岸敬和「Maximum Feasible Confusion——経済機会法はなぜ政治的に失敗したのか？」『アカデミア』人文社会科学編，第 90 号，2010 年 1 月，297–325 頁。
（62）　Paul Frymer and PD Skretny, “Coalition-Building and the Politics of Electoral Capture during the Nixon Administration,” *Studies in American Political Development* 12（1998）: 131–161.
（63）　1972 年の社会保障法の改正によって障害者がメディケアの対象となった。
（64）　Hacker, *The Divided Welfare State*, 244.
（65）　Cunningham and Cunningham, *The Blues*, 193.
（66）　Paul De Kruif, *Kaiser Wakes the Doctors*（New York : Harcourt Brace and Company, 1943）, 151.
（67）　Cunningham and Cunningham, *The Blues*, 146.
（68）　Brasfield, *Health Policy*, 56.
（69）　Ibid.
（70）　Cunningham and Cunningham, *The Blues*, 162.

（71） Ibid., 160–161.

（72） Jonathan Engle, *Poor People's Medicine : Medicaid and American Charity Care since 1965* （Durhram : Duke University Press, 2006）, 51.

（73） Ibid., 50.

（74） Rosemary Stevens, *The Public-Private Health Care State : Essays on the History of American Health Care Policy* （New Brunswick : Transaction Publischers, 2007）, 117–118.

（75） Richard Nixon, "Radio Address about a Proposed Comprehensive Health Insurance Plan," *The American Presidency Project*, May 20, 1974, http://www.presidency.ucsb.edu/ws/index.php?pid=4215, accessed on December 3, 2012.

（76） Lawrence D. Brown, *Politics and Health Care Organization : HMOs as Federal Policy* （Washington, D. C. : The Brookings Institution, 1983）, 196.

（77） Richard Nixon, "Radio Address about a Proposed Comprehensive Health Insurance Plan," *The American Presidency Project*, May 20, 1974, http://www.presidency.ucsb.edu/ws/index.php?pid=4215, accessed on December 3, 2012.

（78） Ibid.

（79） Cunningham and Cunningham, *The Blues*, 186–187.

（80） Ibid., 189. ミルズは雇用主への義務化について妥協する代わりに，メディケイドの連邦一元化を訴えた。

（81） この事件は，ニクソンの指揮の下，ウォーターゲート・ビルに入っている民主党の選挙本部にスパイが送り込まれたという事件である。

（82） Cunningham and Cunningham, 190.

（83） Ibid., 189–190.

（84） Ibid., 190–191.

（85） Ibid., 190.

（86） Arthur M. Schlesinger, *The Imperial Presidency*, reprint ed. （New York : Mariner Book, 2004）.

（87） Ronald Reagan, "Inaugural Address," *The American Presidency Project*, January 20, 1981, http://www.presidency.ucsb.edu/ws/index.php?pid=43130, accessed on December 4, 2012. 1980年代以降，市場原理が医療制度に与えた経験をアメリカ医療提供者の立場から捉えた文献として以下がある。石川義弘『市場原理とアメリカ医療――市場原理とアメリカ医療』医学通信社，2007年。

（88） Ronald Reagan, "Address Before a Joint Session of the Congress of the Program for Economic Recovery," *The American Presidency Project*, February 18, 1981, http://www.presidency.ucsb.edu/ws/index.php?pid=43425, accessed on December 14, 2012.

（89） American Academy of Orthopaedic Surgeons, "Understanding the RUC," http://www.aaos.org/news/aaosnow/jun11/advocacy2.asp, accessed on December 14, 2012.

（90） Kant Patel and Mark E. Rushefsky, *Health Care Politics and Policy in America*, 2nd ed. （New York : M. E. Sharpe, 1999）, 44.

（91） Engel, *Poor People's Medicine*, 168–169.

（92） Patel and Rushefsky, *Health Care Politics and Policy in America*, 67.

（93） Robard Reagan, "Farewell Address," January 11, 1989," http://millercenter.org/president/spee-

ches/detail/3418, accessed on January 28, 2013.

(94)　John T. McGreevy, *Catholicism and American Freedom : A History*（New York : W. W. Norton & Company, 2003), 280–281.

(95)　Hacker, *The Divided Welfare State*, 253.

(96)　Ibid., 256–260. 朱賢「アメリカ医療保険制度の展開過程（1950–1991）——1949 年国民皆保険運動挫折後における医療保険制度の発展と動揺」『社会システム研究』第 20 号（2010 年 3 月），153 頁。

(97)　例えば以下を参照。Richard W. Campbell, "The VA Medical Care System Facing 'Cutbacks' and Decline,'" *Journal of Health and Human Resources Administration* 3 no. 3 (February 1981), 323–346.

(98)　Robert Klein, *Wounded Men, Broken Promises : How the Veterans Administration Betrays Yesterday's Heroes*（New York : MacMillan Publishing, 1981), 26. 28 頁には『ニューヨーク・タイムズ』紙や『ライフ』誌などをはじめ，多くのメディアが退役軍人医療サービスの問題を取り上げていると紹介されている。

(99)　Ibid., 27.

(100)　Daniel S. Greenberg, "A Cabinet Post? Vets Really Need to Ablish Archaic VA Hospital Chain," *Los Angels Times*, November 20, 1987, http://articles.latimes.com/1987-11-20/local/me-15085_1_va-medical-centers, accessed on January 16, 2013. レーガン政権は 1988 年に退役軍人局（Veterans Administration）を退役軍人省（Department of Veterans Affairs）に格上げした。しかし，退役軍人医療関連予算の大幅な拡大は行なわなかった。

(101)　Daniel S. Greenberg, "Abolish the VA Hospital System," *Baltimore Sun*, May 7, 1991, http://articles.baltimoresun.com/1991-05-07/news/1991127060_1_medical-services-medical-system-va-hospital-system, accessed on January 16, 2013.

(102)　例えば以下を参照。Stephen Baird, "Abolishing VA Hospitals," *Los Angels Times*, November 30, 1987, http://articles.latimes.com/1987-11-30/local/me-16851_1_medical-care-health-care-health-insurance, accessed on January 16, 2013.

(103)　Phillip Longman, *Best Care Anywhere : Why VA Health Care is Better than Yours*（Sausalito : PoliPoint Press, 2007), 1.

(104)　George H. W. Bush, Address Accepting the Presidential Nomination at the Republican National Convention in New Orleans," *The American Presidency Project*, August 18, 1988, http://www.presidency.ucsb.edu/ws/index.php?pid=25955, accessed on December 17, 2012.

(105)　George H. W. Bush, Address before a Joint Session of the Congress on the State of the Union," *The American Presidency Project*, January 28, 1992, http://www.presidency.ucsb.edu/ws/index.php?pid=20544, accessed on December 17, 2012.

(106)　この税額控除によって，支払うべき税額が直接的に減らされる。

(107)　クリントンの医療制度改革に関係する出来事については，以下を参照。A Detailed Timeline of the Healthcare Debate portrayed in 'The System,'" PBS, http://www.pbs.org/newshour/forum/may96/background/health_debate_page1.html, accessed on December 17, 2012.

(108)　民主党内のリベラル派と穏健派との主導権争いの詳細については，以下を参照。Kenneth S. Baer, *Reinventing Democrats*（Lawrence : University of Kansas Press, 2000). 松岡泰

『アメリカ政治とマイノリティ――公民権運動以降の黒人問題の変容』ミネルヴァ書房，2006 年。

(109) Andrew Rosenthal, "Bush Now Concedes a Need for 'Tax Revenue Increases' to Reduce Deficit in Budget," *New York Times*, June 27, 1990.

(110) 具体的な案については，以下を参照。Michael D. Intriligator, "A Way to Achieve National Health Insurance in the United States : The Medicare Expansion Proposal," in Pauline Vaillancourt Rosenau ed., *Health Care Reform in the Nineties* (Thousand Oaks : Sage Publications, 1994), 53–68.

(111) William J. Clinton, "Address Accepting the Presidential Nomination at the Democratic National Convention in New York," *The American Presidency Project*, July 16, 1992, http://www.presidency.ucsb.edu/ws/index.php?pid=25958, accessed on December 19, 2012.

(112) William J. Clinton, "Address before a Joint Session of Congress on Administration Goals," *The American Presidency Project*, February 17, 1993, http://www.presidency.ucsb.edu/ws/index.php?pid=47232, accessed on December 21, 2012.

(113) ジョゼフ・アントス氏への対面式聞き取り調査。2012 年 9 月 24 日。

(114) ジョゼフ・アントス氏への対面式聞き取り調査。2012 年 9 月 24 日。以下の記事の中に紹介されているタクスフォースの参加者の証言もそれを裏付けている。Robert Pear, "Clinton's Health-Care Plan : Still Big, but It's Farther Away," *New York Times*, June 13, 1993.

(115) *The President's Health Security Plan* (New York : Times Books/Random House, 1993).

(116) Derek Bok, "The Great Health Care Debate of 1993–94," *Public Talk* (1998), http://www.upenn.edu/pnc/ptbok.html, accessed on December 20, 2012.

(117) Bill Clinton, "Address on Health Care Reform," Univeristy of Virginia Miller Center, September 22, 1993, http: //millercenter. org/president/speeches/detail/3926, accessed on December 20, 2012.

(118) Ibid.

(119) Ibid.

(120) 改革案への保守派からの反対運動の詳細については，以下も参照。天野拓「クリントン政権国民皆医療保険改革をめぐる政治過程――共和党および利益団体の反対を中心に」『法学政治学論究』第 67 号（2005 年 12 月）。

(121) ビル・クリストルはジョージ・W・H・ブッシュ政権の副大統領首席補佐官であり，1990 年代半ばにおいては共和党の勢力拡大に寄与した。2012 年時点では主にフォックス・ニュースのコメンテーターを務めている。

(122) ディーン・クランシー氏への対面式聞き取り調査。2012 年 10 月 5 日。

(123) Patel and Rushefsky, *Health Care Politics and Policy in America*, 276.

(124) Ibid., 278–280.

(125) 天野拓『現代アメリカの医療改革と政党政治』ミネルヴァ書房，2009 年，168 頁。

(126) 同上書，169 頁。

(127) Adam Zagorin, "Crisis? What Crisis?" *Time*, January 24, 1994, http://www.time.com/time/magazine/article/0,9171,979988,00.html, accessed on December 17, 2012. 以下も参照。Michael Kramer, "The Political Interest : Pat Moynihan's Healthy Gripe," *Time*, January 31, 1994, http://www.time.com/time/magazine/article/0,9171,980052,00.html, accessed on De-

cember 17, 2012.

（128） その他1992年に医療制度改革法案を議会に提出していた民主党のジム・クーパー（テネシー州）も，雇用主に対する医療保険提供の義務付けに反対していた。

（129） Bok, “The Great Health Care Debate of 1993–94.”.

（130） Marie Gottschalk, *The Shadow Welfare State* : *Labor*, *Business*, *and the Politics of Health Care in the United States*（Ithaca : Cornell University Press, 2000）, 149–150.

（131） Clinton, “Address on Health Care Reform.”

（132） 朱「アメリカ医療保険制度の展開過程（1950–1991）」。

（133） オリバー・ストーン監督によって1989年に作られた「7月4日に生まれて」（*Born on the 4th of July*）という映画では，ヴェトナム戦争での経験で精神的に病んでしまった主人公が，退役軍人病院で充分な手当てを受けることができない状況が描かれた。このような映画が作られたということは，退役軍人医療サービスについて良い評価が一般になされていないことを示している。ヴェトナム戦争後の退役軍人医療サービスに対する印象については，以下を参照。Robert Bazell, “What's behind the VA Hospital Turnaround? Once Derided, the System is Now the Envy of Health Care Administrators,” NBC News, March 15, 2006, http://www.msnbc.msn.com/id/11844694/ns/nbcnightlynews/t/whats-behind-va-hospital-turnaround/#.UNOJ6jmse-Q, accessed on December 20, 2012.

（134） F・A・ハイエク『隷属への道』春秋社，xi（ミルトン・フリードマンによる1994年版への序文）。

（135） Theda Skocpol, *Boomerang : Clinton's Health Security Effort and the Turn Against Government in U. S. Politics*（New York : W. W. Norton & Co Inc, 1996）; Jacob S. Hacker, *The Road to Nowhere*（Princeton : Princeton University Press, 1999）.

（136） 天野「クリントン政権の国民皆医療保険改革をめぐる政治過程」24頁。

（137） J. S. Todd et al., “Health Access America-Strengthening the U. S. Health Care System,” *Journal of the American Medical Association* 265 no. 19（1991）: 2503–2506.

（138） 天野「クリントン政権の国民皆医療保険改革をめぐる政治過程」25頁。

（139） National Center for Public Policy Research, “Contract with America : 1994,” *Amy Ridenour's National Center Blog*, http://www.nationalcenter.org/ContractwithAmerica.html, accessed on March 18, 2013.

（140） Charles Murray, *Losing Ground*（New York : Basic Books, 1984）; Lawrence M. Mead, *New Politics of Poverty : The Nonworking Poor in America*（New York : Basic Books, 1992）.

（141） レベッカ・ブランクなどは，貧困者の多数は白人であり，10年以上にわたって福祉受給者となっているのは全体の約22%でしかないと指摘する。Rebecca M. Blank, *It Takes a Nation : A New Agenda for Fighting Poverty*（Princeton : Princeton University Press, 1998）.

（142） Patel and Rushefsky, *Health Care Politics and Policy in America*, 47.

（143） 1997年の福祉改革については以下を参照。Kent R. Weaver, *Ending Welfare as We Know It*（Washington, D. C. : Brookings Institution Press, 2000）.

（144） この法律については以下を参照。Centers for Medicare & Medicaid Services, “Health Insurance Portability and Accountability Act of 1996,” http://www.cms.gov/Regulations-and-Guidance/HIPAA-Administrative-Simplification/HIPAAGenInfo/downloads/hipaalaw. pdf,

accessed on December 26, 2012. 法律の問題点などは以下を参照。United States Department of Labor, "FAQs about Portability of Health Coverage and HIPPA," United States Department of Labor, http://www.dol.gov/ebsa/faqs/faq_consumer_hipaa.html#.UNsiLzmse-Q, accessed on December 26, 2012.

(145) これはメディケア・パート C，メディケア・プラスとも呼ばれる。

(146) Brasfield, *Health Policy*, 84-85.

(147) この三人の大統領は，ジョン・クインシー・アダムズ（1824 年当選），ルーサーフォード・ヘイズ（1876 年当選），ベンジャミン・ハリソン（1888 年当選）。

(148) PBS, "Vice President Al Gore Accepts the Democratic Nomination for President," PBS News Hour, http://www.pbs.org/newshour/bb/politics/july-dec00/gore-acceptance.html, accessed on December 21, 2012.

(149) George W. Bush, "Address before a Joint Session of the Congress on Administration Goals," *The American Presidency* Project, February 27, 2001, http://www.presidency.ucsb.edu/ws/index.php?pid=29643, accessed on December 22, 2012.

(150) Brasfield, *Health Policy*, 61.

(151) この時の上下両院から出された法案を擦り合わせる過程で，いわゆる「ドーナッツ・ホール」というものが生まれた。メディケア・パート D は，まず 250 ドルの保険免責がある。すなわち 250 ドルまでは全額負担となる。そしてそれ以降は 2,250 ドルまでは自己負担率が 25％となる。しかし，そこから 5,100 ドルまでは自己負担率は 100％となる。そして 5,100 ドルを超えると自己負担率が 5％となる。この議会における妥協の産物で出来た自己負担率 100％の部分を「ドーナッツ・ホール」と呼ぶのである（ドーナッツ・ホールの幅はそれ以降変更された）。この問題は，オバマ政権の医療改革によって解決の道が開かれた。

(152) George W. Bush, "Fact Sheet : Compassionate Conservatism," *The American Presidency Project*, April 30, 2002, http: //www. presidency. ucsb. edu/ws/? pid=79530, accessed on December 22, 2012.

(153) FiveBooks Interviews, "Karl Rove on Compassionate Conservatism," http: //thebrowser.com/interviews/karl-rove-on-compassionate-conservatism? page=1, accessed on March 18, 2013.

(154) Brasfield, *Health Policy*, 87.

(155) Ibid., 87. 児童医療保険プログラムは 2009 年 3 月まで短期的に延長されることが決められ，その更新は 2008 年の大統領選挙で勝利したものに託されることになった。

(156) Ibid.

(157) 2007 年，ハーバード大学ビジネススクールのレジーナ・ハーツリンガーは，スイスで長年運用されている消費者主導型の医療保険制度に言及しながら，アメリカにおける消費者主導型医療保険プランの拡大を主張した。Regina Herzlinger, *Who Killed Health Care? America's $ 2 Trillion Medical Problem — and the Consumer-Driven Cure* (New York : McGraw-Hill, 2007).

(158) 消費者主導型医療保険については，以下を参照。西村由美子「米国における CDHC 型医療保険——その実態と課題」『医療と社会』第 20 号（2），2010 年。野村亜紀子「注目が集まる米国の医療積立口座（HSA）」『資本市場クォータリー』2007 年春号，

7 頁。

(159) 石川義弘『市場原理とアメリカ医療』医学通信社，2007 年，36-40 頁。

第４章　オバマ改革の形成過程

（１） アブグレイブ刑務所におけるアメリカ軍関係者によるイラク人兵士に対する非人道的行為が 2004 年 1 月明らかにされたことは，対イラク戦争へのアメリカ市民の支持を減退させた。

（２） 2005 年 8 月にアメリカ南東部を襲ったハリケーン・カトリーナがニューオーリンズを中心に大きな被害を出した時，ブッシュ政権による対策が遅れたことも，連邦政府の権限強化の必要性を再認識させることになった。

（３） Bureau Labor Statistics, “Labor Force Statistics from the Current Population Survey,” US Department of Labor, http://data.bls.gov/pdq/SurveyOutputServlet, accessed on January 4, 2013.

（４） Henry J. Kaiser Family Foundation, “News Release,” September 9, 2004, http://www.kff.org/insurance/chcm090904nr.cfm, accessed on January 4, 2013.

（５） Karen Tumulty, “Health Care Has a Replase,” *Time*, March 11, 2002, http://www.time.com/time/magazine/article/0,9171,1001965,00.html, accessed on December 17, 2012.

（６） Susan Starr Sered and Rushika Fernandopulle, *Uninsured in America : Life & Death in the Land of Opportunity* (Berkley and Los Angels : California University Press, 2005), 5.

（７） Ibid., 15.

（８） Jonathan Cohn, *Sick : The Untold Story of America's Health Care Crisis—And the People Who Pay the Price* (New York : HarperCollins Publishers, 1997).

（９） Box Office Mojo, “John Q.,” http://www.boxofficemojo.com/movies/?id=johnq.htm, accessed on January 5, 2013.

（10） Box Office Mojo, “Sicko,” http://www.boxofficemojo.com/movies/?id=sicko.htm, accessed on January 5, 2013.

（11） Karen Tumulty, “The Health-Care Crisis Hits Home,” March 5, 2009, http://www.time.com/time/magazine/article/0,9171,1883378,00.html, accessed on December 17, 2012.

（12） “A Giant Falls : The Collapse of General Motors into Bankruptcy is Only the Latest Chapter in a Long Story of Mismanagement and Decline,” *Economist*, June 4, 2009, http://www.economist.com/node/13782942, accessed on September 4, 2012.

（13） Neeraj Sood, Arkadipta Ghosh, and José J. Escarce, “Employer-Sponsored Insurance, Health Care Cost Growth, and the Economic Performance of U. S. Industries,” *Health Services Research* 44 no. 5 (October 2009) : 1449-1464.

（14） Kenneth W. Kizer, John G. Demakis, and John R. Feussner, “Reinventing VA Health Care : Systematizing Quality Improvement and Quality Innovation,” *Medical Care* 38 no. 6 (June 2000), I-7.

（15） Ashish K. Jha et al., “Effect of the Transformation of the Veterans Affairs Health Care System on the Quality of Care,” *New England Journal of Medicine* 348 no. 22 (May 29, 2003) : 2218-2227.

（16） Steven M. Asch et al., “Comparison of Quality of Care for Patients in the Veterans Health

Administration and Patients in a National Sample," *Annals of Internal Medicine* 141 no. 12 (December 2004) : 272-281.

(17) Douglas Waller, "How Veterans' Hospitals Became the Best in Health Care," *Time*, August 27, 2006.

(18) "Editorial : The Veterans Health Administration : A Domestic Model for a National Health Care System?" *American Journal of Public Health* 97 no. 12 (December 2007), 2124-2125.

(19) Phillip Longman, *Best Care Anywhere : Why VA Health Care is Better than Yours* (Sausalito : Polipoint Press, 2007), 7.

(20) Ibid., 2124.

(21) この改革は，後にオバマケアに対しロムニーケアと呼ばれた。

(22) Stuart M. Butler, "Assuring Affordable Health Care for All Americans," *The Heritage Lectures*, 1989, 3, retrieved from http://thf_media.s3.amazonaws.com/1989/pdf/hl218.pdf, accessed on March 5, 2013.

(23) Ibid., 6.

(24) その他，ロムニーの政策アドバイザーの中にマサチューセッツ工科大学のジョナサン・グルーバーもいた。彼はその後2008年の大統領選挙で，民主党の主要三議員の選挙チームに医療政策のアドバイザーとして参加した。James M. Brasfield, *Health Policy : The Decade Ahead* (Boulder : Lynne Rienner, 2011), 178.

(25) 以下に引用。Paul Satrr, *Remedy and Reaction : The Peculiar American Struggle over Health Care Reform* (New Haven, Conn : Yale University Press, 2011), 170.

(26) Starr, *Remedy and Reaction*, 175.

(27) クリス・ジェニングス氏に対する電話による聞き取り調査。2013年3月6日。以下も参照。Starr, *Remedy and Reaction*, 174-175.

(28) Hillary Clinton, "Video Transcript : Presidential Exploratory Committee Announcement," *The American Presidency Project*, January 20, 2007, http://www.presidency.ucsb.edu/ws/index.php?pid=96348, accessed on September 3, 2012.

(29) "Senator Obama's Announcement," *New York Times*, February 10, 2007, http://www.nytimes.com/2007/02/10/us/politics/11obama-text.html?pagewanted=all, accessed on September 3, 2012.

(30) 以下に引用。Dan Balz, "At Forum, Democrats Differ on Health Care," *Washington Post*, March 25, 2007, http://www.washingtonpost.com/wp-dyn/content/article/2007/03/24/AR2007032401079.html, accessed on September 3, 2012.

(31) Ibid.

(32) Ibid.

(33) Lawrence Jacobs and Theda Skocpol, *Health Care Reform and American Politics : What Everyone Needs to Know* (New York : Oxford University Press, 2010), 32.

(34) Hillary Clinton, "Remarks at the George Washington University on Reducing the Cost of Health Care," *The American Presidency Project*, May 24, 2007, http://www.presidency.ucsb.edu/ws/index.php?pid=77050, accessed on September 3, 2012.

(35) Hillary Clinton, "Excerpts of Remarkks on Health Care," *The American Presidency Project*, November 28, 2007, http://www.presidency.ucsb.edu/ws/index.php?pid=96434, accessed on

March 6, 2013.

(36)　Barack Obama, "Remarks on Health Care at the University of Iowa," *The American Presidency Project*, May 29, 2007, http://www.presidency.ucsb.edu/ws/index.php?pid=76987, accessed on September 4, 2012.

(37)　Jacobs and Skocpol, *Health Care Reform and American Politics*, 33-34.

(38)　Ibid., 34.

(39)　マケイン陣営によると，この額は実際に雇用主提供医療保険の保険料で，労働者が負担している額に相応するものであるという。

(40)　John McCain, "Remarks on Health Care on Day Two of the 'Call to Action Tour' at the University of South, Lee Moffitt Cancer Center & Research Institute in Tampa, Florida," *The American Presidency Project*, Aril 29, 2008, http://www.presidency.ucsb.edu/ws/index.php?pid=77195, accessed on September 22. 2012.

(41)　Jacobs and Skocpol, *Health Care Reform and American Politics*, 36.

(42)　Pew Research Center, "Inside Obama's Sweeping Victory," *Pew Research Center*, November 5, 2008, www. pewresearch. org/2008/11/05/inside-obamas-sweeping-victory/, accessed on March 5, 2013.

(43)　Barack Obama, "Address in Chicago Accepting Election as the 44th President of the United States," November 4, 2008, http://www.presidency.ucsb.edu/ws/index.php?pid=84750, accessed on September 5, 2012.

(44)　以下に引用。"Ex-Senate Leader Daschle Endorsed Obama," *Associated Press*, February 21, 2007, http://www.washingtonpost.com/wp-dyn/content/article/2007/02/21/AR2007022101279.html, accessed on January 7, 2013.

(45)　Tom Daschle and David Nather, *Getting It Done : How Obama and Congress Finally Broke the Stalemate to Make Way for Health Care Reform* (New York : Thomas Dunne Books, 2010), 117.

(46)　保健教育福祉省（Department of Health, Education, and Welfare）は，1979年に教育部門が教育省（Department of Education）として切り離され，保健社会福祉省（Department of Health and Human Services）となった。

(47)　Barack Obama, "Remarks in Chicago Announcing the Nomination of Tom Daschle as Secretary of Health and Human Services," *The American Presidency Project*, December 11, 2008, http://www.presidency.ucsb.edu/ws/index.php?pid=85064, accessed on January 7, 2013.

(48)　Barack Obama, "Remarks by President Barack Obama on Children's Health Insurance Program Bill Signing," The White House, http: //www. whitehouse. gov/the_press_office/RemarksbyPresidentBarackObamaOnChildrensHealthInsuranceProgramBillSigning, accessed on March 6, 2013.

(49)　Barack Obama, "Address before a Joint Session of the Congress," *The American Presidency Project*, February 24, 2009, http://www.presidency.ucsb.edu/ws/index.php?pid=85753, accessed on January 7, 2013.

(50)　ブルードッグ連合の議会内における位置づけについては以下を参照。平松彩子「米国連邦議会下院におけるイデオロギー的議員連盟——共和党多数時代の下院政党政治一九九五－二〇〇六年」『国家学会雑誌』第122巻第5・6号，2009年6月，767-831

頁。

（51） Barack Obama, "Remarks by the President and the Vice President at Opening of Fiscal Responsibility Summit," The White House, February 23, 2009, http://www.whitehouse.gov/the-press-office/remarks-president-and-vice-president-opening-fiscal-responsibility-summit-2-23-09, accessed on January 17, 2013.

（52） 以下に引用。David Von Drehle, "Why the Blue Dogs Are Slowing Health-Care Reform," *Time*, July 24, 2009, http://www.time.com/time/magazine/article/0,9171,1912431,00.html, accessed on January 17, 2013.

（53） Jacobs and Skocpol, *Health Care Reform and American Politics*, 12.

（54） Chris Silvia, "AMA Letter Back Obama's broad principles for health system reform," *American Medical News*, http://www.ama-assn.org/amednews/2009/04/27/gvl10427.htm, accessed on January 9, 2013.

（55） Barack Obama, "Remarks by the President at the Annual Conference of the American Medical Association," The White House, June 15, 2009, http://www.whitehouse.gov/the_press_office/Remarks-by-the-President-to-the-Annual-Conference-of-the-American-Medical-Association/, accessed on January 9, 2013.

（56） Kari Lydersen, "AMA Members Receive Obama's Speech with Cautious Enthusiasm," *Washington Post*, June 15, 2009, http://voices.washingtonpost.com/health-care-reform/2009/06/ama_members_receive_obamas_spe.html, accessed on January 9, 2013.

（57） Stuart Altman and David Shactman, *Power, Politics, and Universal Health Care : The Inside Story of a Century-Long Battle*（New York : Prometheus Books, 2011）, 271–273.

（58） Ibid., 258–259.

（59） Ben Smith and Kenneth P. Vogel, "Dem Officials Set Stage for Corporate-Backed Health Care Campaign," *Politico*, October 16, 2009, http://www.politico.com/news/stories/1009/28362.html, accessed on September 22, 2012.

（60） Jacobs and Skocpol, *Health Care Reform and American Politics*, 75.

（61） スペイン語に exchange に対する適切な訳語がないこともあり，2012 年頃から health insurance marketplace とも呼ばれるようになった。

（62） Brasfield, *Health Policy*, 189. オバマを選挙戦から支えた元上院多数院内総務で，後に保健社会福祉省長官の候補にもなるトム・ダシュルは，オバマの当選直後に発表した論文でパブリック・オプションを導入する可能性に言及していた。Tom Daschle, "Prospects for Health Care Reform in 2009," *Yale Law & Policy Review* 27 no. 1（Fall 2008）, 184.

（63） Sally C. Pipes, *The Truth about Obamacare*（Washington, D. C. : Regnery Publishing, 2010）, 124.

（64） Altman and Schatman, *Power, Politics, and Universal Health Care*, 278.

（65） Sheryl Gay Stolberg, "'Public Option' in Health Plan May be Dropped," *New York Times*, August 17, 2009, http://www.nytimes.com/2009/08/18/health/policy/18talkshows.html?pagewanted=all, accessed on March 6, 2013.

（66） Jacobs and Skocpol, *Health Care Reform and American Politics*, 13.

（67） Ezra Klein, "The Cause of Ted Kennedy's Life," *Washington Post*, August 26, 2009, http:

//voices.washingtonpost.com/ezra-klein/2009/08/the_cause_of_ted_keenedys_life.html, accessed on January 7, 2013.

（68） 以下に引用。“President Obama's Remarks at Sen. Ted Kennedy's Funeral,” *Washington post*, August 29, 2009, http://www.washingtonpost.com/wp-dyn/content/article/2009/08/29/AR2009082900896_pf.html, accessed on January 7, 2013.

（69） James Barron, “Allies and Adversaries React to Kennedy's Death,” *New York Times*, August 26, 2009, http://www.nytimes.com/2009/08/27/us/27react.html?_r=0, accessed on January 8, 2013.

（70） “Obama : Public Option Should be Part of Reform,” NBC News, September 7, 2009, http://www.msnbc.msn.com/id/32718713/ns/politics-white_house/t/obama-public-option-should-be-part-reform/#.UGwlO470Bgs, accessed on October 3, 2012.

（71） Judson Berger, “Lieberman Finds Stride in Senate as the Democrats' Maverick,” FoxNews.com, November 14, 2009, http: //www. foxnews. com/politics/2009/11/10/lieberman-finds-stride-senate-democrats-maverick/, accessed on March 18, 2013.

（72） ケネディが亡くなった後9月24日から特別選挙までは，マサチューセッツ州議会によって任命された民主党のポール・カークが上院議員の任を務めていた。

（73） 予算調整法案とするためには，文字通り予算に関係するものであること，そして予算削減につながるということが立証されるというのが条件であった。

（74） The Senate Communications Center, “Obama in ‘05 : ’Reconciliation is the Wrong Place for Policy Changes …,” March 3, 2010, http://www.gop.gov/blog/10/03/03/president-obama-in-05, accessed on January 10, 2013.

（75） Alec MacGillis and Amy Goldstein, “HHS Secretary Decries Higher Rate for Health Insurance,” *Washington Post*, Febuary 19, 2010, http: //www. washingtonpost. com/wp-dyn/content/article/2010/02/18/AR2010021801345.html, accessed on January 10, 2013.

（76） Jacobs and Skocpol, *Health Care Reform and American Politics*, 113.

（77） Ibid., 114.

（78） Barack Obama, “Remarks by the President on Health Care Reform,” March 3, 2010, http://www. whitehouse. gov/the-press-office/remarks-president-health-care-reform, accessed on January 10, 2013.

（79） Ibid.

（80） Shailagh Murray and Lori Montgomery, “Obama Calls for Reconciliation to Prevent Filibuster on Healthcare Reform,” *Washington Post*, March 4, 2010, http: //www. washingtonpost. com/wp-dyn/content/article/2010/03/03/AR2010030302213. html, accessed on January 10, 2013.

（81） Chuck Grassley, “Grassley Statement Regarding the President's Speech Today on Health Care Reform,” US Senate, March 3, 2010, http: //www. grassley. senate. gov/news/Article. cfm?customel_dataPageID_1502=25509, accessed on March 18, 2013.

（82） Laura Meckler and Janet Adamy, “President Launches Last Push on Health Care Overhaul,” *Wall Street Journal*, March 3, 2010, http://online.wsj.com/article/SB10001424052748703862704575099561273510680.html, accessed on January 10, 2013.

（83） Conn Carroll, “All Rhetoric, No Reality from White House on Health Care,” *The Foundry*,

March 3, 2010, http://blog.heritage.org/2010/03/03/all-rhetoric-no-reality-from-white-house-on-health-care/, accessed on March 18, 2013.

(84) David M. Cutler and Neeraj Sood, “Interactive Map : Health Reform Will Lead to Job Creation,” Center for American Progress, February 24, 2010, http://www.americanprogress.org/issues/healthcare/news/2010/02/24/7319/interactive-map-health-reform-will-lead-to-job-creation/, accessed on January 10, 2013.

(85) Ibid.

(86) David M. Cutler and Neeraj Sood, “New Jobs Through Better Health Care : Health Care Reform Could Boost Employment by 250,000 to 400,00 a Year This Decade,” Center for American Progress, January 2010, retrieved from http://www.americanprogress.org/issues/healthcare/report/2010/01/08/7125/new-jobs-through-better-health-care/, accessed on January 15, 2013.

(87) Jacobs and Skocpol, *Health Care Reform and American Politics*, 117.

(88) Dana Milbank, “Kucinich’s Health-Care Vote Could be Obama’s Lucky Charm,” *Washington Post*, March 18, 2010, http://www.washingtonpost.com/wp-dyn/content/article/2010/03/17/AR2010031702461.html, accessed on January 11, 2013.

(89) Ibid.

(90) 上院案によって行なわれる可能性があるとされた中絶に関するサービスについては，以下を参照。Chuck Donovan, “Abortion Coverate in President Obama’s Health Care Reform Bill,” *The Heritage Foundation*, March 4, 2010, http://www.heritage.org/research/reports/2010/03/abortion-coverage-in-president-obamas-health-care-reform-bill, accessed on March 18, 2013.

(91) 中絶に関する条項は予算とは直接関係のないものであったため，予算調整法案への修正案としては扱うことができなかった。

(92) サイドカー法案は 3 月 25 日に上院で可決し，上院での決定によりもう一度それが下院に戻され，下院は同日に再び可決した。それにより医療及び教育負担抑制調整法（Health Care and Education Reconciliation Act）が成立した。

(93) Barack Obama and Joe Biden, “Remarks by the President and Vice President at Signing of the Health Insurance Reform Bill,” The White House, March 23, 2010, http://www.whitehouse.gov/photos-and-video/video/president-obama-signs-health-reform-law#transcript, accessed on January 11, 2013.

(94) Maureen Dowd, “Hail the Conquering Professor,” *Washington Post*, March 23, 2010, http://www.nytimes.com/2010/03/24/opinion/24dowd.html?n=Top%2fOpinion%2fEditorials%20and%20Op-Ed%2fOp-Ed%2fColumnists%2fMaureen%20Dowd&_r=0, accessed on January 11, 2013.

(95) マウラ・カルシン氏への対面式聞き取り調査。2012 年 10 月 3 日。

(96) 改革案が審議される段階では「ペナルティ」と呼んでいたが，最高裁でオバマ改革の合憲性が審議される時になると，オバマ政権は「税金」であると主張するようになった（詳しくは第 6 章を参照）。

(97) 所得の 5 % は計算に加えないことになっているため，実質的にはメディケイドは連邦貧困水準の 138 % までの所得の者に拡大される。

(98)　医療保険取引所の外部においても，もし個人や小さなグループに保険を提供する場合には，この必須医療給付内容を含むこととされた。

(99)　Department of Health and Human Services, “Essential Health Benefits : HHS Informational Bulletin,” updated on Feburary 24, 2012, http://www.healthcare.gov/news/factsheets/2011/12/essential-health-benefits12162011a.htm, accessed on Feburuary 1, 2013. 改革法の内容については，以下も参照。石田道彦「アメリカ医療制度改革の法的論点」『週刊社会保障』第2577号（2010年4月26日），44-49頁。高山一夫「アメリカの医療改革を考える」『月刊国民医療』第279号（2010年12月1日），12-16頁。

(100)　オバマ改革の費用と財源については，以下などを参照。John E. McDonough, *Inside National Health Reform*（Berkeley : University of California Press, 2012）; Jeanne Sahadi, “Health Reform : The $$$ Story,” CNNMoney.com, March 25, 2010, http://money.cnn.com/2010/03/20/news/economy/cbo_reconciliation/index.htm, accessed on March 18, 2013.

第5章　オバマ改革をめぐる論点

（1）　John Boehner, “Why Republican Will Fight to Repeal Health-Care Takeover”（opt-ed in the Des Moines Register）, Speaker of the House, March 24, 2010, http://www.speaker.gov/op-ed/why-republicans-will-fight-repeal-health-care-takeover-boehner-op-ed-des-moines-register, accessed on January 12, 2013. 本章の一部は以下に掲載されている。山岸敬和「アメリカ医療制度改革をめぐる争い――議論の対立軸は何か」『社会保険旬報』第2497号（2012年6月1日），12-17頁。

（2）　Ed Feulner, “Repeal,” *The Foundry*, March 22, 2010, http://blog.heritage.org/2010/03/22/morning-bell-repeal/, accessed on January 12, 2013.

（3）　Ed Feulner, “Heritage Action for Amrica,” *The Foundry*, April 9, 2010, http://blog.heritage.org/2010/04/09/morning-bell-heritage-action-for-america/, accessed on September 18, 2012.

（4）　ジョシュ・ロビンズ氏との対面式聞き取り調査による。2012年9月18日。

（5）　同上。

（6）　共同提出者のリストや類似の法案は，以下に掲載されている。Library of Congress, “Bill Summary & Status, 111th Congress（2009-2010）, H. R. 4972 Cosponsors,” http://thomas.loc.gov/cgi-bin/bdquery/z?d111:HR04972:@@@P, accessed on January 12, 2013. その後，共和党が多数を占める下院では，2012年の大統領選挙前までに30回以上にわたり改革法の撤廃を求める議決を行なった。Laurie Garrett, “Class, Health, and the American Elections,” *The Lancet* 380（September 1, 2012）, 792.

（7）　Brendan Farrington, “13 Attorneys General Sue over Health Care Overhaul,” *Associate Press*, March 23, 2010, http://seattletimes.com/html/localnews/2011417778_apushealthoverhaullawsuit5thldwritethru.html, accessed on January 12, 2013.

（8）　Jay Newton-Small, “The Risks for Democ Going It Alone on Health Care,” *Time*, September 21, 2009, http://www.time.com/time/politics/article/0,8599,1925094,00.html, accessed on December 17, 2012.

（9）　Social Security Administration, “Legislative History,” http://www.ssa.gov/history/law.html, accessed on January 12, 2013.

(10)　Jeffrey M. Jones, “Voter Rate Economy as Top Issue for 2010 : Majority of Registered Voters

Say It Will be Extremely Important to Their Vote," Gallup, http://www.gallup.com/poll/127247/voters-rate-economy-top-issue-2010.aspx, accessed on January 14, 2013.

(11) Jeffrey M. Jones, "Democratic Edge on Issues Extends to Terrorism, Morality : Corruption, Iraq, Terrorism Rated Most Important Issues by Voters," Gallup, October 13, 2006, http://www.gallup.com/poll/24961/Democratic-Edge-Issues-Extends-Terrorism-Morality.aspx, accessed on January 14, 2013.

(12) Grace-Marie Turner et al., *Why ObamaCare is Wrong for America : How the New Health Care Law Drives up Costs, Puts Government in Charge of Your Decisions, and Threatens Your Constitutional Rights* (New York : Broadside Books, 2011).

(13) 彼らの著書には憲法についての章があるが，最高裁については次章で述べるため，ここでは触れない。

(14) Barack Obama, "Remarks to the American Medical Association National Conference in Chicago, Illinois," *The American Presidency Project*, June 15, 2009, http://www.presidency.ucsb.edu/ws/?pid=86285, accessed on March 18, 2013.

(15) Turner et al., *Why ObamaCare is Wrong for America*, 50.

(16) Ibid., 50-51.

(17) Sally C. Pipes, *The Truth about Obamacare* (Washington, D. C.: Regnery Publishing, 2010), 105.

(18) Turner et al., *Why ObamaCare is Wrong for America*, 51.

(19) Ibid., 61.

(20) Ibid., 70.

(21) Ibid., 73.

(22) Ibid.

(23) Michael F. Cannon and Diane Cohen, "IPAB, Obamacare's Super-Legislature," *National Review Online*, June 15, 2012, http://www.nationalreview.com/articles/302876/ipab-obamacare-s-super-legislature-michael-f-cannon, accessed on February 15, 2013.

(24) Turner et al., *Why ObamaCare is Wrong for America*, 65-66.

(25) Ibid., 62.

(26) Ibid., 83.

(27) American Hospital Association, "Underpayment by Medicare and Medicaid Fact Sheet," November 2009, http://www.aha.org/content/00-10/09medicunderpayment.pdf, accessed on March 18, 2013.

(28) AmeriMed Consulting, "Medicare / Medicaid Acceptance Trends Among Specialist," June 2010, http://www.amerimedconsulting.com/wp-content/uploads/2011/08/AmeriMedTrendTracker-2010.pdf, accessed on March 12, 2013.

(29) Nakela L. Cook et al., "Access to Specialty Care and Medical Services in Community Health Centers," *Health Affairs* 26 no. 5 (2007), 1459-1468.

(30) Turner et al., *Why ObamaCare is Wrong for America*, 80.

(31) Ibid., 123.

(32) Ibid., 115-116.

(33) Ibid., 115.

（34） Ibid., 113.

（35） The Doctors Company, "The Future of Health Care : A National Survey of Physicians," *The Doctors Company Market Research*, February 29, 2012, 20–23, www.thedoctors.com/future, accessed on December 12, 2012.

（36） Diana Furchtgott-Roth, "ObamaCare Will Hurt Low-Skilled Workers," *The Examiner*, December 16, 2010, http://washingtonexaminer.com/article/38277, accessed on February 13, 2013.

（37） Turner et al., *Why ObamaCare is Wrong for America*, 56.

（38） National Association of Manufacturers, "Memorandum from Senior Vice President, Policy and Government Relation to U. S. House of Representatives," January 18, 2011, http://www.nam.org/~/media/6AEFC680BFE449D4B57CEA332D785E32. ashx, accessed on September 15, 2012.

（39） Turner et al., *Why ObamaCare is Wrong for America*, 145.

（40） Douglass Holtz-Eakin and Cameron Smith, "Labor Markets and Health Care Reform : New Result," American Action Forum, http://americanactionforum.org/files/LaborMktsHCRAAF5-27-10.pdf, accessed on February 14, 2013.

（41） Pipes, *The Truth about Obamacare*, 193.

（42） Feulner, "Repeal."

（43） Jonathan Capehart, "Pelosi Defends Her Infamous Health Care Remark," *Washington Post*, June 20, 2012, http://www.washingtonpost.com/blogs/post-partisan/post/pelosi-defends-her-infamous-health-care-remark/2012/06/20/gJQAqch6qV_blog. html, accessed on January 14, 2013.

（44） Marguerite Higgins, "Video of the Week : 'We Have to Pass the Bill So You Can Find Out What Is In It," *The Foundry*, March, 10, 2010, http://blog.heritage.org/2010/03/10/video-of-the-week-we-have-to-pass-the-bill-so-you-can-find-out-what-is-in-it/, accessed on January 14, 2013.

（45） Pipes, *The Truth about Obamacare*, 5.

（46） Barack Obama, "Address Before a Joint Session of the Congress on Health Care Reform," *The American Presidency Project*, September 9, 2009, http://www.presidency.ucsb.edu/ws/index.php?pid=86592&st=health&st1=, accessed on March 18, 2013.

（47） Ibid.

（48） Barack Obama, "Address before a Joint Session of the Congress on the State of the Union," *The American Presidency Project*, January 25, 2011, http://www.presidency.ucsb.edu/ws/index.php?pid=88928, accessed on January 28, 2013.

（49） トム・ダシュル氏との対面式聞き取り調査。2013 年 2 月 25 日。

（50） 医療は人の生死に関わることから必然的に宗教と深く関係してくる。それがアメリカのように政治の中で宗教，その中でも特にキリスト教が重要な役割を果たす国では，医療と宗教との矛盾が政治的争点となる。アメリカ合衆国憲法には「政教分離」の理念が示されているが，より厳密にいえば，それは「教会と政府との分離（separation of church and state)」である。すなわち，これは連邦政府が特定の宗教を国教とすることはないことを保障するものであり，宗教的考え方が政治に影響することを妨げるも

のではないともいえるということである。これまでの大統領が就任式に聖書に手をかざして宣誓をしたり，政治家の演説で「神」という言葉が多用されたりすることも，アメリカ政治はキリスト教の影響が大きいことを示している。

(51) 産児調節は産児制限と呼ばれることもある。産児調節と家族計画は同義語として使われることもあるが，家族計画は特に避妊を意味して使うこともある。

(52) アメリカにおける産児調節については，以下を参照。李啓充『続 アメリカ医療の光と影――バースコントロール・終末期医療の倫理と患者の権利』医学書院，2009 年。John T. McGreevy, *Catholicism and American Freedom : A History* (New York : W. W. Norton & Company, 2003).

(53) Leslie Woodcock Tentler, *Catholics and Contraception : An American History* (Ithaca : Cornell University Press, 2004), 74.

(54) James Brasfield, *Health Policy : The Decade Ahead* (Boulder : Lynne Rienner, 2011), 190. ただし 2012 年時点の規定では，強姦や母体に危険がある場合などは除く。

(55) Secretariat of Pro-Life Activities, “Current Policy on Federal Abortion Funding : What is the Status Quo?” United States Conference of Catholic Bishops, October 23, 2009, http://old.usccb. org/prolife/issues/healthcare/abortion_funding_102309. pdf, accessed on March 18, 2013.

(56) The Pew Forum on Religion & Public Life, “How the Faithful Voted,” PewResearchCenter, November 5, 2008, http://www.pewforum.org/Politics-and-Elections/How-the-Faithful-Voted.aspx, accessed on March 18, 2013.

(57) The Pew Forum on Religion & Public Life, “U. S. Religious Landscape Survey,” Pew Research Center, http://religions.pewforum.org/maps, accessed on January 25, 2013.

(58) Stuart Altman and David Shactman, *Power, Politics, and Universal Health Care : The Inside Story of a Century-Long Battle* (New York : Prometheus Books, 2011), 288.

(59) Ibid., 269.

(60) Sister Carol Keehan, “Time to Collaborate : President’s Call Requires Willingness of All to Compromise,” *Modern Healthcare*, March 30, 2009, http://www.modernhealthcare.com/article/20090330/NEWS/303309998/, accessed on January 24, 2013.

(61) Altman and Shactman, *Power, Politics, and Universal Health Care*, 288–289.

(62) Barbara Mikulski, “Nelson Amendment Goes Too Far,” U. S. Senate, http://www.mikulski.senate.gov/media/pressrelease/12-07-2009.cfm, accessed on March 18, 2013.

(63) この際，民主党プロ・ライフ派のベン・ネルソン（ネブラスカ州）上院議員の票を得るために，ネブラスカ州にメディケイド関連費用について連邦政府からの援助を約束した。それは「ネブラスカ州民キックバック」として非難されることになった。Altman and Shactman, *Power, Politics, and Universal Health Care*, 309–310.

(64) Ibid., 289–290.

(65) Sheryl Gay Stolberg, “In Support of Abortion, It’s Personal vs. Political,” *New York Times*, November 28, 2009, http: //www. nytimes. com/2009/11/29/weekinreview/29stolberg. html?pagewanted=all, accessed on January 25, 2013.

(66) Altman and Shactman, *Power, Politics, and Universal Health Care*, 269.

(67) Megan Sweas, “5 Questions with Sister Carol Keehan, D. C. on Health Care Reform,” *U. S.*

Catholic, http: //www. uscatholic. org/video/5-questions-sister-carol-keehan-dc-health-care-reform, accessed on January 24, 2013.

(68) John E. McDonough, *Inside National Health Reform* (Berkley and Los Angeles : University of California Press, 2011), 191.

(69) 必須医療給付内容は，主に医療保険取引所に提示されるプランに対する規制として定められる。そして 2010 年 3 月以降，一人以上の被用者に医療保険を提供している雇用主はこれに従わなくてもよいとされた。しかし，その条件として自己負担額などの条件を変更しないこととされた。ただ雇用主にとっての問題は，これまで数年おきに行なってきた条件の変更が，これに抵触してしまうということであった。したがって，事実上数年以内にほとんどの雇用主が政府の定める必須医療給付内容に従うだろうと予測されている。以下を参照。Sarah Baumann, "PPACA's Contraception Mandate : The Year in Review," *Wolters Kluwer*, December 27, 2012, http://health.wolterskluwerlb.com/2012/12/ppacas-contraception-mandate-the-year-in-review/, accessed on March 7, 2013.

(70) Mark Memmott, "Choice of Sebelius Likely to Renew Abortion Debate," *USA Today*, March 1, 2009, http://content.usatoday.com/communities/theoval/post/2009/03/63488541/1#.UO19BqWse-Q, accessed on March 18, 2013.

(71) Linda Feldmann, "Planned Parenthood : Dear-Breaker or Trump Card in Government-Shutdown Talks?" *The Christian Science Monitor*, April 8, 2011. http://www.csmonitor.com/USA/Politics/2011/0408/Planned-Parenthood-deal-breaker-or-trump-card-in-government-shutdown-talks, accessed on February 5, 2013.

(72) Erik Echholm, Planned Parenthood Financing is Caught in Budget Feud," *New York Times*, February 17, 2011, http://www.nytimes.com/2011/02/18/us/politics/18parenthood.html, accessed on February 5, 2013.

(73) 下院の少数党院内総務ナンシー・ペロシの反論は，以下を参照。Nanci Pelosi, "Pelosi Floor Speech in Support of Planned Parenthood," U. S. House of Representatives, April 14, 2011, http://pelosi.house.gov/news/press-releases/2011/04/pelosi-floor-speech-in-support-of-planned-parenthood.shtml, accessed on February 5, 2013. アメリカ家族計画協会の活動の詳細については，以下を参照。Planned Parenthood, "2010 Annual Affiliate Service Census Report," 2011, http://www.plannedparenthood.org/files/PPFA/PP_Services.pdf, accessed on February 5, 2013.

(74) Sarah Kliff, "Mike Pence : Planned Parenthood Doesn't Need federal Dollars," http://www.politico.com/news/stories/0411/53043.html, accessed on February 5, 2013.

(75) 以下に引用。"Boehner in 'War' against Planned Parenthood," CNN, February 28, 2011, http://politicalticker.blogs.cnn.com/2011/02/28/boehner-in-war-against-planned-parenthood/, January 12, 2013.

(76) Robert Pear, "Panle Recommends Coverage for Contraception," *New York Times*, July 19, 2011, http://www.nytimes.com/2011/07/20/health/policy/20health.html, accessed on January 25, 2013.

(77) Office of the General Council, "Re : Interim Final Rules on Preventive Services," United States Conference of Catholic Bishops, August 31, 2011, http://www.usccb.org/about/general-counsel/rulemaking/upload/comments-to-hhs-on-preventive-services-2011-08.pdf, accessed on

February 7, 2013.

(78) United States Conference of Catholic Bishops, “U. S. Bishops Vow to Fight HHS Edict,” http://usccb.org/news/2012/12-012.cfm, accessed on February 8, 2013.

(79) グットマッハー研究所による調査では，性行為を経験したことのある女性の 99％が，そしてカトリック教徒の女性でも 98％が避妊サービスを利用したことがあると答えた。Joerg Dreweke, “Contraceptive Use is the Norm among Religious Women,” Guttmacher Institute, April 13, 2011, http://www.guttmacher.org/media/nr/2011/04/13/index.html accessed on February 7, 2013.

(80) Kathleen Sabelius, “Kathleen Sabelius : Contraception Rule Respect Religion,” *USA Today*, February 5, 2012, http: //usatoday30. usatoday. com/news/opinion/editorials/story/2012-02-05/Kathleen-Sebelius-contraception-exemption/52975092/1, accessed on March 18, 2013.

(81) 共和党は，正式な公聴会においてフルークが証言することを拒否していた。

(82) 多囊胞性卵巣症候群とは，卵巣が腫れてその中に多くの囊胞が出来て，しばしば排卵障害を引き起こし，痛みも伴う。その他の症状としては不正出血，肥満，男性ホルモンの増加による身体上の変化などがある。場合によっては子宮体癌や乳癌の可能性も高まる。

(83) 証言は以下で視聴することができる。C-SPAN, “Women’s Health and Contraception,” http://current.com/16hv4kc, accessed on October 3, 2012. 提出された原稿は，以下から入手できる。http://current.com/community/93690301_sandra-flukes-testimony-and-transcript.htm, accessed on October 3, 2012.

(84) Parick J. Deneen et al., “Letter to President John J. DeGioia,” May 10, 2012.

(85) Ibid.

(86) “Statement by John J. DeGioa on the 2012 GPPI Trapaia,” May 14, 2012, http: //www.georgetown.edu/GPPI-Tropaia-2012.html, accessed on February 9, 2013.

(87) Ibid.

(88) Archdiocese of Washington, “Statement of the Archdiocese of Washington Regarding the Selection of U. S. Secretary of Health and Human Services Kathleen Sebelius as a Featured Speaker at Georgetown University,” May 15, 2012, http://www.adw.org/query2011/newsite_news.asp?ID=1000&Year=2012, accessed on February 9, 2013.

(89) Editorial Board, “Georgetown gets it right on invitation to Kathleen Sebelius,” *Washington Post*, May 16, 2012, http: //articles. washingtonpost. com/2012-05-16/opinions/35458431_1_contraception-mandate-contraceptive-coverage-honorary-degree, accessed on February 9, 2013.

(90) Ibid.

(91) Patrick J. Deneen, “‘Fort the Salvation of Souls’ : A Farewell to Georgetown,” *First Things*, May 18, 2012, http: //www. firstthings. com/onthesquare/2012/05/ldquofor-the-salvation-of-soulsrdquo, accessed on February 9, 2013. デニーン准教授は，サンドラ・フルークが議会の非公式な公聴会において，避妊サービスを医療保険に含むことを拒否するジョージタウン大学を批判したことに対して，以下のように述べる。「彼女が議会の公聴会のような機会を与えられて，彼女が信じることを自由に発言した。そのこと自体は全く問題があるとは思わない。このことと今回のセベリウス長官の招聘とは問題の質が

全く異なる」（パトリック・デニーン氏への電話による聞き取り調査。2012年1月23日）。

(92)　パトリック・デニーン氏への電話による聞き取り調査。2012年1月23日。同様の意見について，ヘリテージ財団のジェニファー・マーシャルの記事も参照。Jennifer A. Marshall, "Understanding American Liberty," December 19, 2012, The Heritage Foundation, http://www.heritage.org/research/reports/2012/12/understanding-american-liberty?roi=echo3-14268311286-11011856-8d1775563e65f3e7a17d0a25681b6f5a&utm_source=Newsletter&utm_medium=Email&utm_campaign=Morning%2BBell#read-essay, accessed on February 15, 2013.

(93)　パトリック・デニーン氏への電話による聞き取り調査。2012年1月23日。

(94)　結局，セベリウス長官の講演は執り行われた。公共政策インスティチュートの学位授与式当日は20人ほどの人々が大学正門前に集まり，セベリウス長官の演説中に「赤ちゃん殺し」と一人が叫んで警備員に連れ出されるという出来事があった。Susan Heavey, "Health Secretary Urges Contraception Compromise," *Reuters*, May 18, 2012, http://articles.chicagotribune.com/2012-05-18/news/sns-rt-us-usa-contraception-sebeliusbre84h0u2-20120518_1_contraception-compromise-sebelius-religious-groups, accessed on February 18, 2013.

(95)　アメリカにおいてカトリック大学としてジョージタウン大学と並ぶ知名度を持つのが，インディアナ州のノートルダム大学である。そのノートルダム大学でも避妊サービスの問題をめぐって大学側，学生双方によって様々な議論がなされている。これについては，以下を参照。Libby A. Nelson, "Speaking Up for Birth Control," *Inside Higher Education*, July 23, 2012, http://www.insidehighered.com/news/2012/07/23/notre-dame-graduate-students-petition-against-contraception-lawsuit, accessed on July 23, 2012. また，カトリック教徒の中でもこの避妊薬問題について妥協に応じようとする人々がいた。貧困，医療，その他教育に関わる大きなカトリック団体のリーダーからはオバマの妥協案に前向きな姿勢が見られ，また修道女による団体である女子宗教者指導者会議（Leadership Conference of Women Religious）もオバマ案について「公平で前進するために助けになる案」であると評した。Laurie Goodstein, "Obama Shift on Providing Contraception Splits Critics," *New York Times*, February 14, 2012, http://www.nytimes.com/2012/02/15/us/obama-shift-on-contraception-splits-catholics.html?_r=0, accessed on March 18, 2013.

(96)　Lydia Saad, "Contraception Debate Divides Americans, Including Women," Gallup, February 24, 2012, http://www.gallup.com/poll/152963/contraception-debate-divides-americans-including-women.aspx, accessed on September 18, 2012.

(97)　"CNN / ORC Poll," February 16, 2012, http://i2.cdn.turner.com/cnn/2012/images/02/16/rel2g.pdf, accessed on February 11, 2013.

(98)　Henry J. Kaiser Family Foundation, "Public Opinion on Health Care Issues," February 2012, http://www.retiredamericans.org/system/storage/24/c4/b/1699/Kaiser_Poll_2012_Most_Americans_Oppose_Changing_Medicare.pdf, accessed on February 11, 2013.

(99)　Sally Pipes, "Doctors And AMA Split Over Contentious Issue Of ObamaCare," *Forbes*, http://www.forbes.com/sites/sallypipes/2011/09/26/doctor-and-ama-split-over-contentious-issue-of-

obamacare/2/, accessed on March 18, 2013.

(100) The Doctors Company, "The Future of Health Care : A National Survey of Physicians," The Doctors Company Market Research, http: //www. thedoctors. com/ecm/groups/public/@tdc/@web/documents/web_content/con_id_004676.pdf, accessed on December 12, 2012.

(101) 対面式聞き取り調査。2012 年 12 月 1 日。

(102) 電子メールでの回答。2012 年 10 月 2 日。電話による聞き取り調査。2013 年 1 月 28 日。

(103) 以下の記事は，オバマ改革によってメディケアに加入する患者を受け入れる医療機関が減るであろうことを予測している。How Obamacare's $ 716 Billion in Cuts Will Drive Doctors Out of Medicare," *Forbes*, August 20, 2012, http://www.forbes.com/sites/aroy/2012/08/20/how-obamacares-716-billion-in-cuts-will-drive-doctors-out-of-medicare/, accessed on January 19, 2013.

(104) 対面式聞き取り調査。2012 年 12 月 9 日。

(105) Sandra L. Decker, "In 2011 Nearly One-Third of Physicians Said They Would Not Accept New Medicaid Patients, But Rising Fees May Help," *Health Affairs* 31 (August 2012) : 81673-81679.

(106) 対面式聞き取り調査。2012 年 6 月 6 日。

(107) 対面式聞き取り調査。2012 年 9 月 25 日。

(108) 対面式聞き取り調査。2012 年 12 月 30 日。

第 6 章　オバマ改革と最高裁判所

(1) James Madison et al., *The Federalist Papers*, reissue ed. (Simon & Schuster, 2004). 本章の一部は以下に掲載されている。山岸敬和「アメリカ医療制度改革と最高裁――最高裁判決が意味するもの」『社会保険旬報』第 2502 号（2012 年 7 月 21 日），10-16 頁。

(2) マーベリー対マディソン判決によって，マーシャルは既存の裁判所法が憲法に違反していると判断した。

(3) 以下も参照。石田道彦「アメリカ医療制度改革の法的論点」『週刊社会保障』第 2577 号（2010 年 4 月 26 日），47-48 頁。

(4) 連邦最高裁の権力についての議論は，以下を参照。James Q. Wilson, "Has the Supreme Court Gone Too Far?" *Commentary* (October 2003), http://www.commentarymagazine.com/article/has-the-supreme-court-gone-too-far/, accessed on December 12, 2012.

(5) Adam Liptak, "In Health Care, Appeals to a Justice's Idea of Liberty," http://www.nytimes.com/2012/03/30/us/justice-anthony-m-kennedy-may-be-key-to-health-law-ruling. html, *New York Times*, March 30, 2012, accessed on September 5, 2012.

(6) David B. Rivkin Jr. and Lee A Casey, "Constitutionality of Health Insurance Mandate Questioned," *Washington Post*, August 22, 2009, http: //www. washingtonpost. com/wp-dyn/content/article/2009/08/21/AR2009082103033.html, accessed on September 5, 2012.

(7) David B. Rivkin Jr. and Lee A. Casey, "Mandatory Insurance is Unconstitutional," *Wall Street Journal*, September 18, 2009, http://online.wsj.com/article/SB10001424052970204518504574416623109362480.html#, accessed on March 11, 2013.

(8) 以下に引用。Wesley J. Smith, "Obamacare : Mandatory Purchase of Health Insurance May

be Unconstitutional," *National Review Online*, October 27, 2009, http://www.nationalreview.com/human-exceptionalism/327003/obamacare-mandatory-purchase-health-insurance-may-be-unconstitutional, accessed on March 11, 2013.

（9） Randy Barnett, Nathaniel Stewart, Todd F. Gaziano, "Why the Personal Mandate to Buy Health Insurance Is Unprecedented and Unconstitutional," The Heritage Foundation, December 9, 2009, http: //www. heritage. org/research/reports/2009/12/why-the-personal-mandate-to-buy-health-insurance-is-unprecedented-and-unconstitutional, accessed on December 12, 2012.

（10） ヘリテージ財団で30年以上にわたって医療政策に関わり，個人加入の義務付けを1980年代末に発表したスチュアート・バトラーは，後に自分が主張した義務付けとオバマ改革の中の義務付けとは大きな違いがあるという反論を行なった。Stuart Butler, "Don't Blame Heritage for ObamaCare Mandate," *USA Today*, February 6, 2012, http: //www.usatoday.com/news/opinion/forum/story/2012-02-03/health-individual-mandate-reform-heritage/52951140/1, accessed on September 12, 2012

（11） David G. Savage, "States Fighting Healthcare Law Don't Have Precedent on Their Side," *Los Angeles Times*, March 27, 2010, http: //articles. latimes. com/2010/mar/27/nation/la-na-constitutionality27-2010mar27, accessed on December 12, 2012.

（12） Josh Gerstein, "How the Legal Assault on Obama's Health Law Went Mainstream," *Politico*, March 25, 2012, http://dyn.politico.com/printstory.cfm?uuid=C76F4DAA-7D21-4B8D-9526-320E8A23D38E, accessed on December 2, 2012.

（13） Jeffrey Toobin, *The Oath : The Obama White House and the Supreme Court* (New York : Doubleday, 2012), 263.

（14） Kevin Sack, "Judge Rules Health Law Is Constitutional," *New York Times*, October 7, 2010, http://www.nytimes.com/2010/10/08/health/policy/08health.html?_r=0, accessed on February 6, 2013.

（15） 以下に引用。Kevin Sack, "Judge Voids Key Element of Obama Health Care Law," *New York Times*, December 13, 2010, http://www.nytimes.com/2010/12/14/health/policy/14health.html?pagewanted=all, accessed on February 6, 2013.

（16） Rick Ungar, "D. C. Court of Appeaks Uphold Constitutionality of Obamacare, Stuns Conservatives," *Forbes*, November 8, 2011, http: //www. forbes. com/sites/rickungar/2011/11/08/d-c-court-of-appeals-upholds-constitutionality-of-obamacare-stuns-conservatives/, accessed on March 11, 2013.

（17） David G. Savage, "Obama Administration Must Make Risky Healthcare Decision," *Los Angeles Times*, September 25, 2011, http: //articles. latimes. com/2011/sep/25/nation/la-na-healthcare-court-20110925, accessed on February 2, 2013.

（18） 最高裁は，毎年10月の最初の月曜日から口頭審理が始まる。そして通常，口頭審理と判決の言い渡しは6月末から7月初旬までに行なわれる。

（19） Randy E. Burnett, "The Insurance Mandate in Peril," *Wall Street Journal*, April 29, 2010, http: //online. wsj. com/article/SB10001424052748704446704575206502199257916.html, accessed on February 2, 2013.

（20） Barack H. Obama, "Remarks by the President in Satte of the Union Address," The White

House, January 24, 2012, http://www.whitehouse.gov/the-press-office/2012/01/24/remarks-president-state-union-address, accessed on March 11, 2013.

（21） Ibid.

（22） Henry Kaiser Family Foundation, “Kaiser Health Tracking Poll : March 2012,” March 2012, http://www.kff.org/kaiserpolls/upload/8285-T.pdf, accessed on February 16, 2013.

（23） Frank Newport et al., “Americans’ View on the Healthcare Law,” Gallup, June 22, 2012, http://www.gallup.com/poll/155300/gallup-editors-americans-views-healthcare-law.aspx, accessed on September 10, 2012.

（24） Joe Newby, “Democrats Demand Clarence Thomas Recuse Himself from Obamacare Hearing,” *Examiner*, February 9, 2011, http://www.examiner.com/article/democrats-demand-clarence-thomas-recuse-himself-from-obamacare-hearing, accessed on December 15, 2012.

（25） Mike McIntire, “Friendship of Justice and Magnate Puts Focus on Ethics,” *New York Times*, June 18, 2011, http://www.nytimes.com/2011/06/19/us/politics/19thomas.html?pagewanted=all&_r=0, accessed on December 15, 2012.

（26） 以下に引用。Reid J. Epstein, “Blogs Battle over New York Times’s Reprot on Justice Clarence Thomas,” *Politico*, June 20, 2011, http://www.politico.com/news/stories/0611/57339.html, accessed on December 15, 2012.

（27） 訴訟長官というのは，連邦政府の政策に違憲訴訟などが起こされた時に政府を代表してその訴訟に関与する主な人物である。

（28） Toobin, *The Oath*, 264–265.

（29） U. S. Supreme Court, “Proceedings of 11–398–Monday, Department of Health and Human Services v. Florida, March 26, 2012,” http://www.supremecourt.gov/oral_arguments/argument_transcripts/11–398–Monday.pdf, accessed on May 6, 2012.

（30） Ibid.

（31） Robert Barnes, “Supreme Court Begins Review of Health-Care Law,” *Washington Post*, March 26, 2012, http://articles.washingtonpost.com/2012-03-26/politics/35446340_1_anti-injunction-act-health-care-law-tax-challenges, accessed on February 11, 2013.

（32） Kevin Sack, “Arguing That Health Mandate Is Not a Tax, Except When It It Is,” *New York Times*, March 26, 2012, http://www.nytimes.com/2012/03/27/health/policy/arguing-that-health-mandate-is-not-a-tax-except-when-it-is.html?_r=0, accessed on February 11, 2013.

（33） 以下に引用。Bill Mears, “Supreme Court Divided over Health Care Mandate,” CNN, March 27, 2012, http://www.cnn.com/2012/03/27/justice/scotus-health-care, accessed on March 12, 2013.

（34） U. S. Supreme Court, “Transcript of 11-398-Tuesday, Department of Health and Human Services v. Florida, March 27, 2012,” 16–17, http://www.supremecourt.gov/oral_arguments/argument_transcripts/11-398-Tuesday.pdf, accessed on May 6, 2012.

（35） Ibid., 49.

（36） U. S. Supreme Court, “Proceedings of 11-393, National Federation of Independent Business v. Sebelius, March 28, 2012,” 4, http://www.supremecourt.gov/oral_arguments/argument_transcripts/11–393.pdf, accessed on May 6, 2012.

（37） Ibid., 25.

(38) Ibid., 54.
(39) U. S. Supreme Court, “Prceedings of 11-400, Florida v. Department of Health and Human Services, March 28, 2012,” 59, http: //www. supremecourt. gov/oral_arguments/argument_transcripts/11-400.pdf, accessed on May 6, 2012.
(40) Ibid., 50-51.
(41) Ibid., 86.
(42) U. S. Supreme Court, “National Federation of Idependent Business et al. v. Sebelius, Secretary of Health and Human Services, et al.,” 2, retrieved from www.supremecourt.gov/opinions/11pdf/11-393c3a2.pdf, accessed on May 6, 2012.
(43) Ibid.
(44) Ibid.
(45) ルース・ギンズバーグは，その他の3人のリベラル派の判事を代表して，個人加入義務化は州際通商条項でも認められるとする意見を別に書いた。
(46) U. S. Supreme Court, “National Federation of Idependent Business et al. v. Sebelius, Secretary of Health and Human Services, et al.,” 18.
(47) Ibid., 23.
(48) Ibid., 53-54.
(49) Ibid., 59.
(50) Barack Obama, “Remarks by the President on Supreme Court Ruling on the Affordable Care Act,” The White House, June 28, 2012, http://www.whitehouse.gov/the-press-office/2012/06/28/remarks-president-supreme-court-ruling-affordable-care-act, accessed on May 12, 2012.
(51) State of Mississippi, Governor Phil Bryant, “Governor Phil Bryant Comments on ObamaCare Ruling,” June 28, 2012, http://www.governorbryant.com/governor-phil-bryant-comments-on-obamacare-ruling/? roi=echo3-12626744484-9221643-f4647d3365b6259d921a352a8c482a11&utm_source=Newsletter&utm_medium=Email&utm_campaign=Morning%2BBell, accessed on July 23, 2012.
(52) Ed Feulner, “Join the Gith to Repeal Obamacare,” *The Foundry*, June 29, 2012, http://blog.heritage.org/2012/06/29/morning-bell-join-the-fight-to-repeal-obamacare/?roi=echo3-12424262355-9018952-706cc34a26424ba685bf213c783357f5&utm_source=Newsletter&utm_medium=Email&utm_campaign=Morning%2BBell, accessed on June 31, 2012.
(53) Ross Douthat, “John Roberts's Political Decision,” *New York Times*, June 28, 2012, http://douthat.blogs.nytimes.com/2012/06/28/john-roberts-political-decision/, accessed on June 30, 2012.
(54) “CNN / ORC Poll,” http://i2.cdn.turner.com/cnn/2012/images/07/02/rel6a.pdf, accessed on September 10, 2012.
(55) マウラ・カルシン氏への対面式聞き取り調査。2012年10月3日。
(56) Henry Kaiser Family Foundation, “Early Reaction to Supreme Court Decision,” no date, http://www.kff.org/kaiserpolls/upload/8329-F.PDF, accessed on February 16, 2013.

第7章　オバマ改革の本格施行を控えた争い

(1) Jeff M. Jones, “Economy Is Paramount Issue to U. S. Voters,” Gallup, February 29, 2012, http:

//www. gallup. com/poll/153029/economy-paramount-issue-voters. aspx, accessed on June 5, 2012.

（2） ロムニーによる改革は「オバマケア」に対して，「ロムニーケア」と呼ばれた。

（3） Barack H. Obama, “Remarks by the President at a Campaign Event-Cincinnati, Ohio,” The White House, July 16, 2012, http://www.whitehouse.gov/the-press-office/2012/07/16/remarks-president-campaign-event, accessed on September 1, 2012.

（4） Barack H. Obama, “Remarks by the President at Campaign Event-Denver Colorado,” The White House, August 8, 2012, http: //www. whitehouse. gov/the-press-office/2012/08/08/remarks-president-campaign-event-denver-co, accessed on September 1, 2012.

（5） Ibid.

（6） 以下も参照。David Jackson, “Obama Embrace the Term ‘Obamacare,’” *USA Today*, August 9, 2012, http://content.usatoday.com/communities/theoval/post/2012/08/obama-embraces-the-term-obamacare/1#.UEILoo70DLE, accessed on September 1, 2012.

（7） David Nather, “Obama: Best Medicare Solution is ‘Smarter’ Health Care,” *Politico*, September 13, 2012, http://www.politico.com/news/stories/0912/81177.html, accessed on September 14, 2012.

（8） ロムニーがライアンを選んだ理由として他に挙げたのは，ライアンが42歳でロムニーよりも33歳若く若者を動員する役割を果たすことができることや，大統領選挙にとって重要な州の一つであるウィスコンシン州の選出であることなどである。

（9） 予算委員会とは1974年の議会予算法（Congressional Budget and Impoundment Act）によって設立されたものである。歳入委員会，歳出委員会からそれぞれ5人ずつ，そして議事運営委員会から1人の委員が参加し，将来における連邦政府の歳入，歳出のレベルについて，またその他財政赤字，国家の借金問題などについても議論する。“About the Budget Committee,” House of Representatives, Committee on Budget, no date, http: //budget.house.gov/about/, accessed on February 19, 2013.

（10） House Budget Committee, “The Path to Prosperity : A Blue Print for American Renewal,” retrieved from http://paulryan.house.gov/issues/issue/?IssueID=56750, accessed on February 19, 2013. ライアンを含め，2011年1月に始動した第122議会において下院を主導した共和党指導部，そして彼らのオバマ改革に対する姿勢については以下を参照。吉野孝「連邦下院共和党指導部――組織化，戦略，活動」，吉野孝／前嶋和弘共編『オバマ政権と過渡期のアメリカ社会――選挙，政党，制度，メディア，対外援助』東信堂，2012年。

（11） NPR, “Transcript : Mitt Romney’s Acceptance Speech,” August 30, 2012, http://www.npr.org/2012/08/30/160357612/transcript-mitt-romneys-acceptance-speech, accessed on September 3, 2012.

（12） NPR, “Transcript : Rep. Paul Ryan’s Convention Speech,” August 29, 2012, http://www.npr.org/2012/08/29/160282031/transcript-rep-paul-ryans-convention-speech, accessed on September 3, 2012.

（13） William Galston, “Romney’s Miserable Campaign Has One Last Chance,” *The New Republic*, September 24, 2012, http: //www. brookings. edu/research/opinions/2012/09/25-romney-campaign-galston?rssid=galstonw&utm_source=feedburner&utm_medium=email&utm_cam-

paign=Feed%3A+BrookingsRSS%2Fexperts%2Fgalstonw+%28Brookings+Experts+-+William+A.+Galston%29, accessed on October 4, 2012.

（14） Robert S. Erikson and Christopher Wlezien, *The Timeline of Presidential Elections : How Campaigns Do* （*and Do Not*） *Matter* （Chicago : University of Chicago Press, 2012）.

（15） 以下に引用。"Romney Urged to Pivot from Primary Debate Mentality, Strive for Knockout against Obama," FoxNews, http: //www. foxnews. com/politics/2012/09/29/obama-romney-meet-face-to-face-amid-pre-debate-hype-fitting-heavyweight-match/, accessed on October 4, 2012.

（16） CNN Political Unit, "CNN Poll: Most Watchers Say Romney Debate Winner," *CNN Politics*, http://politicalticker. blogs. cnn. com/2012/10/03/cnn-poll-romney-wins-debate-by-big-margin/, accessed on October 4, 2012.

（17） ディベートのやりとりは以下で読むことができる。CNN Poliitcal Unit, "Transcript of Wednesday's Presidential Debate," *CNN Politics*, http: //www. cnn. com/2012/10/03/politics/debate-transcript/index.html, accessed on October 4, 2012.

（18） Frank Newport, "Americans Assess What Obama Can Accomplish in Next Term," Gallup, November 15, 2012, http://www.gallup.com/poll/158843/americans-assess-obama-accomplish-next-term. aspx? utm_source=alert&utm_medium=email&utm_campaign=syndication&utm_content=morelink&utm_term=Economy%20-%20Politics, accessed on November 15, 2012.

（19） 以下に引用。Burgess Everett, "Karl Rove, Mike Lee Spar on Obamacare," *Politico*, August 12, 2013, http://www. politico. com/story/2013/08/karl-rove-mike-lee-obamacare-95456. html, accessed on December 3, 2013.

（20） Jose Delreal, "Ted Cruz : Shutdown over Obamacare Wouldn' t be 'Disaster' for GOP," *Politico*, July 30, 2013, http: //www. politico. com/story/2013/07/ted-cruz-obamacare-government-shutdown-94925.html, accessed on August 2, 2013.

（21） Ibid.

（22） Bob Bluey, "House Votes to Delay Obamacare, Repeal Medical Device Tax," *Foundry*, September 29, 2013, http: //blog. heritage. org/2013/09/29/house-votes-to-delay-obamacare-repeal-medical-device-tax/?utm_source=heritagefoundation&utm_medium=email&utm_campaign=&utm_content, accessed on October 11, 2013.

（23） Sarah Kliff, "Here's Why Obama Won't Delay the Individual Mandate," *Washington Post*, September 24, 2013, http://www. washingtonpost. com/blogs/wonkblog/wp/2013/09/24/heres-why-obama-wont-delay-the-individual-mandate/, accessed on October 11, 2013.

（24） Barack H. Obama, "Remarks by the President on the Affordable Care Act and the Government Shutdown," The White House, October 1, 2013, http: //www. whitehouse. gov/the-press-office/2013/10/01/remarks-president-affordable-care-act-and-government-shutdown, accessed on October 11, 2013.

（25） Barack H. Obama, "President Obama Delivers a Statement on the Government Shutdown," The White House, October 8, 2013, http://www. whitehouse. gov/blog/2013/10/08/president-obama-delivers-statement-government-shutdown, accessed on October 11, 2013.

（26） Tami Luhby, "What did GOP win on Obamacare? Not much," CNN, October 17, 2013, http: //money. cnn. com/2013/10/17/news/economy/obamacare-income/, accessed on October 20,

2013. この記事では，補助金の支出については翌年の予想所得を基準にして決められるため，審査を厳格にしても運用上はあまり意味があるものにはならないと指摘している。

(27) データは以下から入手。Andrew Dugan, “Republican Party Favorability Sinks to Record Low,” Gallup, http://www.gallup.com/poll/165317/republican-party-favorability-sinks-record-low.aspx, accessed on October 13, 2013.

(28) Erin Delmore, “Congress Shuts Down Government, but Not Obamacare,” MSNBC, October 1, 2013, http://www.msnbc.com/andrea-mitchell/congress-shuts-down-government-not, accessed on October 3, 2013.

(29) John Boehner, “ObamaCare Failures Demonstrate Need to Delay Mandate, Provide Fairness for All,” Press Release, October 4, 2013, http://www.speaker.gov/press-release/obamacare-failures-demonstrate-need-delay-mandate-provide-fairness-all, accessed on October 5, 2013.

(30) William Branigin and Sandhya Somaschekhar, “New Problems Emerge with Health-care Website ; Sebelius Acknowledges Frustration,” *Washington Post*, October 30, 2013, http://www.washingtonpost.com/politics/kathleen-sebelius-acknowledges-frustrating-problems-with-health-care-web-site/2013/10/30/8cf36c98-415e-11e3-a751-f032898f2dbc_story.html

(31) Christopher Weaver, Timothy W. Martin, Louise Radnofsky, “HealthCare.gov Enrollment Falls Far Short of Target,” *Wall Street Journal*, November 11, 2013, http://online.wsj.com/news/articles/SB10001424052702303460004579192190709762378, accessed on November 12, 2013.

(32) Sheryl Gay Stolberg and Machael D. Shear, “Inside the Race to Rescue a Health Care Site, and Obama,” *New York Times*, November 30, 2013, http://www.nytimes.com/2013/12/01/us/politics/inside-the-race-to-rescue-a-health-site-and-obama.html?_r=2&, accessed on December 1, 2013.

(33) 2014年1月までにウェブサイト障害はほぼなくなった。

(34) Barack H. Obama, “Remarks by the President on Health Care Reform,” The White House, March 3, 2010, http://www.whitehouse.gov/the-press-office/remarks-president-health-care-reform, accessed on January 10, 2013.

(35) Michael J. Boskin, “ObamaCare's Troubles Are Only Beginning,” *Wall Street Journal*, December 15, 2013, http://online.wsj.com/news/articles/SB10001424052702304403804579260603531505102, accessed on December 16, 2013.

(36) Ibid.

(37) Jonathan Weisman, “Cancellation of Health Care Plans Replaces Website Problems as Prime Target,” *New York Times*, October 29, 2013, http://www.nytimes.com/2013/10/30/us/politics/cancellation-of-health-care-plans-replaces-website-problems-as-prime-target.html?ref=healthcarereform&_r=1&, accessed on November 1, 2013.

(38) Ibid.

(39) Glenn Kessler, “The White House Efforts to Blame Insurance Companies for Lost Plans,” *Washington Post*, November 7, 2013, http://www.washingtonpost.com/blogs/fact-checker/wp/2013/11/07/the-white-house-effort-to-blame-insurance-companies-for-lost-plans/, accessed on November 8, 2013.

(40) Ibid. この記事は以下の研究を参照した。Erika C. Ziller et al., "Patterns of Individual Health Insurance Coverage, 1996-2000," *Health Affairs* 23 no. 6 (November 2004) : 210-221.

(41) Michael D. Shear, "Apologizing, Obama Yields to Criticism of Health Law," *New York Times*, November 7, 2013, http: //www. nytimes. com/2013/11/08/us/politics/obama-apologizes-to-americans-dropped-by-insurers.html?_r=0, accessed on November 8, 2013.

(42) Juliet Eilperin, "President Obama Apologizes to Americans Who Are Losing Their Health Insurance," *Washington Post*, November 8, 2013, http://www.washingtonpost.com/politics/president-obama-apologizes-to-americans-who-are-losing-their-health-insurance/2013/11/07/2306818e-4803-11e3-a196-3544a03c2351_story.html, accessed on November 9, 2013.

(43) Avik Roy, "Obama Officials in 2010 : 93 Million Americans will be Unable to Keep Their Health Plans under Obamacare," *Forbes*, October 31, 2013, http://www.forbes.com/sites/theapothecary/2013/10/31/obama-officials-in-2010-93-million-americans-will-be-unable-to-keep-their-health-plans-under-obamacare/

(44) ジョー・アントス氏への対面式聞き取り調査。2013年12月26日。

(45) 選挙区のイデオロギー的傾向については以下の記事も裏付けている。Nate Silver, "As Swing Districts Dwindle, Can a Divided House Stand?" *New York Times*, December 27, 2012, http://fivethirtyeight.blogs.nytimes.com/2012/12/27/as-swing-districts-dwindle-can-a-divided-house-stand/, accessed on December 3, 2013.

(46) サイモン・ローゼンバーグ氏への対面式聞き取り調査。2013年12月31日。

(47) 2014年10月に保険料が上がるという予想については以下の記事に書かれている。この記事は同年11月に中間選挙を控え，この保険料の上昇が起きれば選挙結果に影響を与えるであろうと指摘している。David Nather, Next Obamacare Crisis : Small-Business Costs?" *Politico*, December 17, 2013, http://www.politico.com/story/2013/12/next-obamacare-crisis-small-business-costs-101212.html, accessed on December 18, 2013.

(48) James Hohmann, "Why Terry McAuliffe Barely Won," *Politico*, November 6, 2013, http://www. politico. com/story/2013/11/terry-mcauliffe-virginia-governor-2013-elections-99441.html, accessed on November 7, 2013.

(49) トム・ダシュル氏への対面式聞き取り調査。2013年2月25日。

(50) Justin McCarthy, "In U. S., 65% Dissatisfied with How Gov't System Works," Gallup, January 22, 2014, http://www.gallup.com/poll/166985/dissatisfied-gov-system-works.aspx?utm_source=alert&utm_medium=email&utm_campaign=syndication&utm_content=morelink&utm_term=Politics

(51) Jeffrey M. Jones, "Record High in U. S. Say Big Government Greatest Threat," Gallup, December 18, 2013, http://www.gallup.com/poll/166535/record-high-say-big-government-greatest-threat.aspx, accessed on December 19, 2013.